海南省自然科学基金高层次人才项目：海南国际医疗旅游产业发展研究（编号：721RC600）

海南国际医疗旅游发展研究

周义龙　著

中国海洋大学出版社
·青岛·

图书在版编目（CIP）数据

海南国际医疗旅游发展研究 / 周义龙著. — 青岛：
中国海洋大学出版社，2023.2
ISBN 978-7-5670-3431-0

Ⅰ.①海… Ⅱ.①周… Ⅲ.①医疗卫生服务—旅游业
发展—研究—海南 Ⅳ.①R199.2②F592.766

中国国家版本馆CIP数据核字(2023)第063290号

HAINAN GUOJI YILIAO LÜYOU FAZHAN YANJIU
海南国际医疗旅游发展研究

出版发行	中国海洋大学出版社
社　　址	青岛市香港东路23号
邮政编码	266071
出版人	刘文菁
网　　址	http://pub.ouc.edu.cn
电子信箱	1922305382@qq.com
订购电话	0532-82032573（传真）
责任编辑	陈　琦　　　　　　**电　　话**　0898-31563611
印　　制	海南雅迪印刷有限公司
版　　次	2023年2月第1版
印　　次	2023年2月第1次印刷
成品尺寸	170 mm × 240 mm
印　　张	16.25
字　　数	266千
印　　数	1—1000
定　　价	56.00元

如发现印装质量问题,请致电0898-66732388调换。

前　言

　　作为一种新兴医疗服务业态和旅游消费形式，国际医疗旅游将医疗保健技术和旅游休闲服务结合，满足人们在跨境旅游中接受医疗康复服务、在跨境医疗中体验旅游休闲娱乐的双重需求，因此受到了当下许多中高端消费群体的青睐。由于国际医疗旅游主动顺应了当前人们对于健康和休闲的迫切追求，从而拥有巨大的发展潜力、远大的市场前景，符合市场发展趋势，拓展了旅游的方式，丰富了旅游的内涵，因此，在世界范围内迅速崛起和发展壮大，并日益成为一些国家的国家战略和支柱产业，被称为最具发展潜力的新兴旅游业态。作为一项高消费性、高收益性、高成长性的专项细分市场和利基市场，国际医疗旅游关联产业多、经济效益高、带动效应强，巨大的发展潜力和广阔的发展前景引得许多国家纷纷利用自身的特色和优势，积极推动本国国际医疗旅游产业的发展。现代意义上的国际医疗旅游作为一个产业不过才三四十年的发展历史，但当前已被一些国家视为"国家战略"，并将其作为国家新的经济增长点。当前，国际医疗旅游拥有处于"红海"市场中的"蓝海"机会，已经逐渐成为世界旅游产业发展的新宠，逐渐在世界范围内得到蓬勃兴起和迅猛发展，成为一种势不可挡的发展潮流，是一个前途无限的朝阳产业和"吸金"项目。

　　海南地处"21世纪海上丝绸之路"的重要枢纽，区位优势得天独厚，生态环境优越，天然医疗保健资源丰富。随着国际旅游岛与中国特色自由贸易港建设、国际旅游消费中心打造上升为国家战略，海南岛获评"世界长寿岛"，博鳌乐城国际医疗旅游先行区获得国务院批复，这些都成为海南国际医疗旅游产业发展的重要优势。作为我国唯一的热带海岛省份，海南发展国际医疗旅游产业得天独厚。国际医疗旅游发展对于有效拉动海南经济社会发展、丰富旅游产品结构、拉长游客消费链条、提升旅游形象、打造旅游品牌、促进旅游产业转型升级，助力国际旅游岛、国际旅游消费中心、自由贸易港建设，都具有十分重要的意义，有着良好的经济效益和社会效益。随着海南国际旅游岛、国际旅游消费中心、自由贸易港建设的逐步推进，国际医疗旅游产业发展前景十分乐观，发展潜力巨大。

海南应在国际旅游岛、全域旅游示范省、国际旅游消费中心、自由贸易港建设的背景下，抓住当前国际热门医疗旅游目的地正在逐渐向亚洲转移的市场优势和发展契机，积极学习借鉴国内外国际医疗旅游产业发展的先进经验，结合海南国际旅游岛、国际旅游消费中心和自由贸易港建设的实际，利用海南得天独厚的区域、资源、政策和环境等优势，以博鳌乐城国际医疗旅游先行区建设为先导，以建立国际医疗旅游市场先行开放区为目标，加强对国际医疗旅游产业的规划和引导，逐步将海南打造成为闻名中外、世界一流的国际医疗旅游目的地，把海南打造成为具有辐射亚洲乃至全球的旅游消费的集聚力和影响力的"亚洲国际医疗旅游消费中心"，把国际医疗旅游产业打造成为海南国际旅游岛、国际旅游消费中心和自由贸易港的热点和亮点，使之成为海南乃至中国国际旅游消费的亮丽名片。

本书以国际医疗旅游的相关发展理论为基础，对海南国际医疗旅游的发展现状、发展定位、发展思路、发展策略、功能区划、产品开发、市场开拓以及保障体系建设进行分析。本书共十二章，主要内容如下。

第一章绪论，通过查阅和梳理大量国际医疗旅游的相关文献资料，结合国际医疗旅游国内外的相关理论研究和实践探索，深入剖析国际医疗旅游的研究背景、研究的主要内容、研究方法和框架结构、研究意义。第二章国际医疗旅游概述，主要包括国际医疗旅游研究综述和国际医疗旅游发展历史。国际上国际医疗旅游研究主要包括国际医疗旅游含义、分类与特征、医疗旅游动因与发展条件、发展国际医疗旅游的风险及其防范、国际医疗旅游游客流向、国际医疗旅游发展影响、国际医疗旅游发展模式与策略以及医疗旅游案例研究等。国际医疗旅游发展历史主要包括古代跨境医疗旅游的起源、传统国际医疗旅游的兴起、现代国际医疗旅游的开启等三个阶段。第三章国际医疗旅游发展概况，主要包括世界国际医疗旅游发展概况和中国国际医疗旅游发展概况。第四章海南国际医疗旅游发展概况，主要包括海南国际医疗旅游的政策保障和海南国际医疗旅游市场分析。第五章海南国际医疗旅游资源状况，主要包括医疗资源、养生资源、旅游资源与旅游企业。第六章海南国际医疗旅游发展SWOT分析，对海南国际医疗旅游发展进行SWOT分析，分析海南国际医疗旅游开发具有的优势和劣势、机遇和挑战。第七章海南国际医疗旅游发展定位与思路，主要包括海南国际医疗旅游发展定位与海南国际医疗旅游发展思路。第八章海南国际医疗旅游发展策略，主要包括：以政策法规为保障，发挥政府职能作用；以模式选择为关键，创新产业经营模式；以服务质量为根本，注重配套服务提供；以改革开放为动力，提高医疗服务水平；以融合发展为主线，加强产业部门合作；以信息技术为依托，提供智慧医疗服务。第九章海南国际医疗旅游功能区划。结合海南国际医疗旅游产业发展的具体实际和各类医疗旅游资源的地域分布特点，海南可以把国际医疗旅游区域布局划分为现代高端国际医疗旅游区、民族特色国际医疗旅游区、历史人文国际医疗旅游区、养生休闲国际医疗旅游区四大功能区。第十章海南国际医疗旅游产品开发。开发特色项目，包括森林、温泉、滨海、田园医疗养生产品，中医药康体疗养产品，老年医疗康复养生产品，黎苗医药特色医疗养生产品，运动保健养生旅游产品，宗教医疗养生旅游产品，科普观光购物体验类医疗养生旅游产品，海洋医疗养生旅游产品，针对性医疗旅游产品和其他类医疗旅游产品。第十一章海南国际医疗旅游市场开拓，主要包括国际医疗旅游的先进营销经验总结和加强海南国际医疗旅游宣传与营销。第十二章海南国际医疗旅游发展保障体系建设，主要包括组织保障、监管保障、制度保障、资金保障、交通保障和人才保障等。

本书在撰写过程中，查阅了大量的文献资料，并引用了相关内容，除去书中开列的引用资料和参考文献以外，还有其他相关文献资料难以一一列出。在此，谨向这些文献资料的作者致以由衷的歉意和诚挚的谢意。此外，受到新冠疫情影响，本书大部分信息收集截止时间为2019年底，导致相关信息和资料的收集可能会滞后于现状，对此深表遗憾和歉意。同时，承蒙海南省科技厅自然科学基金高层次人才项目（海南国际医疗旅游产业发展研究，编号：721RC600）的大力资助和海口经济学院的大力支持，本书得以顺利出版，在此深表感激。

鉴于笔者学术水平有限，书中不妥之处在所难免，恳请广大读者批评指正。

周义龙

2022年8月于海口经济学院

目　录

第一章　绪论

第一节　研究背景

随着社会经济的发展，旅游产业与其他产业的融合趋势越来越明显，这种融合不仅扩大了旅游产业发展的空间，也催生出了诸多的旅游利基市场，医疗旅游就是其中的一支，且产值增长速度迅速①。

作为一种新兴医疗服务业态和旅游消费形式，医疗旅游将医疗康复技术和旅游休闲服务结合，满足人们在跨境旅游中接受医疗康复服务、在跨境医疗中体验旅游休闲娱乐的双重需求，因此受到了当下许多中高端消费群体的青睐。国际医疗旅游是近几十年来发展十分迅猛的新兴产业，是医疗与旅游两大产业融合的结晶，由于顺应了当前人们对于健康和休闲的迫切追求，在世界范围内迅速崛起和发展壮大，并日益成为一些国家的国家战略和支柱产业，被称为最具发展潜力的新兴旅游业态。

国际医疗旅游历史悠久，最早出现于欧洲。早在古罗马帝国时期，地中海沿岸国家的富人便流行去塞浦路斯、亚历山大以及埃及的海边游览休闲、康复保健，这被视为早期国际医疗旅游的雏形。直到20世纪七八十年代，一些西方发达国家依赖先进的医疗技术吸引着众多的其他国家的病患前来进行治疗，从而开启了医疗旅游产业化时代。1989年，欧洲国家大约有3万游客因为治疗疾病的需要前往法国，这被认为是真正意义上的现代国际医疗旅游的开端。

---

①高静，刘春济.国际医疗旅游产业发展及其对我国的启示 [J].旅游学刊，2010，87（7）：88-94.

现代医疗旅游源于20世纪30年代的北美和欧洲,最初是为避免城市化发展中产生的人口过于集中、居住环境恶化等问题,采用健身、医疗等手段来达到旅游者追求的健康、放松身心的物质和精神需求等目的[①]。医疗旅游是将医疗保健技术和旅游资源完美结合,以达到延年益寿、强身健体、修身养性等目的的一种新兴的特殊旅游形式和专项旅游项目。医疗旅游产业关联产业多、带动效应强、综合效益好。医疗旅游游客的停留时间更长、旅游消费更高。发展医疗旅游不仅可以推动健康服务业和旅游业的发展,还将带动其他相关产业的发展,如餐饮、住宿、交通、会展、娱乐、购物、医疗器械制造、医药制造、建筑[②]。近年来,医疗旅游作为医疗业与旅游业相互融合产生的一种新型专项旅游形式,顺应了这种潮流并将成为旅游业继观光、休闲度假、体验旅游之后开拓的一个新领域[③]。尽管国际医疗旅游主要包括出境医疗旅游和入境医疗旅游,但是当今世界绝大多数国家都是在大力推动入境旅游的发展,规范甚至限制出境旅游的发展,因此,国际医疗旅游通常是指入境医疗旅游。

国际医疗旅游产业综合了医疗业和旅游业的特色,是一个由健康旅游衍生出来的细分市场,由于受到人们对医疗技术、旅游环境、医疗服务、价格差异的更高追求以及通信、交通方式的快速发展等多种因素的影响,近三十年国际医疗旅游在世界范围内获得了较快的发展。美国斯坦福调研数据显示,国际医疗旅游已经开始逐渐从小众市场过渡到大众市场,成为全球增长速度最快和具有巨大经济利益的新兴产业之一。根据全球健康研究所(Global Wellness Institute,GWI)发布的全球健康经济数据,2020年全球健康经济市场规模为4.5万亿美元,其中健康旅游全球市场规模为6390亿美元。另据世界卫生组织(World Health Organization,WHO)预测,2022年,旅游业将占到全球GDP的11%,健康产业占到12%。旅游业和健康产业在未来发展中对人类生活以及

①陈红玲,张猛,董法尧,等.多视角下的健康旅游研究:综述与展望 [J].资源开发与市场,2022(5):1-15.
②程丹丹."医疗+旅游"双剑合一 [J].中国卫生产业,2010(11):39-42.
③梁湘萍,甘巧玲.国际医疗旅游的兴起及其对我国的启示 [J].华南师范大学学报(自然科学版),2008(1):130-136.

整个经济发展起着关键作用，医疗旅游则是这两大产业的有机结合①。

由于国际医疗旅游主动顺应了人们旅游观念的改变和对于健康的追求，从而拥有巨大的发展潜力、远大的市场前景，符合市场发展趋势，拓展了旅游的方式，丰富了旅游的内涵。时下，出境就医的国际医疗旅游逐渐受到越来越多富裕人士的青睐，许多游客出境旅游已经不再停留在简单购买保健品的层次上，而是开始出国做重症治疗、高端体检、保健养生、美容整形等，希望能够享受国际顶尖医疗资源，而且能够在疾病治疗的同时欣赏他国风光，在康复理疗中体验异国风情。胡润研究院与亚洲国际豪华旅游博览会联合发布的《中国奢华旅游白皮书》指出，"医疗旅游成为富豪维护健康的新兴方式"，60%的中国富豪有过医疗旅游经历，通常是为了疗养休息，而男性富豪还看重医疗旅游的体检功能，女性富豪则更为关注其美容功效，近六成亿万富豪都更青睐涉外医院。除了富豪阶层，中产阶级也开始逐渐趋于出境医疗旅游消费。去美国做癌症治疗、去日本做早期癌症筛查、去韩国做美容整形、去英国做肝移植、去新加坡接受心脑血管手术、去马来西亚体检隆胸，甚至去土耳其洗海水浴、去瑞士注射羊胎素、去匈牙利医牙等，已经成为全球富裕阶层的最新选择……

目前，世界范围内至少有2%的诊疗程序是为医疗旅游者提供的②。医疗旅游产业预计未来10年同比增长率将高达25%，预计全球3%~4%的人口将进行国际医疗旅游③。随着人们收入水平的提高和对于健康的更为关注，越来越多的人不再满足境内的医疗服务，纷纷选择出境医疗旅游。作为一项高消费性、高收益性、高成长性的专项细分市场和利基市场，入境医疗旅游关联产业多、经济效益高、带动效应强，巨大的发展潜力和广阔的发展前景引得许多国

---

①刘庭芳，焦雅辉，董四平，等.国际医疗旅游产业探悉及其对中国的启示［J］.中国医院，2016，20（5）：1-6.

② Piotr K Kowalewski, Tomasz G Rogula, Ariel Ortiz Lagardere, et al. Current practice of global bariatric tourism-survey-based study［J］.Obesity Surgery，2019，29（11）：3553-3559.

③Radovcic Z, Nola I A.Medical tourism globe-trotting: features, impacts, and risks［J］.International Journal of Healthcare Management，2020，13（1）：94-100.

家纷纷利用自身的特色和优势，积极推动本国入境医疗旅游产业的发展。现代意义上的医疗旅游作为一个产业不过才三四十年的发展历史，但当前已被一些国家视为"国家战略"，并将其作为国家新的经济增长点。当前，国际医疗旅游拥有处于"红海"市场中的"蓝海"机会，已经逐渐成为世界旅游产业发展的新宠，逐渐在世界范围内得到蓬勃兴起和迅猛发展，成为一种势不可挡的发展潮流，是一个前途无限的朝阳产业和"吸金"项目。

第二节　研究方法与思路

一、研究方法

研究方法主要有问卷调查和座谈问询、资料查阅和日常观察、访谈法和专题研讨法。

其中：

——文献查阅法。包括国内外重要参考文献及一些典型案例的查阅，为海南国际医疗旅游产业发展研究提供必要的理论依据。

——实地考察法。选择具有开发价值和开发能力的国际医疗旅游资源和企业进行系统调研和问卷调查，了解已经取得的成效，以及存在的问题，并进行资料收集与归档。选择一些典型的国际医疗旅游目的地进行实地考察与调研，获取第一手资料。

——深度访谈法。选择并邀请一些专家、政府管理人员、企业管理人员和游客，听取他们对海南国际医疗旅游发展方面的意见和建议。

二、研究思路

总体研究思路与框架安排如下：在对海南国际医疗旅游资源、国际医疗旅游企业、入境医疗旅游者等进行摸底调查的基础上，参照国内外相关研究并结合当前海南经济社会发展实际和医疗旅游资源状况，对海南国际医疗旅游产业发展进行深入细致的理论思考和实践总结。首先，对当前国内外国际医疗旅游发展的概念、类型、特征、行为动因、发展风险、游客流向以及产业发展进行深入全面的分析和探讨。其次，对世界国际医疗旅游产业发达国家和地区的典型模式和先进经验进行分析和总结，再根据当前海南国际医疗旅游发展的现状分析其发展过程中存在的问题以及面临的机遇和挑战，然后分析和探讨海南国际医疗旅游资源，包括医疗资源、养生资源和旅游资源等。对海南国际医疗旅游产业发展的现状、条件、意义和前景等进行分析，然后分析和探讨如何借鉴外地先进经验，主要包括泰国、印度、韩国、新加坡、马来西亚、瑞士、匈牙利和美国等一些国际医疗旅游产业发达的国家和地区的先进经验，以及三亚、巴马、上海、北京等一些国内国际医疗旅游产业发达地区的先进经验。接着，分析和探讨在国家和海南发展战略的背景下海南国际医疗旅游产业发展的策略，主要包括产业战略定位、政府职能作用发挥、产业经营模式选择、服务管理质量提高、产业部门协调合作、产业发展交流合作、区域发展功能区划以及海南国际医疗旅游产品开发与市场开拓。然后，分析和探讨海南国际医疗旅游发展保障措施，主要包括监管保障、政策保障、资金保障、人才保障和组织保障等。最后，对国际医疗旅游发达国家的泰国和中国国际医疗旅游"领头羊"的三亚市中医院发展国际医疗旅游的整体状况分别进行个案分析，分析其发展策略和成功经验。本书研究思路框架见图1-1。

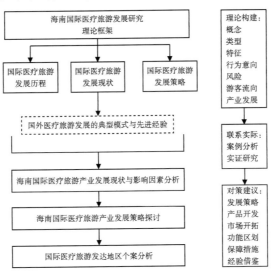

图1-1　本书研究思路框架

第三节   研究意义

国际医疗旅游产业科技含量高、资源消耗少、环境破坏小、产业链条长、关联产业多、带动作用强、综合效益好，属于高端健康服务产业和新兴专项旅游产业。发展医疗旅游，不仅可以推动健康服务业和旅游业的发展，还将带动其他相关产业的发展，如餐饮、住宿、交通、会展、娱乐、购物、医疗器械制造、医药制造、建筑[①]。作为一种集休闲娱乐和健康服务为一体的新型旅游方式，医疗旅游是一项经济效益高、带动性强的高附加值产业，也是一个前途无限的朝阳产业，已经成为当前全球发展最快和具有巨大经济利益的产业之一和全球外包服务业链条中价值最高的产业之一。

海南地处"21世纪海上丝绸之路"的重要枢纽，区位优势得天独厚，生态环境优越，天然医疗保健资源丰富，随着国际旅游岛与中国特色自由贸易港建设、国际旅游消费中心打造上升为国家战略，海南岛获评"世界长寿岛"，博鳌乐城国际医疗旅游先行区获得国务院批复，这些都成为海南国际医疗旅游产业发展的重要优势。作为我国唯一的热带海岛省份，海南发展国际医疗旅游产业得天独厚。国际旅游消费中心和中国特色自由贸易港建设给海南国际医疗旅游产业发展带来重大的战略发展机遇。入境医疗旅游产业，已经成为海南"十三五"时期国际旅游岛、自由贸易区（港）、国际旅游消费中心建设的一项战略决策和重大课题。国际医疗旅游产业将成为未来海南自由贸易发展的重心之一，也是打造国际旅游消费中心的重要内容。医疗旅游产业在海南现代服务业中占有重要的地位。在《海南自由贸易港建设总体方案》中，提出"构建网络化紧密型医疗集团，促进资源下沉、医防融合""总结区域医疗中心建设试点经验，研究支持海南建设区域医疗中心"。《海南省国民经济和社会发展第十

---

①程丹丹.医疗＋旅游"双剑合一［J］.中国卫生产业，2010（11）：39-42.

四个五年规划和二〇三五年远景目标纲要》提出打造免税购物、国际医疗、留学海南三大品牌，培育新型消费，促进传统消费转型升级，建立高质量医疗健康产业。《海南省建设国际旅游消费中心的实施方案》《海南省健康产业发展规划（2019—2025年）》提出要积极推动旅游与文化体育、医疗健康、养老养生等产业的融合。

国际医疗旅游发展对于有效拉动海南经济社会发展、丰富旅游产品结构、拉长游客消费链条、提升旅游形象、打造旅游品牌、促进海南旅游产业转型升级，助力国际旅游岛、国际旅游消费中心、自由贸易港建设，都具有十分重要的意义，有着良好的经济效益和社会效益。

一、海南国际旅游消费中心、自由贸易港建设概述

（一）国际旅游消费中心建设概述

2018年4月，《中共中央国务院关于支持海南全面深化改革开放的指导意见》指出："深入推进国际旅游岛建设，不断优化发展环境，进一步开放旅游消费领域，积极培育旅游消费新业态、新热点，提升高端旅游消费水平，推动旅游消费提质升级，进一步释放旅游消费潜力，积极探索消费型经济发展的新路径。"此外，明确提出海南自由贸易区建设以发展旅游业等产业为主导，明确提出国际旅游消费中心为海南未来的四大发展战略定位之一，明确提出要创新促进国际旅游消费中心建设的体制机制，赋予海南经济特区改革开放新的重大责任和使命。2018年12月28日，国家发改委正式印发《海南省建设国际旅游消费中心的实施方案》，这是加快推进海南全面深化改革开放的整体政策体系顶层设计，是贯彻落实建设国际旅游消费中心的具体行动的纲领性文件，是建设自由贸易试验区和逐步探索、稳步推进中国特色自由贸易港建设的重要战略支撑。

国际旅游消费中心建设给海南带来重大的战略发展机遇。加快海南国际旅游消费中心建设既是国家扩大改革开放、推动经济全球化的一项重要举措，也是海南未来发展和提高旅游国际化水平的重大战略，是海南国际旅游岛、自由贸易区（港）建设的核心内容和主要抓手。

海南国际旅游消费中心建设，需要实施更加开放便利的离岛免税购物政

策，探索发展竞猜型体育彩票和大型国际赛事即开彩票，发展跨国邮轮旅游航线，放宽发展游艇旅游管制，稳步开放西沙等地的海岛游，大力发展沙滩、水上、赛马等运动项目的体育旅游。同时，积极探索从空间规划、土地供给、资源利用等方面支持海南打造国际旅游消费中心的旅游项目建设和旅游产业发展。

海南国际旅游消费中心建设，一是扩大旅游消费规模，推动旅游消费升级，提升旅游消费档次，延长旅游消费链条，拓宽旅游消费渠道，提高旅游产业对全省经济社会发展的拉动贡献；二是实现更多的旅游产业品牌的积聚，吸引更多的旅游品牌落户海南，大力发展旅游产业总部经济；三是创新旅游消费模式，增加旅游消费的热点和亮点，使得海南能够成为我国旅游消费的时尚引领者；四是加强旅游基础设施建设，提高旅游服务与管理水平，增强旅游者旅游消费的满意度和吸引力。

通过未来海南社会各界的共同努力奋斗，大力推进旅游消费领域对外开放，积极培育旅游消费新热点，下大气力提升服务质量和国际化水平，打造业态丰富、品牌集聚、环境优越、服务优良、特色鲜明的国际旅游消费胜地，把海南打造成为真正的具有一定国际影响、世界知名的国际旅游消费中心，并使得海南国际旅游消费中心具有辐射亚洲乃至全球的旅游消费的集聚力和影响力，成为我国国际旅游消费的桥头堡。

（二）自由贸易港建设概述

2018年4月13日下午，习近平总书记在庆祝海南建省办经济特区30周年大会上郑重宣布，党中央决定支持海南全岛建设自由贸易试验区，支持海南逐步探索、稳步推进中国特色自由贸易港建设，分步骤、分阶段建立自由贸易港政策和制度体系。2020年6月1日，中共中央、国务院印发了《海南自由贸易港建设总体方案》，并发出通知，要求各地区各部门结合实际认真贯彻落实。《中华人民共和国海南自由贸易港法》于2021年6月10日经全国人大常委会审议通过，当日公布并实施。制定海南自由贸易港法是贯彻党中央决策部署、落实国家重大战略、以立法引领和保障改革的重要举措；是进一步彰显我国对外开放、推动经济全球化的决心的客观要求；是从国家立法层面为海南自由贸易港实现制度创新、系统协调推进改革提供法律基础的实际需要，确保海南自贸港建设在法治轨道上行稳致远。

海南自由贸易港的实施范围为海南岛全岛，到2025年将初步建立以贸易自由便利和投资自由便利为重点的自由贸易港政策制度体系，到2035年成为我国开放型经济新高地，到21世纪中叶全面建成具有较强国际影响力的高水平自由贸易港。

海南自由贸易港建设是按照中央部署，党中央着眼于国际国内发展大局，深入研究、统筹考虑、科学谋划做出的重大决策；是彰显中国扩大对外开放、积极推动经济全球化决心的重大举措。按照中央部署，海南要努力成为中国新时代全面深化改革开放的新标杆，以供给侧结构性改革为主线，建设自由贸易试验区和中国特色自由贸易港，着力打造成为中国全面深化改革开放试验区、国家生态文明试验区、国际旅游消费中心、国家重大战略服务保障区。

二、国际医疗旅游在海南国际旅游消费中心、自由贸易港建设中的意义

创新旅游业态，延展消费链条，拓宽消费渠道，大力发展高附加值的医疗旅游尤其是入境医疗旅游产业，已经成为海南"十三五"时期国际旅游岛、自由贸易港、国际旅游消费中心建设的一项战略决策和重大课题。国际旅游消费中心、自由贸易港建设为国际医疗旅游产业发展提供了良好的发展机遇，对于国际医疗旅游产业发展具有直接的促进作用。同时，加快推动国际旅游消费中心、自由贸易港建设，应着力发挥旅游、医疗健康、特色高效农业、信息、教育、文化体育等6个领域新消费引领作用，其中的旅游、医疗健康就与医疗旅游紧密相关。国际医疗旅游有望成为海南国际旅游消费中心、自由贸易港建设的一张亮丽名片。

（一）国际医疗旅游是国际旅游消费中心、自由贸易港建设的重要内容

《中共中央国务院关于支持海南全面深化改革开放的指导意见》提出："全面落实完善博鳌乐城国际医疗旅游先行区政策，鼓励医疗新技术、新装备、新药品的研发应用，制定支持境外患者到先行区诊疗的便利化政策。"由此可见，中央及各部委对于海南建设国际旅游消费中心、自由贸易港的坚定支持。国际医疗旅游产业将成为未来自由贸易港发展的重心之一，也是打造国际旅游消费

中心的重要内容，一开始就在党和国家打造国际旅游消费中心、自由贸易港建设中受到高度重视和政策扶持。

（二）国际医疗旅游是国际旅游消费中心、自由贸易港建设的重要抓手

作为岛屿型旅游目的地，与马尔代夫、巴厘岛、普吉岛、夏威夷等世界著名岛屿相比，海南迄今尚未形成自身的核心旅游产品优势和品牌。而海南医疗旅游资源丰富优质、区域优势明显、生态环境良好、相关政策优惠，是全国最具发展医疗旅游业优势的地区。因此，国际医疗旅游可以成为海南国际旅游消费中心、自由贸易港建设的重要抓手，以入境医疗旅游为突破口和切入点，打造海南旅游核心品牌，大力提升海南旅游产业国际化水平，吸引境外游客旅游消费，以国际医疗旅游的发展带动其他旅游的发展和国际化水平的提升。

（三）国际医疗旅游是国际旅游消费中心、自由贸易港建设的探路先锋

当前，海南购物、娱乐等非基本旅游消费在旅游总体消费中占比仅为20%左右，产品供给结构难以满足境外游客多元化的旅游消费需求。海南建设国际旅游消费中心、自由贸易港缺乏可供借鉴的经验，国际医疗旅游可以成为其探路先锋。可以以发展国际医疗旅游作为旅游产业发展的重点和先锋，高标准、高水平打造国际旅游消费中心、自由贸易港，进一步促进海南旅游产业提质升级。

（四）国际医疗旅游是国际旅游消费中心、自由贸易港建设的示范品牌

海南具有发展国际医疗旅游的得天独厚的条件，最能做成国际旅游品牌。可以把医疗旅游打造成为海南国际旅游消费中心建设的示范品牌，进一步增强海南旅游业的知名度和美誉度，提高海南旅游业的吸引力和影响力，使海南成为我国旅游产业对外开放的重要窗口和亮丽名片。

国际旅游消费中心、自由贸易港建设也为海南国际医疗旅游发展提供了重要契机。作为全国唯一的热带岛屿省份，海南区位优势突出、生态环境良好、旅游资源丰富、滨海风光秀丽、黎苗风情浓郁、空气质量绝佳、气候条件优越，再加上政府高度重视、政策优势显著、客源基础雄厚、医药资源丰富、价格优势明显、产业发展初见成效等方面的因素，海南是我国开展国际医疗旅游的理想地区，发展前景广阔。

总之，随着海南国际旅游岛、自由贸易港建设的逐步推进，国际医疗旅游

发展前景十分乐观，发展潜力巨大。海南应在国际旅游岛、全域旅游示范省、国际旅游消费中心、自由贸易港建设的背景下，抓住当前国际热门医疗旅游目的地正在逐渐向亚洲转移的市场优势和发展契机，积极学习借鉴国内外国际医疗旅游产业发展的先进经验，结合海南国际旅游岛、国际旅游消费中心和自由贸易港建设的实际，利用得天独厚的区域、资源、政策和环境等优势，以博鳌乐城国际医疗旅游先行区建设为先导，以建立国际医疗旅游市场先行开放区为目标，加强对国际医疗旅游产业的规划和引导，逐步将海南打造成为闻名中外、世界一流的国际医疗旅游目的地，把海南打造成为具有辐射亚洲乃至全球的旅游消费的集聚力和影响力的"亚洲国际医疗旅游消费中心"，把国际医疗旅游打造成为海南国际旅游消费中心、自由贸易港的热点和亮点，使之成为海南乃至中国国际旅游消费的亮丽名片，这对于海南国际旅游岛、国际旅游消费中心和中国特色自由贸易港建设意义重大。

第二章 国际医疗旅游概述

第一节 国际医疗旅游研究综述

随着在世界范围内的蓬勃兴起，作为一种新兴的特殊旅游形式和专项旅游项目，国际医疗旅游已经成为热点话题，对其研究也逐渐引起学术界的广泛兴趣和关注，国内外对于国际医疗旅游的研究近年来不断丰富和深入，相关的研究成果开始不断涌现。

一、国外相关研究综述

（一）国外国际医疗旅游整体研究综述

很早以前西方国家就开始发展国际医疗旅游，只是当时是以"疗养"为主要目的。随着国际医疗旅游作为一种新兴的旅游形式出现，并在国外迅速发展，理论界也开始研究这一领域。关于国际医疗旅游的研究可追溯至20世纪50年代，罗森分析了美国西南部边境区域西班牙裔的跨境医疗旅游行为[1]。20世纪50年代末期，美国医生哈尔伯特·邓恩把"wellbeing"和"fitness"两个词组合创造成一个组合词"wellness"，也就是当前旅游业中提及的"康养"一词，并把"wellness tourism"称作"康养旅游"[2]。随后，这一概念得到广

---

[1] Rosen G. Cultural difference and medical care: the case of the Spanish-speaking people of the south west [J]. Am J Public Health Nations Health, 1955, 45 (4): 517-517.

[2] Dunn, H L.High-level wellness for man and society [J].American Journal of Public Health and the Nations Health, 1959, 49 (6) 786-792.

泛认可和普遍应用。霍尔等人（2011）认为医疗旅游和康养旅游是近义词[1]。

总体上，由于起步较早，国外研究领先于国内水平，相关研究十分丰富。国际上的国际医疗旅游研究主要包括国际医疗旅游含义、分类与特征、医疗旅游动因与发展条件、医疗旅游影响以及医疗旅游案例研究等，研究内容较广。但在国际医疗旅游的概念和产品边界方面还未达到统一；对国际医疗旅游的发展模式、方式等方面还存在诸多分歧。学术探索主要聚焦在以下7个方面：一是国际医疗旅游定义、分类与内涵；二是国际医疗旅游兴起的动因与发展条件；三是发展国际医疗旅游面临的风险；四是国际医疗旅游游客流向；五是国际医疗旅游产业发展模式及发展策略；六是国际医疗旅游发展的积极作用与负面影响；七是发展中的国际医疗旅游的典型案例与经验借鉴。

综合来看，国际医疗旅游研究凸显出以下特点：实践探索在前，理论研究略显滞后；认知层面较多，深入探究较少；问题对策较多，系统剖析较少[2]。当前，国际医疗旅游国外研究比较具有代表性的观点出自世界旅游组织（2007）、斯利瓦斯塔瓦（2006）。对于国际医疗旅游，绝大多数外国学者都认可"以获取医疗服务为主要目的"是国际医疗旅游的核心内涵和中心诉求，跨境体验、接受医疗服务、附带旅游活动是国际医疗旅游的三大显著特征。

当前，从全球北方到全球南方的旅行仍然占据医疗旅行研究领域的主导地位，关于南到南或区域内旅行的研究代表性不足[3]。

在国际医疗旅游方面，国外研究运用了大量的定量研究方法，如因子分析、结构方程模型、聚类分析、数理统计方法，极大地推动了国际医疗旅游的研究进程。国外学界更多聚焦于国际医疗旅游供给侧方面的研究，需求侧方面的研究文献相对较少。因此要从国际医疗旅游研究的不足出发，需要以学科交叉为途径，推动跨学科的集成研究。尽管当前国外学者对于医疗旅游的概念内

---

①Hall，C M.Health and medical tourism：a kill or cure for global public health？［J］.Tourism Review，2011（66）：4-15.

②蔡卫民.医疗出境旅游的发展机遇及研究前景［J］.旅游学刊，2011（9）：9-10.

③Kemppainen Laura，et al.Health and wellness - related travel：a scoping study of the literature in 2010-2018［J］.SAGE Open，2021，11（2）：792.

涵、类型特征、发展模式等方面尚未具有统一界定与区分，但对医疗旅游兼具医疗业和旅游业的基本属性大致达成共识。

（二）国外国际医疗旅游概念研究综述

关于医疗旅游的概念，国外不同的学者由于研究视角不同，见仁见智，分别从不同的角度进行定义。古德里奇（1987）提出"保健旅游"（healthcare tourism）这一概念，开启了国外学界将健康和旅游结合研究的先河。随后，国外学界开始基于不同的视角广泛而深入地对健康和旅游结合进行研究。尽管国外学者对于医疗旅游进行了较为深入全面的分析，但到目前为止，对于医疗旅游概念界定仍未达成共识。由于均涉及追求身心健康的旅游动机，学术界对"医疗旅游""保健旅游""康养旅游""健康旅游""养生旅游"等相关概念内涵认识尚未统一，对于其间差别的分析较为含糊，且对其间关系的看法也不尽相同，概念混用和"概念丛林"现象十分普遍。

对于医疗旅游的概念，不同的学者分别从供给、需求等不同角度和目的说、过程说、综合说等不同视角进行了界定。从经济的角度定义，认为医疗旅游是前往国外接受医疗服务的一种经济现象，如 D. 劳伦斯等（2018）、卡茨·苏菲（2020）、肯帕伊宁·劳拉等（2021）；从文化的角度定义，认为医疗旅游是一种体验旅游文化活动，如卡拉达伊·乌斯塔·萨利哈等（2020）；从医疗旅游目的的角度定义，认为医疗旅游是以治疗疾病或身体康复为目的或者以规避禁令为目的，如肯帕伊宁·劳拉等（2021）、格伦·戈恩（2018）；从医疗旅游者的方式角度定义，认为"医疗旅游"一词不仅指其他国家对患者的治疗，也指非必要的、选择性的治疗方法，如整容术、药物滥用治疗以及皮肤科条件（如头发移植）。另外，也有学者基于医疗旅游者视角进行定义，认为医疗旅游在很大程度上是从患者的角度进行研究的，重点是他们的体验和目的地国家的结果。

（三）国外国际医疗旅游行为动因研究综述

国外学者对国际医疗旅游行为动因进行理论分析，主要包括：一是价格因素；二是治疗疾病的目的；三是医疗技术水平；四是特色医疗项目；五是医疗服务的安全性；六是医疗服务环境；七是受制度质量相对差异的影响。

1. 治疗疾病需要。人们为了获得更及时、更先进、更安全、更实惠的医疗服务而赶赴海外进行疾病治疗。科恩（2017）的一项来自澳大利亚维多利亚的研究表明，有98%的被访者认为泡温泉对身体有好处，82%的人认为泡汤后的睡眠更好了，还有近1/3的人感受到了医疗效果，对背部疼痛、关节炎、焦虑症、失眠等情况有所缓解①。梁元霞等（2021）研究发现，医疗旅游需求主要出于治疗疾病的需要，受医疗质量、成本、制度质量相对差异的影响，韩国入境医疗旅游需求的影响因素在各个市场上存在差异②。

2. 医疗服务质量。因为本国的医疗技术水平不能满足需求，转而到国外寻求更高水平的医疗技术服务。穆罕默德·哈利鲁尔·拉赫曼（2019）利用结构方程模型技术对266名被调查者的数据进行了分析，研究表明，医院可达性和人际行为是影响医疗旅游者满意度最关键的因素，医疗成本和医疗技术含量与医疗旅游者的感知服务有着显著关系，游客对医院医疗服务质量的满意度主要归因于其对医院医疗服务质量的感知③。凯·鲁杰里等（2018）通过对多个国家的500多名潜在医疗旅行者的偏好和决策进行调查研究，结果表明，护理质量是决定的最关键因素，其次是更低的手术成本和更短的等待时间。如果手术更具侵入性，那么较低的成本就不是一个因素，这也增加了等待时间在决策中的重要性。最理想的护理目的地是欧洲（英国、德国）和北美洲（美国）④。吴善淑和尹英家（2018）研究表明，中国医疗游客感知的韩国餐厅服务质量因素物理环境质量、互动质量和结果质量对满意度有正向影响，满意度

---

①Clark-Kennedy, J, Cohen, et al.Indulgence or therapy? exploring the characteristics, motivations and experiences of hot springs bathers in Victoria, Australia [J].Asia Pacific Journal of Tourism Research，2017（22）：501-511.

②Jeong Won Ha, Cheon Yu, Yun Seop Hwang.Analyzing the impact of relative push and pull factors on inbound medical tourism in South Korea：focused on BCG matrix applied segment group characteristics [J].Asia Pacific Journal of Tourism Research，2021，26（7）：768-779.

③ Muhammad Khalilur Rahman. Medical tourism：tourists′ perceived services and satisfaction lessons from Malaysian hospitals [J].Tourism Review，2019，74（3）：739-758.

④ Kai Ruggeri, et al. An evidence-based policy for managing global health access through medical travel [J].Health Policy，2018，112（10）：130-143.

对行为意向有正向影响①。

3. 医疗服务价格。本国医疗费用昂贵，前往他国进行医疗旅游性价比更高。帕尔曼·凯坦-D（2021）分析了糖尿病医疗旅游（BMT）的细节和儿科保健专业人员（HCP）对国际肥胖与代谢障碍外科联合会（IFSO）进行的一项全球调查的认知，共有383名具有272548个程序经验的儿科HCP得到65个国家的响应。其中77%的病例认为手术费用低是驱动因素②。瓦松德拉（2019）调查结果发现，最突出的动机仍然是目的地的低成本，其次是这些目的地提供的护理质量③。

4. 特色医疗项目。特色医疗服务的独特性、稀缺性等原因驱使患者前往进行相应的医疗活动，如瑞士的羊胎素注射、韩国的整形美容、以色列的体外受精、中国的中医治疗、泰国的变性手术、匈牙利的牙科手术（见表2-1）。

表2-1 国外部分学者对特色医疗旅游项目的研究

研究者与研究时间	研究对象	研究产品
约翰·康奈尔（2006）	泰国	变性手术、美容手术
R.斯利瓦斯塔瓦（2006）	印度	血液净化
约翰·内尔（2006）	印度	传统医学
丹妮尔·波奇等（2010）	加拿大	肥胖癌治疗手术
法哈德·莫吉梅法等（2011）	韩国	干细胞疗法
莫吉梅法等（2011）	伊朗	辅助生殖
哈莱姆等（2011）	突尼斯	整形美容
格伦·科恩（2018）	墨西哥	线性体替代治疗

---

① 오선숙，윤영집.The study on causal relationship among service quality，relationship quality，and behavioral intention of Korean restaurant perceived by Chinese tourists［J］.FoodService Industry Journal，2018，14（3）：23-29.

② Parmar Chetan D，et al.A global survey by the International Federation for the Surgery of Obesity and Metabolic Disorders（IFSO）on perceptions of bariatric medical tourism（BMT）by health professionals：guidelines from IFSO for BMT［J］.Obesity Surgery，2021，13（1）：168-169.

③ Vasundhra，Usha Arora，Parmod.Medical tourists' travel motivations：a revisit to the literature［J］.International Journal of Research in Social Sciences，2019，9（4）：1215-1229.

续表

研究者与研究时间	研究对象	研究产品
布伦特·洛夫洛克等（2018）	新西兰	牙科手术
郑水晶等（2019）	美国	美容硅胶手术
佩鲁西奇·多丽丝（2019）	克罗地亚	牙科手术
哈米杜·利曼等（2020）	尼日利亚	肾移植
拉廷德·考尔等（2021）	印度	牙科手术

5. 医疗服务的安全性。医疗旅游关联性强、涉及面广、影响性大，牵涉诸多相关利益主体，受到医疗服务质量、保险制度、治安环境、政策法规和投诉处理机制等诸多因素的影响。佐尔法加里安等（2018）研究发现，国内医疗费用、患者隐私问题、医疗限制和国外目的地愿望是医疗旅游考虑的驱动因素，后者反过来又受到旅游景点和服务质量保证以及国内医疗费用的影响[1]。奥利亚·侯塞因等（2021）研究发现，原籍国的医疗并发症和法律条件影响医疗旅游者的行为[2]。

6. 医疗服务期望。金英珠等（2018）研究发现，医疗服务期望与医疗旅游意向之间的关系得到了高度支持。医疗服务期望的内在因素（如医疗设备、技术和声誉）和补充因素（如可及性、等待时间和保密性）对就诊意向均有显著的正向影响[3]。

7. 医疗服务环境。因为医疗条件、就医环境、静养氛围等不能满足患者要求或者等待时间漫长，从而到他国寻求更佳的医疗、康复、旅游环境。詹娜·罗森布施等（2018）通过建立全新的患者满意度测量（PSI）模型，首先在发达国家（德国医疗市场）的多家医院收到1281份可用患者问卷。研究发现，患者满意的影响因素包括医生和护士与患者的互动质量、环境质量、医疗结果质量等多种竞争优势因素。还发现医生和护士对患者的互动质量是影响患

---

① Zolfagharian, Rajamma, Naderi, et al. Determinants of medical tourism destination selection process [J]. Journal of Hospitality Marketing & Management, 2018, 27 (7): 775-794.

② Olya Hossein, et al. The medical tourism index and behavioral responses of medical travelers: a mixed-method study [J]. Journal of Travel Research, 2021, 60 (4): 779-798.

③ Young Ju Kim, Jooheon Kim. Effects of expected medical service and country image on medical tourism intention [J]. International Business Review, 2018, 22 (3): 187-214.

者满意度的最显著的因素①。

8. 医疗等待时间。卡拉达伊·乌斯塔·萨利哈等（2020）认为，医疗旅行者因其居住地等待时间长等原因，更喜欢国外就医②。帕夫利·安德鲁拉等（2020）认为，跨境医疗旅游是为了避免在原籍国寻求医疗服务的高成本或长期延误③。

9. 文化氛围与背景。伊尔汗·赛格等（2019）认为，除了经验、技术基础设施、飞行距离、旅游景点、等待时间和价格等，法律和道德限制、宗教相似性也是医疗旅游者对医疗旅游目的地选择的决定性因素④。

10. 目的地形象。哈桑等（2016）指出，旅游目的地形象会影响医疗旅游意向⑤。2021年，马来西亚学者采用 AMOS 和 SPSS 的结构方程建模方法对 600 名在马来西亚的中国医疗旅游者的调查数据进行分析。结果表明，国家特定因素（国家知识、安全保障、可达性、价格合理性）和社会因素（口碑和社交媒体）对马来西亚作为医疗旅游目的地的形象有显著预测作用，进而影响感知价值和重游意愿⑥。

（四）国外国际医疗旅游发展风险研究综述

国外对于国际医疗旅游带来的风险与影响展开广泛而深入的研究，认为医

---

① Jana Rosenbusch, Ida Rosnita Ismail, Christian Marc Ringle. The agony of choice for medical tourists: a patient satisfaction index model [J]. Journal of Hospitality and Tourism Technology, 2018, 9（3）: 267-279.

② Karadayi Usta Saliha, Bozdag Cafer Erhan, Kahraman Cengiz. Healthcare service provider type selection of the medical tourists by using neutrosophic sets [J]. Journal of Intelligent & Fuzzy Systems, 2020, 39（5）: 6475-6485.

③ Pavli Androula, Maltezou Helena C. Infectious complications related to medical tourism [J]. Journal of Travel Medicine, 2020（11）: 123-129.

④ IIhan Sag, Ferhat Devrim Zengul. Why medical tourists choose Turkey as a medical tourism destination? [J]. Journal of Hospitality and Tourism Insights, 2019, 2（3）: 296-306.

⑤ Hassan N A, Hemdi M A. The influence of destination image on medical tourist's intention for future destination choice [J]. Environment-Behaviour Proceedings Journal, 2016, 1（1）: 178-185.

⑥ Cham Tat Huei, Lim Yet Mee, Sia Bee Chuan, et al. Medical tourism destination image and its relationship with the intention to revisit: a study of Chinese medical tourists in Malaysia [J]. Journal of China Tourism Research, 2021, 17（2）: 163-191.

疗旅游的风险主要体现在以下方面。

1. 对客源国的负面影响。对客源国的负面影响主要表现在承担术后并发症、副作用、康复等责任，对传染病控制和公共健康带来潜在影响。扎卡里亚和比斯（2007）认为，因为游客在目的地停留时间短暂，所以术后并发症、副作用、康复等责任就必须由客源国来承担[1]；格林（2008）则认为，在国外停留医治的医疗旅游者将对客源国的传染病控制和公共健康产生潜在影响[2]。安东尼娜·阿凡齐等（2018）提出，医疗旅游在美国公民中的日益普及，导致在其他国家进行的整容手术中非结核分枝杆菌（NTM）感染的发病率不断上升[3]。杰万等（2011）研究发现，许多英国医疗旅游者前往国外进行美容手术后，采用本国的医疗保健体系所提供的医疗服务和医疗资源来治疗并发症或进行手术后的康复治疗[4]。麦克罗森·苏珊等（2021）认为，美容外科旅游在美容旅游行业中很受欢迎。但是，感染性并发症（39%）、乳房脓肿/集合（12%）、伤口裂开（12%）、种植体破裂（8%）和重返手术率（51%）明显高于预期。高并发症发生率不仅影响患者个体，也影响到国家医疗体系[5]。

2. 对目的地的负面影响。对目的地的负面影响主要表现在挤占公共卫生资源、医生资源出现短缺和医疗费用上涨加剧了卫生资源分配的不公、采用西方评审标准使得本国医疗卫生机构失去原有的特色。

相关学者认为开展国际医疗旅游可以为目的地国家带来以下积极的影响：（1）通过为国外的病人提供医疗服务可以提高本国整体的医疗服务质量；（2）

---

[1] Zacharia L, Bies W. Medical tourism: outsourcing surgery [J]. Mathematical and Computer Modeling, 2007, 46 (7): 1144-1159.

[2] Green S T. Medical tourism: a potential growth factor in infection medicine and public health [J]. Journal of Infection, 2008, 57 (5): 429.

[3] Antonina Avanzi, Kristin Bierbauer, Guillermo Vales-Kennedy, et al. Nontuberculous mycobacteria infection risk in medical tourism [J]. Journal of the American Academy of Physicians Assistant, 2018, 31 (8): 45-47.

[4] Jeevan R, Birch J, Armstrong A P. Travelling abroad for aesthetic surgery: informing healthcare practitioners and providers while improving patient safety [J]. Journal of Plastic, Reconstructive & Aesthetic Surgery, 2011, 64 (2): 143-147.

[5] McCrossan Susan, Martin Serena, Hill Christopher. Medical tourism in aesthetic breast surgery: a systematic review [J]. Aesthetic Plastic Surgery, 2021 (4): 1-15.

为国外病人提供医疗服务所带来的收益可以用来提高本国居民的生活质量；（3）吸引在发达国家接受高等医学教育的本国留学生回国工作；（4）部分医疗旅游者和陪同者在接受医疗服务后会留在目的地进行观光旅游，从而促进当地的旅游业和经济的发展[①]。

也有学者认为开展国际医疗旅游也为目的地国家带来众多负面的影响：（1）医疗旅游者占用了目的地国家的公共资源；（2）高水平的医疗卫生人员流向开展医疗旅游服务的私人医疗卫生机构，可能造成卫生不公平现象；（3）医疗旅游目的地国家医疗卫生服务的价格升高，使得医疗卫生资源的可及性变差；（4）采用西方国家的医疗机构评审标准使得本国医疗卫生机构失去原有的特色[②]。纳拉农等（2011）研究发现，开展国际医疗旅游使得泰国的医生资源出现短缺、医疗费用上涨，加剧了泰国的卫生不公平，他们建议通过允许外国医生在泰国行医、建立更多的公立医科大学、同国外专科医院合作，来缓解因为国际医疗旅游所带来的问题[③]。另外，部分较为特殊的医疗旅游项目，如干细胞疗法、骨髓修整术、活体器官移植、安乐死，仅在部分国家被认定为合法或者被默许，但是其科学性及其伦理性却备受争议。同时，在医疗旅游目的地广泛存在的药品专利仿制问题也备受关注。

3. 医疗旅游者面临的风险。医疗旅游者面临的风险主要表现为带来并发症、原有治疗的连续性被打断、可能遭受的传染病威胁，由于对器官的来源、筛选标准以及当地感染率的不知情，接受器官移植手术面临风险，等等。发展中国家关于医疗事故方面的法律薄弱，一旦游客利益受损将很难在当地维权，而医疗机构方面缴纳的医疗事故保险也往往非常有限，导致入境医疗旅游者权益难以得到充分保障。克鲁克斯等（2013）组织了加拿大医疗旅游产业相关领域的代表对医疗旅游者的健康和安全进行讨论，认为入境医疗旅游者所面临的

[①] Chen L H, Wilson M E. The globalization of healthcare: implications of medical tourism for the infectious disease clinician [J].Clinicalin Fectious Diseases, 2013, 57 (12): 1752–1759.

[②] Johnston R, Crooks V A, Snyder J, et al. What is known about the effects of medical tourism indestination and departure countries? A scoping review [J]. International Journal for Equity in Health, 2010, 9 (1): 24.

[③] Na Ranong A, Na Ranong V.The effects of medical tourism: Thailand's experience [J].Bulletin of the World Health Organization, 2011, 89 (5): 336–344.

健康和安全风险主要包括以下五类[①]：（1）并发症；（2）由于不清楚器官的筛选标准、器官的来源以及当地机构器官移植的感染率，使得前往国外接受器官移植手术的医疗旅游者面临很大风险；（3）感染或传播抗生素耐药菌；（4）缺乏治疗的延续性和病例的延续性；（5）信息不对称，医疗旅游者对在国外接受医疗服务所要面临的风险缺乏了解，不清楚在选择医疗旅游地和医疗卫生机构时需要考虑哪些因素。

国外学者研究指出，患者无法就医旅游所面临的问题和障碍主要有：第一，当寻求医疗旅游的患者由于大流行或其他原因无法出国时，部分患者无法轻易到国内的医疗设施就诊；第二，即使患者因医疗旅游中断而在母国医院接受医疗，在国内外医疗机构之间分享患者的医疗信息也很困难；第三，对海外医疗资源的依赖可能会阻碍原籍国医疗专业人员、设施等环境的发展[②]。

（五）国外国际医疗旅游游客流向研究综述

国外学者对于国际医疗旅游客流的流向主要从宏观和微观两个角度考察，认为医疗旅游者流向主要有：一是发达国家流向发展中国家，既包括美国流向墨西哥这种近距离类型，也包括美国流向印度这种远距离类型[③]；二是发展中国家流向发达国家[④]；三是发达国家与发展中国家双向流动[⑤]。

（六）国外国际医疗旅游发展模式与策略研究综述

关于医疗旅游产业的发展模式、策略等方面，国外学者积极开展相关研

---

①Crooks, V A, Turner, et al.Ethical and legal implications of the risks of medical tourism for patients: aqualitative study of Canadian health and safety representatives′ perspectives [J].BMJ Open, 2013, 3 (2): 1-9.

② Kosaka Makoto, et al. Lessons from COVID-19′s impact on medical tourism in Cambodia [J].Public Health in Practice, 2021: 100182.

③ Milica Z B, Karla R B.Medical tourism in developing country [M].New York: Palgrave Macmillan, 2007: 21-138.

④Na Ranong A, Na Ranong V.The effects of medical tourism: Thailand′s experience [J].Bulletin of the World Health Organization, 2011, 89 (5): 336-344.

⑤Crooks, V A, Turner, et al.Ethical and legal implications of the risks of medical tourism for patients: aqualitative study of Canadian health and safety representatives′ perspectives [J].BMJ open, 2013, 3 (2): 1-9.

究，取得了一系列丰硕的成果。洛尼·拉丹等（2017）认为医疗从业者在跨文化交流领域缺乏专业知识似乎是韩国发展医疗旅游的核心障碍，对便利的宣传活动、政策制定和行动规范的需求是其他影响因素[1]。莫梅尼·哈利勒等（2017）利用MAXQDA-12软件对采访16名关键线人获取的数据进行分析，结果表明，营销、国际问题、文化、转让、经纪、管理和政策问题是阻碍伊朗东阿塞拜疆省医疗旅游发展的主要障碍[2]。阿克尼尔·S.海德等（2019）研究发现，信任和网络建设是缓解医疗旅游新兴市场制度约束带来的不利特征、不稳定性和合法性缺失的必要条件；口碑对吸引新客户和传播有关医疗旅游服务的信息很重要[3]。艾哈迈德·卡玛西等（2020）研究指出，随着伊斯兰医疗旅游市场的发展，建立国际伊斯兰认证机构成为必要，应制定统一的伊斯兰医疗旅游做法标准，协助从业人员和决策者使用标准来选择改善伊斯兰医疗旅游服务；根据伊斯兰法律和道德规范制定标准评估医疗旅游提供者，可以满足穆斯林医疗旅游者需求和期望的有效服务，可能对伊斯兰医疗旅游主体有所贡献和增值[4]。加塞米·马蒂纳（2020）认为，医学旅游是一种新兴的全球性现象，强烈依赖于创新和知识管理；医学旅游既要有创新性，又要有系统性，这就要

---

[1]Rokni Ladan, Avci Turgay, Park Sam Hun. Barriers of developing medical tourism in a destination: a case of South Korea [J]. Iranian Journal of Public Health, 2017, 46 (7): 930-937.

[2]Momeni Khalil, Janati Ali, Imani Ali, et al. Barriers to the development of medical tourism in East Azerbaijan Province, Iran: a qualitative study [J]. International Journal of Tourism Management, 2017 (69): 307-316.

[3]Akmal S Hyder, Michelle Rydback, Erik Borg, et al. Medical tourism in emerging markets: the role of trust, networks, and word-of-mouth [J]. Health Marketing Quarterly, 2019, 36 (3): 203-209.

[4]Ahmed Kamass, Noor Hazilah Abdul Manaf, Azura Omar. The need of international Islamic standards for medical tourism providers: a Malaysian experience [J]. Journal of Islamic Marketing, 2020, 12 (1): 113-123.

求医院知识管理要有思想的充实①。维奈托什·米什拉（2021）认为，影响一个国家医疗旅游的主要因素是成本、质量、语言和旅行的便利性，质量已成为医疗服务提供者选择的重要标准之一，甚至是对价格敏感的顾客也如此②。哈迪安·马尔齐耶（2021）研究指出，伊朗面临主要挑战，包括缺乏技术和技术基础设施、存在不同的政治和决策机构以及文化和政治条件，因此，如果伊朗打算采用发展医疗旅游的战略，作为弹性经济的强项之一，应该权衡优势和挑战③。布拉托维奇·伊娃（2021）指出，当前阿联酋医疗旅游发展的关键障碍是医疗旅游服务成本高、营销活动缺乏、医疗与旅游服务提供商缺乏协作等④。穆罕默德·阿夫扎尔·西迪基（2021）指出，由于COVID-19（新型冠状病毒感染），医疗旅游目前和其他旅游产品一样受到严重冲击，直到国际航班的恢复、全球旅行禁令的抬升、签证的重新发放，可能需要很长的时间才能再次复苏。但有一点是可以肯定的，这个行业迟早会在全球范围内重新获得市场份额⑤。佩索特·埃琳娜等（2021）提出，自然资源被认为是增进健康，从而促进医疗旅游目的地的发展和可持续性的关键决定因素⑥。

① Ghasemi Matina. Knowledge management orientation and operational performance relationship in medical tourism （overview of the model performance in the COVID-19 pandemic and post-pandemic era）[J]. Health Services Management Research, 2020 （11）: 951484820971438-951484820971442.

② Vinaytosh Mishra, Mohita G Sharma. Framework for promotion of medical tourism: a case of India [J]. International Journal of Global Business and Competitiveness, 2021 （6）: 1-9.

③ Hadian Marziye, Jabbari Alireza, Mousavi Seyed Hossein, et al. Medical tourism development: a systematic review of economic aspects [J]. International Journal of Healthcare Management, 2021, 14 （2）: 576-582.

④ Bulatovic Iva, Iankova Katia. Barriers to medical tourism development in the United Arab Emirates （UAE）[J]. International Journal of Environmental Research and Public Health, 2021, 18 （3）: 1365.

⑤ Mohammad Afzal Siddiqui. Post COVID-19: medical tourism strategy for business revival [J]. Journal of Tourism & Hospitality, 2021, 10 （2）: 1-2.

⑥ Pessot Elena, Spoladore Daniele, Zangiacomi Andrea, et al. Natural resources in health tourism: a systematic literature review [J]. Sustainability, 2021, 13 （5）: 2661.

二、国内相关研究综述

（一）国内国际医疗旅游整体研究综述

在国内，纵观相关研究成果，相对于其他旅游形式的研究，国际医疗旅游的相关研究依然较为薄弱，而且绝大多数研究都是以定性方法为主，缺乏定量研究方法，研究方法过于单一，也缺乏一定的客观性和科学性。到目前为止，中国关于国际医疗旅游的研究成果数量不多，也不够系统，其理论和实践更多是以国外经验为借鉴和参考，许多研究领域还存在着一定程度的空白。国际医疗旅游领域国内相关研究的薄弱情形与该产业在我国发展的现状大致相符。随着我国国际医疗旅游产业的不断发展和医疗旅游研究的不断深入，会有越来越多的国内学者更加注重定量分析方法，积极进行相关实证研究。

国内最早介绍医疗旅游的是武强（1995），他从科普角度介绍了当时兴起的一种以海洋资源为依托的疗养方式[①]。目前国内对国际医疗旅游的研究主要集中在其概念、特征、作用、发展模式、资源分析、类型划分、影响因素、发展动力、利益相关者、国内各地发展策略及介绍国外发展现状和先进经验等方面。例如：张文菊等（2007）、刘庭芳等（2009）对医疗旅游概念的探讨；刘炳献（2008）、吕观盛等（2011）对医疗旅游的类型划分的研究；梁湘萍等（2008）、田广增（2007）、黄慧（2016）、何彪等（2018）、易慧玲等（2019）研究了我国医疗旅游的发展策略。另外，也有一些学者对上海、北京、天津、海南、厦门、广州等旅游省市发展国际医疗旅游产业进行案例研究。近期国内学术界的研究主要集中在如何借鉴国外，尤其是泰国、印度、韩国、新加坡等亚洲国家发展国际医疗旅游的经验和措施，再结合本地实际提出一些富有建设性的解决措施和方案，如徐菲等（2006）、詹丽等（2014）研究了国外国际医疗旅游发展的先进经验及其对于中国的启示。研究方法方面以定性研究为主，主要包括经验借鉴法、实地调研法、SWOT分析方法和网络分析法等。由于国际医疗旅游统计数据的缺乏，定量评价研究较少。

尽管当前国内外学者对于国际医疗旅游的概念内涵、类型特征、发展模式等方面尚未有统一界定与区分，但对国际医疗旅游兼具医疗业和旅游业的基本

[①]武强.神奇的海洋疗法 [J].海洋世界，1995（10）：15.

属性大致达成共识。

（二）国内国际医疗旅游概念与类型研究综述

关于医疗旅游的概念，国内不同的学者由于研究视角不同，见仁见智，分别从不同的角度进行定义。但到目前为止，对于医疗旅游概念界定在国内学界仍未达成共识。由于均涉及追求身心健康的旅游动机，学术界对"医疗旅游""保健旅游""康养旅游""健康旅游""养生旅游"等相关概念内涵认识尚未统一，对于其间差别的分析较为含糊，且对其间关系的看法也不尽相同，概念混用和"概念丛林"现象十分普遍（见图2-1）。国内相关研究主要有原因说，如张文菊等（2007）、刘庭芳等（2009）；性价比说，如李佳（2013）；目的说，如侯胜田等（2015）。

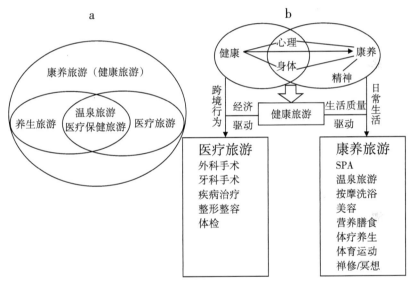

图2-1　国内学者对医疗旅游相关概念关系的不同观点[1][2]

对于医疗旅游的类型，国内学者分别从不同的角度进行分析。主要代表有：以目的划分为治疗疾病和康体休闲的两分法，如李志刚等（2011）、冯晓

①冷林燕.健康意识对高校教师康养旅游意向的影响研究［D］.福州：华侨大学，2019.

②李鹏，赵永明，叶卉悦.康养旅游相关概念辨析与国际研究进展［J］.旅游论坛，2020，13（1）：69-81.

晖（2015）；从市场需求的角度分类为中医养生、康复疗养、医疗美容美体的三分法，如来逢波（2006）、黄金琳等（2009）；疾病治疗类、整形美容类、养生保健类、科普观光购物类及中医药旅游类的五分法，如张文菊（2008）、吕观盛等（2011）。

根据当前世界各国医疗旅游的发展状况，一般可以分为疾病治疗类国际医疗旅游、康复理疗类国际医疗旅游、养生保健类国际医疗旅游、整形美容类国际医疗旅游、科普体验类国际医疗旅游等五类（见表2-2）。

表2-2　医疗旅游类型划分

类型	主要产品	典型代表
疾病治疗类	癌症治疗、心脏切换、器官移植、牙齿修复	泰国心脏疾病、中风、慢性肾脏疾病、糖尿病等疾病治疗；新加坡癌症治疗
康复理疗类	健康排毒、糖尿病护理、中医推拿、针灸等	泰国清迈健康排毒、泰式按摩与SPA；中国刮痧、拔罐、针灸、中草药调理
养生保健类	森林浴、温泉浴、海水浴、日光浴、沙浴、泥疗、瑜伽、武术	匈牙利温泉浴；日本泥疗；中国武术、海南温泉浴；印度瑜伽；
整形美容类	细胞激活、牙齿整形、丰胸、隆鼻、眼睑成形、腹部吸脂、疤痕祛除、面部除皱等	瑞士羊胚胎活细胞治疗；韩国整形美容；哥斯达黎加、匈牙利牙齿整形
科普体验类	药材认识与品尝、药材购买、药材交易市场观光、医药文化寻根、特色治疗方式与手法的观赏体验等	印度草药医疗体验；斯里兰卡锡兰草医疗体验；游览参观亚洲最大的中国南宁药用植物园、观赏"世界中医骨科联合会国际培训基地"佛山中医院的骨伤"驳骨手法"等

（三）国内国际医疗旅游行为动因研究综述

在国内学者的研究方面，大多认为国际医疗旅游行为动因是众多因素共同作用的结果。概括来说，国际医疗旅游行为动因主要有以下几个方面：一是医疗费用的差异（张彩霞，2011）；二是旅游体验的差异（刘庭芳等，2009）；三是医疗技术的差异（董志文等，2018）；四是医疗服务的差异（张文菊等，2007）；五是医疗等候时间的差异、医疗保险的覆盖（雷铭，2017）；等等。见表2-3。

表2-3　国际医疗旅游客流产生及扩张的动力因素分析①

动力因素	发达国家的医疗	发展中国家的医疗旅游项目
医疗费用	在劳动力价格、管理费用、医疗事故保险等因素作用下，价格昂贵	价格低廉，如在印度进行部分心脏手术费用仅是美国的1/5或1/10
治疗时效	在医疗保险体制等因素制约下，部分患者需要长期等候，特别是在英国和加拿大	专业机构及人员会同医疗旅游者设计医疗程序，即行手术无须等候
医疗质量与服务	公立和私立医院有很大差异，医疗效果比发展中国家部分医院低	集中了国内顶级资源，部分医院获得JCI、ISO国际认证
医疗保险覆盖与项目承保	部分民众无医疗保险；部分保险不承保牙齿、眼睛等病症，在美国该部分民众数约为1.2亿人	部分医疗旅游机构与保险机构联手推出特种医疗旅游保险，保障医疗旅游者权益
旅游等额外收益	在本地进行治疗，无旅游等额外收益	部分医疗旅游地即旅游胜地；部分医疗旅游项目具有浓郁的民族特色，可获得观光购物等旅游收益
特殊需求满足	禁止使用部分医疗技术和医疗手段	部分医疗技术及手段具有合法性
其他原因	货币兑换率，世界经济一体化，互联网通信技术，航空旅行费用降低；专业医疗旅游公司涌现，国家政府部门推动，企业和保险机构不堪保费与医疗费用上升开始合作推行医疗服务外包，如日本一些公司把员工集体送往国外参加医疗旅游	

（四）国内国际医疗旅游发展风险研究综述

国内对于发展国际医疗旅游可能引发的风险与影响方面的研究起步相对较晚，但也出现了一些具有代表性的研究成果：一是导致本国医疗体系收入降低（张彩霞，2011）；二是失去改革医疗服务体系的动力（刘炳献，2008）；三是加重本国医疗体系负担（吴之杰等，2014）；四是催生的目的国医疗黑市（张彩霞，2011）；等等。

未来对于发展国际医疗旅游的风险形成机理与防控机制问题，研究对象应

---

①高静，刘春济.国际医疗旅游产业发展及其对我国的启示［J］.旅游学刊，2010，25（7）：88-94.

该包括发展国际医疗旅游风险类型特征、形成机理、主要形式、治理框架、现状评价与政策建议等。

1. 国际医疗旅游发展风险的类型与特征。通过文献研究和问卷调查等方法，运用全球化视野进行时代性把握和系统性思考，从客源国、目的地和消费者等角度阐释发展国际医疗旅游存在的风险类型和特征。

2. 国际医疗旅游发展风险的形成机理。通过利用大样本数据，厘清发展国际医疗旅游的风险形成机理脉络，梳理不同跨境医疗旅游消费者人群规模及变迁，阐述国际医疗旅游者的年龄、性别、受教育程度、职业、经济收入、健康风险、罹患病类型、疾病成本、目的地选择等群体特征。

3. 国际医疗旅游发展风险的国外防控经验借鉴。从国际医疗旅游目的地角度探讨国外在发展国际医疗旅游风险防控方面的先进经验，以期为我国国际医疗旅游发展风险防控提供政策借鉴和决策参考。

4. 国际医疗旅游发展风险的治理框架。基于目标管理法和指标层次分析法，瞄准"健康中国"国家战略和公共卫生发展战略的宏大目标，结合《"健康中国 2030"规划纲要》，融会政治、经济、社会、文化、生态"五位一体"的总体布局，统筹宏观顶层设计（战略、法律、制度等）、中观集结平台（政策、行业、城市等）、微观治理单位（医疗机构、企业、个人等），从治理体系和治理能力两方面协同构建国际医疗旅游风险防控的科学治理框架。

5. 国际医疗旅游发展风险防控的现状评价与政策建议。根据国际医疗旅游发展风险的治理框架构建，可以运用多层次灰色评价模型，对我国国际医疗旅游发展风险防控状况做出相应评价。最后着眼于从宏观顶层设计、中观集结平台和微观治理单位3个维度的治理体系和治理能力，从国际医疗旅游目的地方面面临的风险以及相应的防控机制提出具有一定实际应用价值的政策改进建议。

（五）国内国际医疗旅游游客流向研究综述

国内学者在国际医疗旅游游客流向研究方面，代表观点主要包括：一是流向医疗费用低廉的国家，如印度、泰国、马来西亚（张文菊等，2007）；二是流向医疗服务效率高的国家，如泰国、印度、新加坡、韩国（刘庭芳等，2009；李志刚等，2011）；三是流向医疗技术先进的国家，如美国、德国、新加坡（董志文等，2018）；四是流向具有特色品牌医疗项目的国家，如韩国、匈牙利、瑞士（吕观盛等，2011；刘德浩等，2018）。

（六）国内国际医疗旅游发展模式与策略研究综述

近期国内学术界在国际医疗旅游方面的研究主要集中在如何借鉴外国，尤其是泰国、新加坡、印度等亚洲国家发展国际医疗旅游的经验和措施，再结合自身的实际提出一些简单的解决方案。吴之杰等（2014）认为，结合我国的实际情况，构建适合我国医疗旅业业的发展模式，并研究具体的发展战略；以特定地区为对象，研究独具地方特色的个案医疗旅游实践模式；探讨如何聚焦重点医疗项目，利用我国传统的中医药优势，开发特色医疗旅游产品，打造中西结合的国际医疗旅游品牌[①]。胡靖洲（2018）认为，当前世界医疗旅游发展主要存在政府主导型（政府主导或参与产业发展，如韩国、新加坡、泰国）、行业组织主导型（行业协会主导产业发展，如波兰、匈牙利）、医疗企业主导型（医疗企业主导产业发展）等3种模式[②]。彭婷（2019）通过比较关闭医疗旅游和开放医疗旅游情形下医院（公立和私立）的均衡服务策略和政府的均衡补贴，发现在开放医疗服务的情形下公立医院的等待时间可能延长也可能降低，延长的原因是当私立医院同时服务国内外高收入患者时，如果外国患者太多，他们的入境就诊挤占了原本用于服务当地患者的医疗资源并拉高了医疗服务的价格；当私立医院只服务国外患者时，这种性质可能与该国医疗支出的比例和人口基数有关。后一种期望的结果出现需要政府设定更高的医疗福利目标或控制入境就诊的外国患者人数。更多外国患者入境就诊有利于降低政府开支而不利于降低公立医院的等待时间。研究表明发展经济和改进社会福利的双赢状态是有可能实现的，但是当地患者的医疗福利水平、税率和到达的外国患者人数更难调节[③]。张蓝月（2019）通过研究泰国医疗旅游的发展模式特点和对赴泰

---

① 吴之杰，郭清.国外医疗旅游研究现状及启示［J］.中国卫生政策研究，2014，7（11）：59-63.

② 胡靖洲.海南医疗旅游发展模式选择及产品开发体系建设研究［J］.黑龙江生态工程职业学院学报，2018，31（6）：22-24+46.

③ 彭婷.医疗旅游对经济和社会福利的影响：基于博弈模型的竞争分析研究［D］.合肥：中国科学技术大学，2019.

医疗旅游者进行的调查发现，泰国有力的政策支持、尖端的医疗技术、低廉的费用、周到的服务、特色医疗产品等因素，是旅游者选择去泰国医疗旅游的重要原因①。杨威等（2019）指出，我国首先应注意避免国际医疗服务的弊端，明确基本医疗服务和国际医疗服务的界线，同时不应盲目上马，要充分分析发展条件，确定发展战略；还要做好政策支持，通过认证、培训等提升服务竞争力，兼以宣传推广，通过综合施措推动国际医疗服务的健康发展②。周璞等（2020）认为，在入境医疗旅游领域，非公立医疗机构具有效率优势和国际化优势，但仍需提升医疗技术、服务品质、品牌美誉度等。因此，非公立医疗机构应通过高质量的诊疗水平和优质的国际化服务管理模式不断提升自身的竞争力③。曹洋（2020）提出建立健全医疗旅游相关政策法规、加强医疗旅游配套设施、积极发挥医疗旅游利益相关者的作用及打造具有中国特色的医疗旅游品牌等方面的对策建议④。叶洋洋等（2021）认为在技术、市场的内拉力及社会、政策的外推力作用下，企业与政府作为医疗旅游产业的重要融合主体，能够使医疗旅游产业在技术、产品或业务以及市场三个融点上实现良好的融合发展。同时，融合发展过程中由被动的、单向的、点状的发展态势逐步演进为主动的、互动的、集聚的融合发展态势，从而形成当前医疗旅游互动型、附加型及聚集型等三大融合发展模式。因此，应注重融合创新，加强复合型人才培养，强化政策监管与道德自律，夯实地域发展基础，以促进我国医疗旅游产业融合发展⑤。卢飞等（2021）基于耦合协调模型视角研究发现，我国医疗旅游的开发潜力不仅取决于当地旅游业发展程度，而且与地方医疗水平密切相关，

①张蓝月.泰国医疗旅游发展模式对云南省医疗旅游的启示［D］.昆明：云南财经大学，2019.

②杨威，马丽平，李娜，等.亚太地区部分医疗机构国际医疗服务开展情况调查［J］.中国医院管理，2019，39（6）：78-80.

③周璞，李薇，徐崇勇，等.非公立医疗机构助力入境医疗旅游发展：基于对上海市外籍住院患者的分析［J］.中国卫生资源，2020，23（6）：614-618.

④曹洋.亚洲国家医疗旅游业的发展与启示［J］.三峡大学学报（人文社会科学版），2020，42（5）：46-49.

⑤叶洋洋，唐代剑.产业融合视角下医疗旅游融合发展研究［J］.经济体制改革，2021（2）：116-123.

只有两者达到较高程度的协调时，才具有医疗旅游开发的潜力①。

三、研究结论与展望

（一）研究结论

纵观国内外关于国际医疗旅游的研究，相关的规范性的学术研究成果并不是很多。当前，国内外关于国际医疗旅游的研究主要集中在概念、内涵、特点和类型，以及影响因素、旅游者、市场和发展策略等方面。早期国际医疗旅游研究主要是从跨境健康旅游的研究中派生出来的。

通过对国内外国际医疗旅游研究文献进行梳理，发现学者们的贡献大致可以归纳为以下几个方面：国际医疗旅游发展背景探讨，国际医疗旅游的概念界定，国际医疗旅游的类型分析，国际医疗旅游资源、产品、服务和目的地等供给侧方面的研究，国际医疗旅游的需求动机、体验、感知、态度等需求侧方面的研究，国际医疗旅游发展的经营模式，国际医疗旅游的影响因素分析，发展国际医疗旅游的风险分析与防范策略，发展国际医疗旅游带来的效应评价，国际医疗旅游发展的先进经验，等等，而且部分内容相对较为成熟。

但从现有研究来看，由于受到概念界定不清、研究内容单薄、研究视野狭窄、研究方法单一等因素的影响，国际医疗旅游尚未形成系统的知识谱系和理论体系。当前，国内学界普遍缺少对国际医疗旅游演变的影响要素、规律和机制的深入研究；从研究数据上看，现有数据较为单一，缺乏连续性的数据资料②。由于医疗旅游目的地的国际范围以及提供的各种医疗服务众多，研究文献支离破碎。该行业的动态性取决于医疗、成本、相关服务、旅游等多个因素，因此很难获得单个医疗旅游项目的实际贡献③。由于国内发展国际医疗旅游统计数据的缺乏，定量评价研究相对较少，大多是描述分析的定性研究。国

①卢飞，颜文静.基于耦合协调模型的我国医疗旅游开发潜力研究［J］.中国卫生事业管理，2021，38（7）：556-560.
②刘建国，张永敬.医疗旅游：国内外文献的回顾与研究展望［J］.旅游学刊，2016（6）：113-126.
③Diya G R，Srabanti M，Sujoy B.Empirical research on CBBE scale for medical tourism［J］.International Journal of Pharmaceutical and Healthcare Marketing，2018，12（3）：348-370.

内学界更多聚焦于国际医疗旅游供给侧方面的研究，需求侧方面的研究文献相对较少。因此要从国际医疗旅游研究的不足出发，需要以学科交叉为途径，推动跨学科的集成研究。

（二）研究展望

未来研究主要包括：厘清国际医疗旅游等相关术语的概念内涵和本质特征，分清医疗旅游与康养旅游、健康旅游、养生旅游等这些既有联系又有区别的概念内涵以及相互关系，奠定国际医疗旅游研究的基石；从医学、养生学、人类学、社会学、生态学、旅游学、消费者行为学、心理学等学科视角出发，借鉴相关学科的研究内容和方法，构建医疗旅游研究模型，明确医疗旅游的概念内涵和本质特征；深化供给侧方面的研究，从医疗旅游资源类型和空间分布特征、医疗旅游产品特色和服务优势、发展入境医疗旅游的意义与可行性、医疗旅游产品与服务创新、医疗旅游市场营销模式创新等角度对国际医疗旅游供给侧方面进行研究；医疗旅游在很大程度上是从患者的角度进行研究的，重点是他们的体验和目的地国家的结果[1]，因此，需要重视国际医疗旅游需求侧方面的研究，从旅游者偏好、动机、体验、态度、心理、行为、满意度等角度对国际医疗旅游进行研究；需要对医疗旅行者的生活经历有更深入的定性认识，需要有更先进的定量方法和纵向研究设计的研究[2]；研究医疗旅游与国际医疗旅游的相关理论问题；解析国际医疗旅游的影响因素及其机理；探讨国际医疗旅游的静态现状和动态演变规律；剖析国际医疗旅游发展的动力机制及其效应；构建国际医疗旅游发展的政策体系等；探析医疗旅游者的旅游意向和态度、旅游消费行为、旅游决策影响因素、旅游体验、重购意向等。

---

① Brent Lovelock, Kirsten Lovelock, Karl Lyons. The impact of outbound medical (dental) tourism on the generating region: New Zealand dental professionals' perspectives [J].Tourism Management, 2018（67）：399-410.

②Kemppainen Laura, et al. Health and wellness - related travel: a scoping study of the literature in 2010-2018 [J].SAGE Open, 2021, 11（2）：792.

第二节　国际医疗旅游发展历史

国际医疗旅游最早产生于欧洲，历史非常悠久。

一、古代跨境医疗旅游的起源

以保健、医疗和药疗为目的的旅行可以追溯到苏美尔人、希腊人以及更早期的文明，社会精英们外出旅行去体验温泉和矿泉浴以获得全身心的休息和放松（斯奈德等，2011）。例如，古希腊人和埃及人为了洗涤罪恶和心灵治疗而到地中海的疗养胜地去旅行。

在国际上，医疗旅游一般被称为 medical tourism、health tourism、surgical tourism 或者是 medical outsourcing 等。相对而言，health tourism 的历史更为久远，这可以追溯到 14 世纪初温泉疗养地 SPA① 的建立甚至更早（部分专家认为可以追溯到史前），其范畴相对也比较宽泛，即"任何可以使自己或家人更健康的旅行方式"，海水浴、温泉浴、按摩、美容等都属于这一内容②。而 medical tourism 则是从 health tourism 中演化出来的一个细分市场，和 health tourism 相比，medical tourism 在内容上则侧重于侵入性手术、医疗诊断等内容，当然也包括减肥、抗衰老等项目。事实上，medical tourism 这种旅游形式只是在近三十年才获得了巨大发展，但其历史却也可以追溯到英国的殖民地时代③。

在西方，最早有记载的医疗旅游例证是：希腊朝圣者从地中海出发，到萨杜尼克海湾的古希腊遗址一个叫埃皮达鲁斯的古镇的医疗中心和矿泉区去旅

---

① "SPA"一词源于拉丁文"Solus Por Aqua"的字首，Solus＝健康，Por＝精油，Aqua＝水，意指用水来达到健康。方法是充分运用水的物理特性、温度及冲击，来达到保养、健身的效果。

②Ross K. Health tourism: an overview [EB /OL]. [2001-12-27]. http: //www. hospitality net.org.

③Milica Z B, Karla R B. Medical tourism in developing country [M]. New York: Palgrave Macmillan, 2007: 21-138.

行，那儿被称为医术之神阿斯克勒庇阿斯至圣所。

早在古罗马帝国时期，地中海沿岸国家的富人便流行去塞浦路斯、亚历山大以及埃及的海边休闲游览，这被视为早期国际医疗旅游的雏形。

二、传统国际医疗旅游的兴起

14世纪，在欧洲跨境温泉疗养旅游活动逐渐兴起。1326年，第一个温泉疗养地"斯巴"在比利时南部一个小镇缘起，吸引了众多的境外游客。"斯巴"后来演化成为温泉旅游度假区的代名词。17世纪晚期，欧洲文艺复兴以后，伴随着欧洲各国经济整体增长，资本主义自由经济快速扩张，各国政治相对安定，都市余暇生活整体复兴，温泉开发空前兴盛，温泉旅游在欧洲得以蓬勃发展。

1500年以来，印度就一直拥有提供瑜伽辅导的丰富历史，像阿育吠陀这样的养生治疗接待着来自世界各地的患者。罗马时期，不列颠人流行去巴斯德温泉水库进行治疗和康复（亨布里，P.M.，1990）。

18世纪末，欧洲人去德国的巴典温泉和非洲的尼罗河旅行，希望治疗或减轻肺结核、痛风、支气管炎、肝病等各种病症[①]。

埃及以其城市和矿泉、硫磺泉水以及干燥性气候等自然旅游资源开展医疗旅游，吸引了一批批慕名而来的治疗皮肤病、关节炎等疾病的旅游者[②]。到了19世纪，富有的英国人流行到德国等欧洲国家的矿泉胜地进行疗养。20世纪30年代的美国、墨西哥跨境医疗旅游也盛行一时。

三、现代国际医疗旅游的开启

20世纪七八十年代，一些西方发达国家依赖其先进的医疗技术吸引着众多的其他国家的病患前来进行治疗，从而开启了医疗旅游产业化时代。目的地主要是提供医疗服务，也会适当安排配套的旅游活动。1989年，约3万人（主

---

①吴鸿，布乃鹏，张如意.海南医疗旅游目的地建设策略研究：基于层次分析法的模型[J].科技创业月刊，2015（2）：1-4.

②杨鸿玺.埃及旅游业一瞥[J].中国国情国力，2001（7）：57.

要是这意大利、英国、西班牙等欧洲国家的人）出于医疗治病的目的到法国旅游[1]，被认为是真正意义上的现代国际医疗旅游的开端。而根据最新的研究，也许医疗旅游早在20世纪以前就已经发生（发现3名患有相同的内科疾病的非奥斯曼公民前来康雅就医的医疗同意书）[2]。

进入21世纪，国际医疗旅游得到突飞猛进的发展，产业化程度进一步加强，更多旅游因素复合到医疗旅游中，"医疗"因素占比有所降低，"旅游"因素占比有所提高，医疗产业与旅游产业融合发展，同时满足"治""疗"两类人群的医疗旅游需求。

现代意义上的国际医疗旅游作为一个产业不过才三四十年，但它已经被一些国家视为"朝阳产业""国家战略"，已经成为许多国家新的经济增长点。国际医疗旅游产生的巨大经济收益和全球范围的迅速发展，引起了世界旅游组织（World Tourism Organization，UNWTO）的高度关注，在其制定的《旅游业21世纪议程》中明确提出要"重视医疗旅游，构建健康生活"。有关机构统计数据显示，全球已有100多个国家和地区正在发展医疗旅游产业。欧洲的德国、瑞士、匈牙利、波兰等，美洲的美国、墨西哥、巴西、古巴、哥斯达黎加等，亚洲的泰国、印度、马来西亚、新加坡、菲律宾、韩国、日本、中国、土耳其、以色列、约旦等，非洲的南非等，这些国家都已吹响发展国际医疗旅游产业的号角。

---

①刘炳献.医疗旅游相关问题研究［J］.现代商贸工业，2008，20（6）：103-104.

②Tonga Faruk, Caglar Yusuf Sukru, Aktan Eray Serhat. Possible early examples of medical tourism［J］.The American Journal of the Medical Sciences，2021（5）：72-85.

第三章　国际医疗旅游发展概况

第一节　世界国际医疗旅游发展现状

一、世界国际医疗旅游发展概况

国际医疗旅游业是具有高消费性和高成长性的新兴产业，全球医疗旅游人数已经上升到每年数百万。据麦肯锡公司预测，国际医疗旅游产值将保持20%以上的年增长速度[①]。国际医疗旅游这一市场不可小觑，其发展势头十分惊人。当前，全球医疗旅游市场总体约为600亿美元，每年市场消费约为210亿美元，年增长率为20%至30%。预测2022年世界医疗旅游市场将达到1438亿美元的规模，从2015年到2022年的年复合增长率15.7%。另据全球水疗与健康峰会与斯坦福研究院（SRI）联合发布的研究报告，2013年度全球医疗健康旅游产业规模约为4386亿美元，约占全球旅游产业经济总体规模的14%。医疗旅游已成长为全球增长最快的一个新产业。到2020年，医疗健康相关服务业可能成为全球最大产业，观光休闲旅游相关服务业居次，两者相结合占世界GDP的22%[②]。当前，国际医疗旅游业在世界范围内得到蓬勃发展，从起初的疗养旅行活动逐渐发展成为包含治疗、度假、疗养、健身等的医疗旅游系统，旅游市场范围更加广阔。

随着全球经济的全面放缓、一些国家医疗费用的大幅攀升和医疗资源的日

---

①彭薇.发展医疗旅游，还要跨过多道坎［N］.解放日报，2014-03-16（3）.
②海南夯实基础做大做强医疗旅游［N］.海南日报，2014-04-17（3）.

益紧缺，越来越多的人开始通过选择既经济又有效的异地医疗来实现医疗和旅游两者兼得的休闲康体目的，医疗旅游由此获得迅猛发展，而且可以预计具有广阔的发展前景。国际医疗旅游因其高附加值日益成为全球范围内具有巨大经济利益的行业之一，越来越多具备医疗旅游发展潜质的国家都已逐渐开始把国际医疗旅游作为一种高产出高效益的旅游项目给予积极扶持，争抢旅游市场中的这块"大蛋糕"，一些国家的政府对发展国际医疗旅游投入了巨大的热情，积极推动本国国际医疗旅游产业的发展。当前，在全球范围内涌现出多种类型的医疗旅游目的地，如瑞士、迪拜等高档奢华服务型的医疗旅游目的地，毛里求斯、匈牙利、古巴、约旦、韩国等特色医疗资源型的医疗旅游目的地，新加坡、日本、德国、美国、南非等优质医疗系统型的医疗旅游目的地，泰国、印度、马来西亚、菲律宾等低成本型的医疗旅游目的地[1]。它们各具特色，已经成为当地具有显著经济和社会效益的现代时尚型旅游产业，同时也纷纷推出高端和特色国际医疗旅游服务吸引全球客户，如泰国的整形、美容；印度的神经科、眼科、心脏科、瑜伽、静修；韩国的整形美容、体检、干细胞治疗；日本的肿瘤科、基因检测、温泉疗养；马来西亚的肿瘤科、试管婴儿；新加坡的体检、肿瘤科、外科；以色列的牙科、试管婴儿；土耳其的温泉疗养；瑞士的羊胎素抗衰老、人工关节、心血管科；德国的肿瘤科、骨科、眼科、细胞抗衰老；英国的肿瘤科、心脏科、神经科；匈牙利的牙科、温泉疗养；美国的肿瘤科、试管婴儿；哥斯达黎加的牙科、整容；巴西的美容。见表3-1。

当前，由于COVID-19，世界正面临重大危机，大部分行业受到严重影响，医疗旅游是其中受冲击最严重的行业之一。出国旅行变得不确定和冒险，而边境已经向主要国家封闭，到一些地区旅行也被禁止，成千上万的旅行者因疫情被迫取消行程或推迟行程，医疗旅游发展趋势放缓，并接近停顿，医疗提供者、旅游业以及寻求医疗的个人深受影响[2]。

---

①张广海，王佳.中国医疗旅游资源及功能区划研究［J］.资源科学，2012（7）：1329.

②Elaine T Jurkowski，Anthony O Agbeh.Medical tourism：an emerging terrain with COVID-19［J］.Journal of Tourism & Hospitality，2020，9（7）：1-10.

表3-1　国际医疗旅游发达国家或地区一览

国家	产业优势	特色产品	战略定位	主要客源
泰国	强势的国际品牌、低廉的手术价格、贴心周到的医疗服务、丰富的旅游资源、观光度假胜地	热带地区传染疾病、心脏手术、丰胸、变性、整形美容、激光、牙科、骨科疾病、白内障等治疗以及泰式按摩理疗、SPA等	采用低成本战略，打造"亚洲健康旅游中心"	日本、美国、英国、中东诸国及澳大利亚
印度	优质的医疗服务、神秘的民族传统医学、医疗服务价格低廉、丰富的旅游资源、语言交流优势、政府的强力支持	心内外科、牙科、整形整容外科、脊椎接骨、减压、关节造型术、外科移植等，并提供印度草药、物理疗法、印度瑜伽、豪华SPA等医疗和休闲服务	主推民族传统医学治疗项目	中东、欧洲诸国，美国，部分亚洲国家如中国、巴基斯坦
韩国	医疗系统完善、医疗技术先进、配套服务优质、设立整容美容支援中心	整形美容手术、干细胞疗法、自体脂肪丰胸、眼周回春术、脸部轮廓手术、香水美人疗程等	聚焦战略发展具有显著优势的美容行业	日本、中国、美国和俄罗斯远东地区
日本	医疗技术非常先进、配套服务齐全优质、防癌技术世界最为先进	PET（正电子发射断层显像）健康检查、SPA等	世界防癌体检中心	中国、韩国、俄罗斯远东地区和美国
新加坡	拥有亚洲最佳医疗系统、高超的医疗技术、精密的医疗服务、完善的配套服务、政府大力扶持、中西文化荟萃、英语交流顺畅	从基本健康检查到尖端手术疗程、癌症治疗与各种专业护理，特别领域包括X光检测、整形美容、女性健康、健康检查与减重手术、肠胃内科、眼科、打鼾、抗老化、心脏科、癌症、过敏等	采用差异化战略，主推以健康检查为主的医疗旅游项目，打造"亚洲医学中心"	世界各地

续表

国家	产业优势	特色产品	战略定位	主要客源
马来西亚	医疗费用十分低廉、人性化的服务、社会政治稳定、旅游入境手续简便、生活成本经济实惠等	胸部透视、血压测试、肝脏扫描等健康检查、世界顶级SPA	成功推出"生态旅游"和"农艺旅游"之后的又一重要战略举措	日本、韩国、中东诸国及欧美发达国家
以色列	试管婴儿比例迄今仍超过全球各地，4%的孩童为人工受孕产出	试管婴儿胚胎植入手术（In Vitro Fertilization；IVF）	打造"世界试管婴儿之都"	世界各地
德国	发达的医疗技术、一流的医疗设施、密集的医院布局、优质的医疗服务和良好的医疗信誉	肝移植等疑难手术	面向全球患者提供专业优质医疗服务	沙特阿拉伯和阿联酋等阿拉伯国家、欧洲国家
瑞士	顶级品质的医疗服务、卓越的基础设施、私密性强以及高水平私人医护服务	注射羊胚胎素抗衰老治疗、整容外科手术、医疗温泉、个性化护理	面向全球患者，主推注射羊胚胎素抗衰老治疗，打造"世界抗衰老治疗中心"	世界各地
匈牙利	自然风景优美、建筑富有特色、医疗费用性价比高、丰富且独具医疗效果的温泉地热资源及旅游地完备的医疗保健服务设施等	牙科、温泉理疗、生理疾病、妇女病、泌尿系统疾病	结合自身优势资源，发展牙科和温泉医疗保健	法国等欧洲国家
巴西	医疗费用低廉、整体医疗水平较高、优质的医疗服务、丰富的旅游资源	美容、整形手术	聚焦美容、整形手术发展战略	美洲和欧洲国家

续表

国家	产业优势	特色产品	战略定位	主要客源
哥斯达黎加	高水平的医疗技术、良好的医疗服务、以低廉的价格闻名、政治局势稳定、教育水平良好、有有利的政策鼓励外资投入	牙科、整容手术	聚焦牙科和整容手术发展战略	美国和加拿大
古巴	声誉显赫的古巴医生、实惠的医疗价格、贴心周到的优质服务	神经系统疾病、骨科治疗、早期癌症检测、心脏手术、神经移植、微型眼外科技术	采取聚焦战略，定位在特种病症医疗旅游市场	拉丁美洲和欧洲国家
美国	医疗技术发达、世界顶级医疗设施设备、高端医疗科技手段、在多个医疗技术领域领先全球	冻卵、试管婴儿等	聚焦特色和优势医疗手术发展战略	加拿大及拉丁美洲、欧洲、亚洲国家等

二、国际医疗旅游发展的国际经验总结

（一）加强政府扶持监管

早在2005年，泰国政府就实施发展国际医疗旅游产业的第一个五年计划；2008年，韩国政府就批准实施国际医疗旅游和吸引国外患者的法案；2010年，日本将医疗旅游定为国家的支柱产业；2018年，马来西亚政府宣称将医疗旅游业作为重点支柱产业进行扶持……泰国、土耳其、马来西亚等国为了扶持入境医疗旅游业的发展，制定更为宽松的优惠政策和鼓励措施；泰国、印度、日本等国制定相对完善的政策与法规规范入境医疗旅游产业发展；瑞士以"优质医院联盟"形式推动入境医疗旅游发展；土耳其则实行医疗免税区，通过免税购物政策的重大突破，释放入境医疗旅游消费，以此吸引更多的境外医疗旅游者和医疗旅游方面的投资；韩国、印度等成立国家级医疗旅游协会……正是因

为这些国家对入境医疗旅游产业发展的大力扶持和监管，从而使其战略定位明确，产业形象鲜明，品牌效应显著，奠定了在全球市场中的独特地位和重要作用。

（二）注重加强配套服务

印度针对国际医疗旅游者推出的M类签证办法，推出长期居留医疗签证措施（陈利君等，2018）；泰国设立医疗机构和医疗服务信息的相关网站及网页，并与相关部门合作，向入境游客提供借贷、保险等服务（刘佳等，2016）；韩国、日本等国实施医疗旅游签证制度，放宽旅游签证政策，推出适当延长和增加入境医疗游客居留的合法逗留期限和往返次数的入境医疗旅游签证（王秀峰，2015）；韩国大力投资构建完备的医疗观光基础设施体系；墨西哥、土耳其、立陶宛等建立医疗旅游产业园区；韩国成立专门负责海外推介的首尔美丽医疗旅游综合支援中心；新加坡设立负责医疗旅游国际营销的国际医疗组，隶属旅游局……完善而优质的配套服务是这些医疗旅游发达国家或地区吸引境外医疗旅游者的关键因素，也是其参与全球竞争的制胜法宝。

（三）重视开发特色项目

当今世界，入境医疗旅游发达国家或地区都以自身独具特色和优势的医疗旅游项目参与国际竞争，如美国的肿瘤治疗与试管婴儿、日本的基因检测与温泉疗养、瑞士的心血管手术与羊胎素抗衰老、匈牙利的牙科医疗与温泉疗养、新加坡的健康体检与外科手术、墨西哥的心脏搭桥与膝关节置换、韩国的整形美容、泰国的变性手术和印度的瑜伽静修。这些独具特色的传统疗法成为吸引境外医疗患者的制胜法宝，也成为这些国家或地区的特色医疗旅游品牌项目。

（四）大力开拓境外市场

德国政府重视对经营高端出境豪华游的旅行社提供医疗旅游资讯，同时发行医疗旅游宣传手册推介德国的医疗服务和旅游资源；瑞士"优质医院联盟"在一些主要客源国开设办事处，开通部分国家的公民前往瑞士进行医疗旅游的绿色通道；韩国成立"吸引海外患者政府民间协会"推销其特色的健康体检、整形美容等医疗服务，在中国青岛设立全球首个韩国医疗观光服务中心；新加坡制定"国际医疗计划"，大力开拓境外市场……由此可见，入境医疗旅游发达国家或地区大多十分注重境外市场开拓，通过细分境外目标市场，锁定境外目标人群，大力实施境外市场营销开拓战略。

第二节　中国国际医疗旅游发展现状

中国医疗旅游起源于古代众多医学家和旅行家游览山水、寻仙问药等的中医药之旅和温泉旅游等。我国现代意义上的医疗旅游出现相对较晚，大致起源于20世纪90年代，主要包括中医、中西医结合、西医等3个方面，擅长的医疗项目有心脑血管、器官移植、口腔等[①]。2012年，四川攀枝花率先提出发展"康养旅游"的理念，随后作为医疗旅游分支的康养旅游逐渐得到社会各界的广泛关注和高度重视。2016年，当时的国家旅游局出台了《国家康养旅游示范基地标准》，随后国家启动《国家温泉康养旅游》标准编制，计划至2030年建成完善的康养服务业体系，我国的医疗康养旅游开始逐步走向正轨；同年，中共中央、国务院联合印发《"健康中国2030"规划大纲》，提出要促使健康与养老、旅行、互联网、健身休闲、食品交融，催生健康产业新业态、新模式。2017年，国家卫计委（今卫健委）、发改委、财政部、旅游局、中医药局等5部门联合印发《关于促进健康旅游发展的指导意见》，明确提出"优化健康旅游政策环境"的要求。2018年3月，国务院发布《关于促进全域旅游发展的指导意见》，提出要开发高端医疗、康复疗养、休闲养生等健康旅游。随着《"健康中国2030"规划纲要》《关于促进健康服务业发展的若干意见》以及"健康中国"战略等一批政策文件的相继出台，各地对于医疗旅游产业的发展也愈发关注和重视。

---

①刘炳献.医疗旅游相关问题研究［J］.现代商贸工业，2008（20）：103-104.

表3-2　我国各地医疗旅游的特色与优势

地区	医疗状况	医疗旅游的特色与优势
北京	医疗服务设施齐全；医疗技术水平高超；医疗技术高端人才荟萃	"金海湖医养结合体"；医疗旅游新模式探索；医疗高端人才的培养与引进；高端医疗设备的引进
上海	医疗系统国际化、高端化；医疗设施设备先进；医疗技术水平卓越	中医特色诊疗项目；干细胞临床治疗；质子刀治疗；体部伽马刀治疗
天津	医疗服务水平一流；医疗设施设备先进	医疗旅游性价比高；医疗服务体制机制健全
广西	全国四大药材产区之一；亚洲最大的南宁药用植物园；医疗养生资源较为丰富	拥有"世界长寿之乡"；打造世界森林养生旅游目的地；温泉疗养和中药养生产品丰富
广东	整体医疗水平高；医疗设施设备先进；医疗技术水平一流；医疗技术人才荟萃	"世界中医骨科联合会国际培训基地"佛山中医院；温泉与中医药养生
云南	医疗养生资源丰富；医疗设施设备较为完善；医疗服务水平较高	旅游资源丰富，民族风情浓郁；医疗价格低廉；少数民族医药养生
海南	医疗技术水平不断提高；医疗设施设备不断完善；医疗保健体系日臻完善	旅游资源丰富；自然环境优越；气候优势显著；长寿养生资源丰富；国家优惠政策扶持
台湾	医疗设备先进；医疗技术高超；医疗服务周到；医疗费用低廉	整形美容、健康体检优势显著
香港	医疗技术发达；医疗设施一流；医疗配套服务齐全优质；在多个医疗领域领先全球	怀孕生育、癌症、糖尿病治疗等医疗技术领先全球

由于中国人的就医理念、消费模式以及相关体制等因素影响，我国国际医疗旅游产业起步相对较晚，尚处于发展早期。当国际医疗旅游开始在亚洲一些国家蓬勃兴起时，在中国却还鲜为人知。直到"十一五"时期，我国一些组织和医疗机构才开始实践探索国际医疗旅游的发展。随着时代的变迁、人们收入水平的提升，越来越多的人开始注重治病、体检、养生、美容等，追求富有品

质、健康的生活方式，健康消费需求与日俱增，我国许多地方也吹响了发展国际医疗旅游的号角，中医康养旅游新模式正在逐渐形成，国际医疗旅游日益成为我国旅游产业的重要分支（见表3-2）。根据相关统计数据可以看出，2017—2021年中国医疗旅游市场规模不断攀升（如图3-1），我国医疗旅游产业开始呈现出前所未有的爆发式增长，2017年为1291亿元，2021年达到2643亿元，过去5年（2017—2021）的年均复合增长率约为20.95%，远超我国GDP（国内生产总值）增速。从需求角度而言，随着我国城镇化进程逐步加快、经济发展水平不断提升、社会老龄化结构逐渐凸显、人均可支配收入快速增加、自然生态环境持续恶化等因素影响的不断加深，大众的健康意识和需求不断增强，加上受到新冠疫情的持续影响，人们保健养生、放松身心的需求不断增加，对于健康生活的追求成为人们未来的主题；从供给角度而言，我国旅游发展从数量规模增长阶段步入高质量发展阶段，推进旅游产业与其他产业的融合发展是未来我国旅游产业转型升级的着力点和切入口，"旅游＋健康"产业融合模式将会得到快速发展。

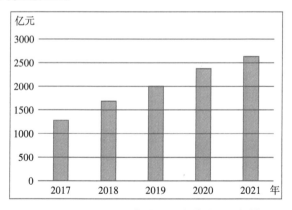

图3-1　2017-2021年中国医疗旅游市场规模

一、出境医疗旅游发展状况

中国入境医疗旅游产业尚处在早期萌芽阶段，而出境医疗旅游已渐入佳境。随着我国进入老龄化社会，人们对养生、健康等行业越来越关注，医疗旅游正从小众市场逐渐走进众人视野。据不完全统计，目前国内提供出境医疗旅游的机构大大小小有几千家，包括旅行社、健康管理公司、保险公司等。

当前中国医疗旅游者九成以上出境主要是为看病，去日本做精密体检、去美国治疗癌症以及去英国做肝移植最为常见。由于10年旅游签证政策实施和签证审批速度从最长6个月缩减到最快4天，洛杉矶的中国游客数量近几年来增长迅猛，针对中国游客的医疗旅游成为热点，发展潜力巨大。由于中国内地健康产业最近几年发展迅速，越来越多的传统旅行社开始涉足高端医疗旅游领域，比如众信旅游的瑞士抗衰老、美容产品，凯撒旅游的美国体检、日本癌症早筛产品，中旅总社的韩国微整形、体检产品。早在2009年，福建就已经有拥有赴台游资质的旅行社开始试水"台湾健检游"，福建省中旅、康辉、厦门建发国际旅行社集团等赴台游组团社均推出了"台湾健检游"路线，以旅游观光、健康检查、温泉疗养为主要内容，游客到达台湾后可以游览台北、台中等地的旅游景点，赴当地医院进行健康检查，去北投温泉疗养，在返程前一天拿检查报告单。广之旅为游客甄选了海外最佳医疗目的地及专业认证的医疗体检机构，聘请专业名医名家给予线路研发指导，推出一条医疗旅游产品——日本东京体检筛查精品5天游。游客在游览日本的同时，还将前往日本最先进、提供PET早期病变筛查检查诊断服务的医院——东京西台医院、日本医科大学健诊医疗中心，体验日本细致入微的健康体检。在行程中，会安排专业医师随团陪同指引服务。还为游客提供更具保障、更优质的服务，如规范化的旅游服务保障、后续会员健康管理、国外医疗服务绿色通道[1]。

二、入境医疗旅游发展状况

由于中国医改的顺利推进、地方政府的政策扶持、对外资开放程度的提高等多重利好，中国入境医疗旅游业有望在未来10年得到快速发展。我国现代意义上的入境医疗旅游始于2002年的海南三亚保健康复旅游和广西南宁中药养生旅游。中国医疗旅游可分为3种形式：以"治"为主的西方医学技术主导型（手术治疗等）；兼顾"治"+"疗"的中国传统医学旅游；以"疗"为主的康复疗养旅游（温泉、森林治疗等）[2]。国内医疗保健旅游者大多选择出境接受医疗保健服务，而入境医疗旅游产业规模明显落后于亚洲邻国。

---

①陈熠瑶，张敏婷，袁婷婷，等.医疗旅游前景向好，进入不易［N］.中国旅游报，2015-03-09.

②来逢波.开发中药旅游商品市场的思路［J］.经营与管理，2006（11）：14-16.

从总体来看，我国入境医疗旅游发展仍然处于起步和摸索阶段，尚未形成规模经济，也未引起足够关注。目前我国医疗旅游以国内游客为主，而且保健养生与休闲度假往往是其首要目的，产业链拉动效果较差，以手术治疗、中医治疗、医学整容等纯粹的医学治疗为目的，触及医疗旅游本质和核心的高端旅游产品，国内开发得较为有限，对境外游客的吸引力不足[①]。

因此，需要积极探索制定入境医疗旅游的准入资质、运营流程、评价体系与监管体系等的相关产业政策，以期从源头上规范行业发展，积极参与国际竞争，在正成为全球"国际医疗旅游中心"的亚洲诸国中脱颖而出，从国际医疗旅游发展领先国家处"分得一杯羹"。

三、我国发展入境医疗旅游策略探讨

（一）以产业战略为导向，推动产业协同发展

我国入境医疗旅游产业的发展，需要明确产业发展战略定位，加强入境医疗旅游产业发展的顶层设计和宏观引导，树立入境医疗旅游产业在国际上的产业形象与声誉，注重特色医疗旅游项目的设计与开发，积极实施产业发展特色品牌竞争战略，打造中医药康养产业特色产业品牌和优势医疗旅游项目品牌，发展"中医药＋"相关产业并与滨海度假旅游、温泉疗养旅游、森林旅游、休闲农业与乡村旅游等旅游业态融合发展，奠定其在激烈竞争的国际市场上的优势竞争地位，走出一条具有中国特色的入境医疗旅游产业发展道路。

我国入境医疗旅游产业发展，同样需要加强相关产业部门相互协调和积极配合，协调解决入境医疗旅游发展中出现的各种问题，比如：由国家卫生健康委员会牵头，文化和旅游部、国家中医药管理局、国家药品监督管理局、商务部等相关部门联合，成立国家医疗旅游产业发展与规划委员会；成立相关专业机构联手解决入境医疗旅游发展过程中出现的各种矛盾和冲突；共同加强对入境医疗旅游行业的扶持与监管；加强与入境医疗旅游发达国家和地区的交流与合作；加强入境医疗旅游行业的自律，鼓励医疗机构进行国际认证。

---

①杨阿莉.构筑入境旅游新高地："十三五"中国医疗旅游发展思考［J］.旅游学刊，2015，30（4）：8.

（二）以政策法规为保障，发挥政府职能作用

制定入境医疗旅游产业发展的优惠政策与扶持措施，制定和完善相关法律法规；加强对产业发展的扶持与引导，加大产业发展的资金扶助力度，完善入境医疗旅游产业的相关配套设施设备；加大入境医疗旅游的宣传营销力度，顺应当今信息时代发展趋势，积极使用互联网进行宣传，在主要客源国设立宣传营销点进行宣传。同时，加强对入境医疗旅游产业发展的监管，制定并实施相关监管政策与法规，树立我国入境医疗旅游在国际社会中的良好的产业形象与声誉。

一是积极推动入境医疗旅游产业发展政府引导、市场运作的运行机制。加快构建我国相关法律法规体系，立足我国建设实际，借鉴国外发展入境医疗旅游产业的先进经验，制定入境医疗旅游相关法律法规和政策措施。

二是建立健全总揽全局的医疗旅游合作和协调机制。采取更多的支持和奖励措施，为医疗机构和旅游行业之间的协调合作提供优惠政策，在入境医疗旅游机构评级、医疗效果评定等方面先行先试，加强入境医疗旅游行业的监督管理和服务指导，成立入境医疗旅游产业发展智库和产品研发中心，组建入境医疗旅游协会，搭建医疗旅游相关协会、研究会、商会和企业、行业等交流和协作的平台，成立国际医疗旅游办公室或国际医疗旅游协调处，实现入境医疗旅游资源的有效整合与行业的高效联动。同时，建立健全外籍医护人员执业等的法规和制度建设，放宽境外医师的执业时间，扩大和稳定医疗人才队伍，保障优势医疗项目能够长期持续开展。

三是健全入境医疗旅游发展风险管控机制。加强公共医疗卫生体系建设，增加公共医疗卫生资源供给，减缓和消除海南本地看病难、看病贵的难题；建立健全入境医疗旅游行业的监管制度和行业规范，严格入境医疗旅游市场准入，建立入境医疗旅游者投诉应急处理机构与体制机制；坚决打击人体器官买卖等"医疗黑市"现象和整治药品专利仿制等相关问题，加强医疗机构伦理审查委员会的审查制度与能力建设；谨防境外医疗旅游者可能带来的传染性疾病，做好国家卫生防疫工作；等等。

（三）以服务质量为根本，注重提供配套服务

高超的医疗技术水平、优质的医疗旅游服务、低廉的医疗服务费用和健全

的医疗风险管理是推动一个国家和地区入境医疗旅游产业发展的主要因素。一个国家作为全球医疗旅游者目的地的吸引力水平是由若干因素综合决定的。虽然影响入境医疗旅游产业发展的因素众多而且较为复杂，但入境医疗旅游发展最核心的影响要素还是被多数医疗旅游者认可的性价比高的医疗服务。因此，我国发展入境医疗旅游，需要不断提高医疗技术水平，增强医疗旅游服务质量，优化医疗旅游环境，完善医疗旅游配套服务，以优质的医疗旅游服务参与国际竞争。

我国入境医疗旅游的发展，可以从以下两点着手。一是加强相关软硬件建设。推动国外知名医疗机构与我国各大医疗机构的合作帮扶关系，引进国际领先运动康复设备，创建我国入境医疗旅游中心——满足境外游客的疾病诊治、健康保健、体检咨询需要的专门机构，依托、抽调各大医疗机构以及引进国内外优秀的人才、技术、设备等医疗资源，提供疾病诊治和健康保健服务。二是完善相关配套服务。开辟跨境医疗旅游线路，加强同泰国、印度、马来西亚、菲律宾、新加坡、韩国、日本等周边国家以及我国港、澳、台地区在入境医疗旅游方面的交流与合作；采用医疗旅游高端定制的方式开展定制医疗旅游，实施"一条龙"的配套服务模式，不仅为入境医疗游客提供私人定制治疗方案，还提供医院预约、医生预约、医疗陪同、病历翻译、签证、交通和住宿预订、旅游观光服务等配套服务。

（四）以优势项目为抓手，开发特色优势产品

针对境外医疗游客，重点挖掘本土特色文化内涵和优势医疗旅游资源，丰富入境医疗旅游产品体系。

中医药康复保健产品就是我国入境医疗旅游发展的最大的特色和优势。以海南为例：开发中医康复理疗项目，瞄准境外中高端消费市场，开展医疗、健康体检、康复疗养等服务；开发一批具有浓郁中国风情和海南本土特色的，融中医药种植技术传授、中药材和黎苗药材种植体验、中医药常识宣传与教育、中医养生知识普及、中医康体养生体验、健康休闲娱乐于一体的入境中医药健康旅游项目；将中医与滨海度假、温泉资源、海岛阳光、清新空气、热带雨林、体育运动、宗教养生结合开发出一些特色的中医药医疗保健服务项目，如中药种植观赏、中药种植体验、中药治疗体验、中药养生体验、品药膳、喝药

茶、饮药酒、洗药浴、中药商品购物。除了中医药外，还可结合本地特色开发按摩、刮痧、敷贴、熏蒸、热熨、药浴、针灸、艾灸、拔罐、药膳、温泉、太极、气功等充分体现传统东方文化风情的医疗保健产品。医美旅游产业是海南未来重点发展的产业，可以借鉴韩国以"整形美容支援中心"形式打造整形美容特色医疗旅游品牌的经验，打造高端医美旅游特色医疗旅游品牌，成立医学创新基地和医美旅游产业发展示范基地。

（五）以品牌战略为先导，开拓境外客源市场

一是积极实施"走出去"的入境医疗旅游营销策略。建立不同语言版本的入境医疗旅游官方门户网站，构建入境医疗旅游的信息化网络体系；组织有影响力的大型专项入境医疗旅游宣传营销活动，参加境外的国际旅游展、旅游专项推介会、旅游业联谊会；在主要境外客源地设立旅游联络处，加强与主要客源市场的医疗机构、旅游组织、航空公司以及当地旅游部门的联系与合作；针对医疗旅游企业赴境外参展、医疗旅游宣传促销给予一定的资金支持和市场开拓业绩奖励。

二是积极实施"请进来"的入境医疗旅游体验营销策略。利用每年一度的博鳌亚洲论坛和中国国际消费品博览会，向境外宣传我国国际医疗旅游；加强与周边医疗旅游地的合作，实现境外游客信息共享、客源共送、互利共赢；在一些主要境外客源地的国际机场、火车站、邮轮码头、电影院线、知名媒体上投放入境医疗旅游广告；注重利用微信、微博、抖音等新兴网络平台和数字旅游、影视植入、微电影等各种最新网络营销手段宣传推广入境医疗旅游。

三是积极实施入境医疗旅游品牌战略。积极实施品牌战略，主打中医药养生入境医疗旅游产品和医美旅游产品品牌，加强医疗救治、理疗康复、养生休闲、娱乐保健等特色入境医疗旅游产品的建设，打造"国际医疗旅游胜地"战略品牌。

第四章　海南国际医疗旅游发展概况

　　作为国际旅游岛、国际旅游消费中心、"世界长寿岛"、自由贸易港和我国唯一的热带海岛省份，海南区位优势和自然条件得天独厚，温泉、海滨、清新的空气、宜人的气候、热带雨林、热带生物资源优越，中医药和黎苗医药资源丰富，人居环境一流，拥有优越的发展休闲养生旅游的资源和环境优势，加上国家优惠政策的扶持，非常适合健康养生、养老、生物制药等产业发展，成为众多医疗养生旅游者的首选之地。得天独厚的医疗旅游资源和产业发展条件，使得海南成为发展国际医疗旅游的理想地区。海南完全可以打造成为中国独一无二、世界屈指可数的，集环境、医疗、养生、旅游、居住为一体的人间天堂。

第一节　海南国际医疗旅游的政策保障

　　当前，海南正在构建多样化、特色化、品牌化的旅游产品体系，加快对现有休闲度假旅游产品的升级改造，进一步扩大规模、丰富产品、提升质量，同时积极开发新的旅游产品，不断挖掘和丰富旅游产品的文化内涵，逐步形成以滨海度假旅游为主导、观光旅游和度假旅游融合发展、医疗养生等专项旅游为补充的旅游产品结构。其中，以滨海、森林、温泉等为依托的国际医疗旅游产业更是得到蓬勃发展。

　　随着国际旅游岛、国际旅游消费中心、自由贸易港建设步伐的加快，越来越多的高端国际游客前来海南进行休闲度假和医疗康复，越来越多的国外优秀企业、企业集团前来海南投资发展，这对海南医疗卫生事业和旅游产业提出了更高的要求。

早在2011年，海南省卫生厅就制定了《关于加快海南医疗保健旅游产业发展的意见》，提出了医疗保健旅游产业未来的发展目标：到2015年，医疗保健旅游产业初具规模；到2020年，力争将海南建设成为闻名中外的医疗保健旅游目的地。2012年，海南启动了"国际医疗旅游先行区"的建设，试点发展医疗、养老、科研等国际医疗旅游相关产业。

2013年3月，博鳌乐城国际医疗旅游先行区获得国务院批复，全国第一家国际医疗旅游先行区花落海南，医疗旅游成为继离岛免税政策之后，国际旅游岛建设又一个重大利好和全新热点，这为海南经济社会发展带来了新机遇。卫健委将对海南省创建"国际旅游岛医疗特别示范区"提供支持，以加快国际医疗旅游产业的发展。

2014年11月，在由中国（海南）改革发展研究院主办的"走向新常态的新兴经济体——2014'新兴经济体智库经济政策论坛"中，时任海南省人民政府副省长李国梁在开幕式致辞时提出：海南要加快健康服务业市场开放，积极吸引境内外知名医疗旅游机构、康复保健中心、健康管理中心、养老服务机构落户海南，加强与我国台湾地区健康服务业领域的合作。

2015年12月3日，海南《关于制定国民经济和社会发展第十三个五年规划的建议》明确提出，着力打造包括旅游产业和医疗健康产业在内的12个重点产业，为可持续发展提供有力的产业支撑。"十三五"时期，海南将积极应对老龄化社会带来的消费需求，加快放开医疗健康服务市场，用足用好国家赋予博鳌乐城国际医疗旅游先行区的特殊政策并争取逐步扩大到全岛，培育健康产业集群。推动养老与医药医疗、保健养生、运动康体、度假旅游等产业互动发展，打造国际一流的养生健康岛。"十三五"期间，海南将突出打造包括康养旅游在内的十大特色旅游产品。

另外，2002年以来，海南先后与俄罗斯、瑞典、奥地利、哈萨克斯坦等国家签订了中医国际疗养和带教合同，与莫斯科2个大型医疗所签订了中医疗养联络协议；与世界500强企业之一的俄罗斯国家石油天然气集团公司签订了中医保健疗养合同；与北京国际医疗中心签订合作协议，把三亚市中医院确定为俄罗斯游客的定点医疗保健机构；与俄罗斯苏尔古特石油天然气保险公司签订中医康复保健服务协议。同时，近年来海南分别与日本、韩国等国家和地区的药物研究团体建立长期合作关系，建立了海南特色南药研究的对外交流平台①。

2016年初，博鳌恒大国际医学中心、中国干细胞集团海南博鳌附属干细胞医院等7个医疗旅游项目落户海南。

2018年12月底，海南省卫健委、省旅游和文化广电体育厅联合印发了《海南省健康医疗旅游实施方案》，明确将打造"一心、五区"〔即以博鳌乐城国际医疗旅游先行先试区的高端国际医疗养生休闲旅游和琼海白石岭康复养生休闲度假的康复养生旅游为核心，打造"博鳌（乐城）—白石岭生命养护医疗休闲旅游区"，"五区"包括海口—澄迈—定安长寿养生休闲旅游区、兴隆—万宁（中医）养生保健休闲旅游区、三亚—陵水国际医疗养生休闲旅游区、儋州蓝洋—洋浦古盐田康养保健休闲旅游区、（保亭）七仙岭—五指山养生休闲旅游区〕医疗旅游布局体系，把海南建设成为高端医疗旅游与特色养生保健相结合的世界一流医疗旅游胜地、国际著名医疗旅游中心。将围绕"医学治疗""医学美容""康复疗养""养生保健"等四大医疗旅游关键领域，重点打造以服务于中高端消费人群为核心的、以完备服务著称的高端医疗养生旅游服务项目，主要包括肿瘤（癌症）治疗康复旅游、生殖治疗及试管婴儿生育旅游、心脑血管疾病治疗康复旅游、医疗养生旅游、美容养生旅游、生态养生及运动养生休闲旅游、中医药保健养生旅游和心灵静修旅游八大项目。通过引进国际知名医疗机构、医学美容机构、养生保健机构等，发展具有中国特色及海南特点的医疗旅游服务项目，实现与国际医疗旅游市场的全面对接，并力争用10年左右的时间，将海南建设成为高端医疗旅游与特色养生保健相结合的世界一流医疗旅游胜地、国际著名医疗旅游中心，实现健康医疗旅游总收入400亿元。在集中建设几大重点医疗旅游度假区的同时，重点打造若干个医疗旅游养生保

---

①罗霞.海南被列为首批中医药服务贸易先行先试重点区域〔N〕.海南日报，2014-07-02（6）.

健小镇：澄迈慢生活国际养生保健社区、半岭生命健康休闲小镇、兴隆健康养生小镇、蓝洋温泉养生休闲小镇、洋浦千年古盐田盐浴盐疗养生小镇、霸王岭森林康养休闲小镇等①。

2019年1月，《海南省健康产业发展规划（2019—2025年）》出台，提出海南将构建以博鳌乐城国际医疗旅游先行区为核心，以海澄文一体化综合经济圈和大三亚旅游经济圈为两大增长极，有序带动全省东部、中部、西部三区协同发展的"一核两极三区"的发展格局，即以博鳌乐城国际医疗旅游先行区为全省健康产业核心，集聚国内外优质医疗资源和高端要素，加快发展国际健康旅游业和高端医疗服务业，开展临床医学、医疗技术应用转化和热带病研究创新，辐射带动全省健康产业发展。其中，北部重点推进高端医疗服务。统筹规划建设全省全员人口、电子健康档案和电子病历三大数据库，支撑智慧健康产业发展。南部重点推进中医药健康旅游、海上特色健身休闲、健康管理服务和以温泉、沙疗、热带雨林为特色的康复疗养、健康农业田园综合体等产业发展。加快三亚"国家体育休闲运动城市"建设，发展海上健身休闲运动产业。实施博鳌乐城国际医疗旅游先行区、海口生物医药和转化医学基地等九大重点工程，以推动海南健康产业发展。并结合海南资源禀赋和发展潜力，提出了各领域重点发展方向：一产健康农业重点发展南药、绿色健康食品、保健食品种植养殖等；二产健康制造业重点发展以海洋生物药和制剂为重点的制药、保健品、医疗器械、新型辅料耗材等；三产健康服务业重点发展医疗服务业、健康旅游、健康保险以及以康复、疗养、气候治疗、特殊疗法、健身休闲等为重点的康养服务业。结合《海南省健康医疗旅游实施方案》打造世界一流的健康医疗旅游目的地。2019年9月发布《关于支持建设博鳌乐城国际医疗旅游先行区的实施方案》，提出了补强短板的多项举措。

2020年3月12日，海南省政府发布《健康海南行动实施方案》，方案对标中国特色自由贸易港建设，开展18个健康促进专项行动，全方位干预健康影响因素，将健康关口充分前移，提升海南医疗与公共卫生服务的专业化、标准化、国际化，打造海南生态岛、健康岛、长寿岛。提出将健康产业打造成推进

①王洪旭.海南出台健康医疗旅游实施方案［N］.南国都市报，2018-12-31（2）.

中国自由贸易试验区（港）、实现更高水平全岛开放的先行产业，争取到 2022 年和 2030 年，健康产业增加值占全省生产总值比重分别达到 5.5% 和 10.5%。

2020 年 6 月，《海南自由贸易港博鳌乐城国际医疗旅游先行区条例》公布施行，涵盖引进医疗机构、人才、财政与土地等的相关扶持政策。同时，海南省健康产业发展的"一核"——博鳌乐城国际医疗旅游先行区作为海南自贸港重点园区挂牌成立，园区经济效益逐步显现，拥有创新药械达到 140 种，可用抗肿瘤新药、罕见病药达 100 种，世界排名前 30 强的药械企业近八成与园区建立直接合作关系，已成为海南省经济活动的主战场、自贸港政策落地的先行区、产城融合的示范区、制度集成创新的试点区和对外开放的重要窗口。博鳌乐城国际医疗旅游先行区把制度集成创新摆在突出位置，以风险防控为底线，解放思想，大胆创新，运用海南自由贸易港改革主动权，在全面推行"极简审批"改革、特许药械贸易自由便利、投资自由便利、跨境资金流动便利和加强风险防范等方面推进制度集成创新改革。为提升医疗卫生行业管理服务效率，2020 年 9 月 1 日，海南省人民政府印发自由贸易港首个园区制度集成创新改革方案——《海南自由贸易港博鳌乐城国际医疗旅游先行区制度集成创新改革方案》，试行工程项目建设"零审批"制度，创建国内唯一未上市特许药械全流程追溯平台，建立国内唯一的未上市创新药械集中存放保税仓，打造国内唯一的"全球特药险"，创立国内第一家由卫生部门和药监部门共同设立的医疗药品监管机构。

2020 年 10 月 28 日，海南博鳌乐城国际医疗旅游先行区与众信旅游集团合作的"乐城城市展厅"在北京众信旅游集团总部揭牌，"乐城城市展厅"成为在全国各地展示乐城医疗旅游的政策、产品和服务的线下窗口。除了免税，医疗旅游也成为旅游企业进入海南的一大切入点。

2020 年 11 月 26 日，由海南省旅游和文化广电体育厅、海南省卫生健康委员会、博鳌乐城国际医疗旅游先行区管理局共同主办的"医旅融合 康养天堂"2020 年海南康养医疗旅游发展研讨会在博鳌乐城举行。研讨会期间，海南省康养旅游协会也正式揭牌成立。

2021 年 4 月，海南省医疗健康旅游协会正式挂牌成立，旨在通过整合医疗、旅游及相关行业资源，协调各行业间的合作，建立国内外重要合作关系，并依托海南本土文化资源和主流媒体品牌及平台，以互联网、大数据、云计算为载体，促进海南省医疗健康旅游业的整体建设与发展。同年6月25日至26日，由海南省医疗健康旅游协会和海南海商报业集团主办的"2021年海南省医疗美容大会暨医美旅游发展战略研讨会"在海口观澜湖举行，聚首海南自由贸易港，畅谈医美旅游发展，共建医美旅游新高地。

2022年7月，海南省医疗保障局、省卫健委、省财政厅、省市场监督管理局联合印发《关于建立医疗服务价格动态调整机制的实施意见》，提出按照深化医药卫生体制和医疗服务价格改革目标，明确医疗服务价格动态调整工作必须坚持"总量控制，结构调整""三医联动，稳步推进""政府主导，多方参与"的原则，建立海南省医疗服务价格动态调整机制，为科学确定医疗服务价格、持续优化医疗服务价格结构、逐步理顺医疗服务价格比价关系提供政策依据，从而促进医疗资源优化配置、医疗机构主动规范服务行为、医疗行业高质量发展，为海南自贸港建设提供坚强的健康保障。

目前，海南国际医疗旅游产业基础不断夯实，一批中医养生保健品牌正在着手打造，海南正在形成多样化的国际医疗旅游业态。围绕"优先发展特许医疗机构，做精做强专科医疗，形成完整的医疗产业链"的发展目标，正在加快建设的海南博鳌乐城国际医疗旅游先行区重点发展方向包括：一是特许医疗，重点引进一流的医疗机构和医疗服务团队，打造特许医疗平台；二是健康管理，建立现代健康管理组织，用好"互联网＋"，充分运用和发挥健康大数据在健康管理中的基础支撑作用；三是照护康复，重点建设博鳌养生（养护）、母婴、康复基地；四是医学美容和抗衰老，发展以"个性化定制"为特色的医疗美容项目和抗衰老服务，形成体检、健康管理、医疗服务、康复、养老（养护）等服务的完整医疗产业链。此外，先行区将创新思维，大力发展中医药服务，力争海口、三亚共同建设成为高标准的中医药健康旅游国际示范区①。

---

① 罗霞.我省在沪推介医疗旅游［N］.海南日报，2015-05-08（3）.

　　旅游业是资源消耗低、环境污染小、带动能力强、就业机会多、拉动效应强、综合效益好、社会影响大的战略性支柱产业，事关国计民生。海南正在全面加快推进国际旅游岛建设，优先发展以旅游业为龙头的现代服务业，需要大量富有特色的旅游项目。国际旅游岛的建设将进一步推动海南旅游产业高端化和国际化，同时也需要有更多的类型丰富多彩的旅游产品的支持和配合。国际医疗旅游的发展有望成为海南国际旅游岛未来旅游发展的一个热点和亮点。在国际旅游岛、国际旅游消费中心、自由贸易港建设的背景下，大力发展国际医疗旅游，促进旅游产业与医疗产业的有机结合，对于拉动经济增长、转变旅游发展模式、扩大就业、提高海南国际竞争力等都具有十分重要的意义和作用，不仅能够成为海南旅游发展的新热点和新亮点，而且能够成为促进海南旅游产业转型升级的新动力、丰富海南旅游产品结构的新渠道、打造海南旅游品牌的新平台、提升海南旅游形象的新途径。

　　当前，海南正在致力于发展国际医疗旅游产业，打造国际医疗旅游品牌，使其成为全世界的度假村和理想的第二居住地。中加国际健康管理中心等一批国际化的健康管理中心落户海南。博鳌超级医院、一龄生命养护中心等多家医疗机构开业或试运营。三亚市中医院在全国率先开展"中医疗养游"，海口、三亚、琼海被设立为海南省中医药健康旅游和服务贸易示范基地。上海儿童医学中心与三亚市妇幼保健院合作建设儿童上呼吸道过敏疗养中心；文昌、琼中积极引入院士团队，合作建设"呼吸健康城镇"，探索提供气候治疗服务。乐东永涛花梨谷森林康养基地、南岛森林康养基地、仁帝山雨林康养基地、霸王岭森林康养基地被列入国家首批森林康养基地。中国干细胞集团与海南省旅游投资发展有限公司等合作，在医疗旅游、健康养生等领域共同打造个性化、多领域、全周期的综合健康服务。海南省旅文厅在康养旅游产品打造方面推陈出新，定制康养旅游线路，打造康养主题旗舰店、健康管理中心、生态养生基地。近年来，随着众多优质医疗资源进入琼岛，吸引越来越多的省外患者上岛就医，尤其是新冠肺炎疫情暴发后，刺激了海南健康旅游消费市场的加快发展。近年来，海南健康产业起步稳、成长快，总体呈现良好发展态势，产业规模持续扩大，特色不断凸显，集聚格局基本形成。其中，医疗健康产业和医药产业实现增加值268.66亿元，同比增长7.5%，占同期全省GDP的4.8%[①]。

第二节　海南国际医疗旅游的市场分析

作为中国唯一热带海岛度假旅游目的地，随着国际旅游岛、国际旅游消费中心、自由贸易港建设上升为国家战略，海南入境旅游市场得到蓬勃发展，但与全国整体相比，海南入境旅游增长率依然过低。海南境外游客比重远低于同是岛屿旅游目的地的济州岛、巴厘岛和夏威夷岛等地，与同为热带海岛的马尔代夫每年接待入境游客约200万人次，巴厘岛、普吉岛每年接待入境游客约300万人次相比，海南的"国际性"显得有些滞后和落寞，入境游客所占接待总量不足3%，自2014年开始，比率就一直在3%以下，2015年更是降至1.14%（因为新冠疫情，2020年海南接待入境游客22.41万人次，其中还包括4.81万人次的港澳台地区游客，入境游客人数仅占接待人数总量的0.35%），如果除去港澳台地区入境游客人数，则入境游客人数占接待游客总人数比率仅为0.67%，这与"国际旅游岛"称谓极不相称。海南现正处于国际旅游岛、国际旅游消费中心、自由贸易港建设的关键阶段，入境旅游市场对于海南旅游业的发展至关重要。海南要建成名副其实的国际旅游岛和世界一流的海岛休闲度假旅游胜地，就必须改变当前境外客源数量占比太小而且还有不断萎缩趋势的尴尬局面，采取切实有效的措施加大开拓境外客源市场的步伐，提升海南旅游的开放性、国际化程度。

2018年以来，由于海南加快推进国际旅游岛、国际旅游消费中心、自由贸易港建设步伐，深化旅游管理体制改革和加快旅游重点项目建设，加强旅游产品开发和客源市场开拓，提高旅游服务质量，深入发掘乡村旅游市场和传统

---

①孙颖.加快建设国际旅游消费中心 打造医旅融合康养天堂［J].今日海南，2021（4）：9-11.

观光度假旅游市场，发展邮轮游艇、免税购物、婚庆旅游、蜜月旅游等新业态，海南入境旅游市场取得了较快发展，入境旅游人数和旅游收入均保持两位数的较快增长。

一、境外客源市场发展状况分析

（一）境外客源市场细分

关于海南入境旅游发展状况，陈善士等（2014）认为：其一，海南省的入境旅游发展迅速，13年间经历了2次大的起伏，在2003年和2009年出现2次低谷，在2007年和2011年出现2次峰值；其二，对海南省旅游偏爱程度较高的是俄罗斯、新加坡、韩国、马来西亚、泰国；其三，13年间，海南入境旅游的明星客源市场是俄罗斯；金牛客源市场是中国香港、中国台湾、韩国、日本；其四，未来几年，海南省最重要入境客源是俄罗斯、中国台湾、中国香港、新加坡、马来西亚、美国[1]。赵月思（2013）引入波士顿矩阵模型方法，以海南入境旅游外国客源市场中的13个主要客源地为对象，分析2001—2012年海南入境旅游客源市场竞争态势及其转移，得到海南入境旅游主要客源地的绝对竞争优势是具有瘦狗市场多、金牛市场数量稳定、明星市场和幼童市场空白的特点[2]。客源市场结构分析对于旅游目的地进行市场定位、制定营销策略有着重要的意义。

关于海南境外客源市场划分，主要有以下两点：

1. 主要境外客源市场。从地域上看，目前海南的境外游客主要来自亚洲和欧洲，亚洲以韩国、日本、中国香港、中国台湾和东南亚国家为主，欧洲游客主要来自俄罗斯。2014年，俄罗斯、中国台湾、新加坡游客数量居海南入境游客数量前三位。当前，海南主要境外旅游客源市场主要由四大板块构成，即俄罗斯市场、中国港台地区市场、韩日市场和东南亚市场。这些国家和地区

---

①陈善士，方世敏.海南省入境旅游客源市场分析［J］.琼州学院学报，2014（6）：80-86.

②赵月思.基于泛珠三角区域合作下的海南入境旅游客源市场竞争态势分析及对策研究［D］.海口：海南大学，2013.

大多经济较为发达，居民收入较高，出境旅游意识较强。

2. 辅助境外客源市场。北美市场、欧洲市场、大洋洲市场都是重要的市场组成部分，是世界上高档次旅游的重点市场。西欧、北美、中东欧以及澳大利亚等地是海南辅助境外客源市场。德国、英国和法国三国经济发达，与中国有着良好的外交关系和经贸合作，来琼游客数量一直保持相对平稳，是海南重要的高端境外客源市场。德国游客连续多年保持突破1万人次的规模。此外，来琼美国游客每年都突破1万人次。由于与海南文化差异大、空间距离远、旅游成本高等，根据空间距离衰减规律，海南对于这些地方的游客吸引力相对较小，他们在海南总体境外客源市场中所占比重较低。但是，这些区域经济繁荣、社会发达，民众的闲暇时间、出游意愿、出游规模、出游频率和消费水平在全球都极具竞争力，因而，也是海南未来重点开拓对象。

（二）境外客源市场发展现状

根据世界旅游组织的数据，2018年全球境外旅游人数创历史新高，国际游客人数达到创纪录的14亿人次，较上年增长6%。因新冠肺炎疫情暴发，2020年以来，世界旅游产业发展受限甚至一度陷入停滞。

在出境方面，2014年中国出境游客数量达到了1.09亿人次，有史以来首次突破1亿人次。根据国家统计局的统计数据，中国出境游客人数稳居世界第1位，中国已然成为全球最大的出境游市场。数据显示，2010—2019年，中国出境旅游人数呈明显的上升趋势；1995—2019年，中国出境旅游人数由0.05亿人次增至1.69亿人次，年均增长约为17%。2020年以来，全球疫情防控形势严峻复杂，境外疫情此起彼伏，境内疫情时有散发。受疫情影响，2020年至2022年的中国出境旅游总体处于停滞状态。

在入境方面，2018年中国入境旅游市场规模总量创下历史新高，入境旅游1.41亿人次，比上年同期增长1.2%。2010—2019年，中国入境旅游市场的结构10年间整体变化不大，入境旅游人次总体稳定，其中，中国港澳地区游客是内地入境旅游市场的主要力量，市场份额均占总体的74%以上。外国游客人数占比除了2015年略有下降以外，其他年份均有所提升。见表4-1。

表4-1　2010—2019年中国入境旅游人数统计　　　单位：万人次

时间	入境游客	外国人入境游客	港澳同胞入境游客	台湾同胞入境游客	入境过夜游客
2010年	13376.22	2612.69	10249.48	514.06	5566.45
2011年	13542.35	2711.20	10304.85	526.30	5758.07
2012年	13240.53	2719.16	9987.35	534.02	5772.49
2013年	12907.78	2629.03	9762.50	516.25	5568.59
2014年	12849.83	2636.08	9677.16	536.59	5562.20
2015年	13382.04	2598.54	10233.64	549.86	5688.57
2016年	13844.38	2815.12	10456.26	573.00	5926.73
2017年	13948.24	2916.53	10444.59	587.13	6073.84
2018年	14120.00	3054.00	10452.00	614.00	6290.00
2019年	14530.78	3188.34	10729.01	613.42	6573.00

数据来源：国家统计局

与全国情况一致，受到世界经济持续低迷、东南亚旅游市场竞争冲击、周边一些国家和地区政局动荡不安等因素的影响，最近几年海南接待的境外游客不仅在全部游客总数中所占比重偏低，而且还在逐年减少，亚洲、欧洲和美洲等主要国际客源市场均呈现加速下滑态势，入境旅游市场持续低迷，前景略显暗淡。据海南省旅游局统计，2021年海南省接待国内外游客8100.43万人次，同比增长25.5%，恢复至2019年的97.5%；国内旅游收入为1379.29亿元，同比增长59.4%。但海南省国外旅游市场因为疫情而在不断萎缩。2021年海南省接待的外国游客主要来源于美国、德国及韩国等，其中接待美国游客21240人次，接待德国游客11912人次。2021年海南旅游总收入1384.34亿元，同比增长58.6%，较2019年增长30.9%；国际旅游（外汇）收入7743.34万美元，同比下降30.8%。

2010—2015年期间，海南入境游客在2011年和2012年达到峰值，逾81万人次。从2013年开始，海南接待境外游客人数逐年递减。2013—2015年海南接待境外游客人数逐渐下降，为快速下滑期。2013年，海南全年接待境外游客75.64万人次，同比下降7.3%。入境游客占游客总接待量的比例进一步下降，从2011年的2.71%降至2015年的1.14%，全国入境游客市场占比也在不断降低。从2016年开始，海南接待境外游客人数逐渐回升，外国游客人数占比也在逐年上升，直到2020年因为新冠疫情导致入境游客人数断崖式下跌（见表4-2）。邮轮、医疗、免税购物、度假、高尔夫等入境旅游市场均有所萎缩，海南旅游市场发展的贡献主要来自超过95%的国内旅游市场的持续快速增长。

表4-2　2010—2020年海南省接待入境游客人数构成及其占比　单位：万人次

| 年份 | 外国人 | | 港澳台同胞 | | 入境游客人数总计 | 游客接待人数总计 | 入境占接待总数比率 |
	人数	占比/%	人数	占比/%	人数	人数	占比/%
2010	47.40	71.46	18.93	28.54	66.33	2587.35	2.56
2011	56.16	68.97	25.27	31.03	81.43	3001.34	2.71
2012	51.97	63.70	29.61	36.75	81.58	3320.37	2.46
2013	50.05	66.17	25.59	33.83	75.64	3596.87	2.10
2014	42.15	63.73	23.99	36.27	66.14	4060.18	1.63
2015	35.60	58.51	25.24	41.49	60.84	5335.66	1.14
2016	46.98	62.73	27.91	37.27	74.89	6023.59	1.24
2017	78.70	70.30	33.25	29.70	111.95	6745.01	1.66
2018	89.68	70.97	36.68	29.03	126.36	7627.39	1.66
2019	107.91	75.15	35.68	24.85	143.59	8311.20	1.73
2020	17.60	78.53	4.81	21.47	22.41	6455.09	0.35

数据来源：海南省统计局和海南省旅游发展委员会统计数据

目前，海南入境旅游除了东南亚、中国香港市场保持相对稳定以外，其他主要客源市场的入境游客数量普遍减少。

1. 俄罗斯市场。随着俄罗斯经济的逐渐复苏，中俄经贸往来得更加紧密，海南逐渐成为俄罗斯游客的度假胜地。俄罗斯市场是海南传统境外客源市场，连续多年位居海南境外客源市场首位，成为海南入境旅游"主力军"。俄罗斯气候常年寒冷，户外活动条件缺乏，因此，俄罗斯游客偏爱滨海度假，亲水需求强烈。海南的中医理疗、温泉疗养、美食品尝、邮轮游艇和滨海度假等旅游产品对于俄罗斯游客具有很强的吸引力。晒太阳、泡温泉、潜水、中医治疗、品尝热带水果、采购珍珠丝绸是俄罗斯游客在海南旅游的主要内容。

2007年，在俄罗斯中国年国家旅游展上，普京一句"我很向往海南"令俄罗斯民众对海南心驰神往，掀起一股强烈的"海南旋风"，送来大量的俄罗斯远东地区、新西伯利亚的游客。海南迅速成为俄罗斯游客最喜爱的中国休闲度假目的地，亚太地区第二大旅游目的地。但是最近几年，受到欧债危机、国际原油市场价格暴跌、乌克兰危机、卢布大幅贬值等综合不利因素的影响，俄罗斯出境游客人数锐减，前往传统度假地埃及、法国、希腊、泰国等地的游客数量大幅减少，许多人转而选择国内度假，再加上来琼旅游成本几乎需要增加平均50%，导致来海南的俄罗斯游客逐年减少，并且呈加速下滑态势。2015年3月，由中国旅游报社发起，中国旅游舆情传播智库独家发布的《俄罗斯来华旅游舆情调查报告》显示，在20个中国主要城市在俄罗斯形象的调查中，三亚排在第18位，认知度仅占受访者的5%；而在希望去旅游的城市中，三亚排名第10，占受访者的4.4%。

2. 韩日市场。韩国和日本因为与我国地理位置相邻，文化相近，再加上一直以来经贸往来频繁，旅游阻抗力相对较小。韩日市场是海南当前以及今后重要的境外客源市场。

自20世纪90年代起，韩国就开始成为海南重要的境外客源市场，并且一度成为海南最大的境外客源地。但是由于2008年全球经济危机的重创，韩国加入本币贬值和旅游国际市场竞争行列，同时积极提倡和鼓励韩国民众国内旅游，这对海南境外客源分流影响明显，来琼游客数量随后几年连续锐减，市场萎靡不振，很多直飞海南的航班甚至一度中断。经过海南旅游部门和企业的不懈努力，最近几年韩国客源市场才得以逐步恢复。

日本同样是海南重要境外客源市场，最多时海南每年接待日本游客达5万人次，但同样由于世界经济危机、往来交通不便、宣传力度不够等因素的影响，日本到访海南游客数量也在逐年递减。

3. 中国港澳台地区市场。我国港澳台地区由于与海南的地理环境和习俗较为相似，血脉相亲，同为中华儿女，文脉相同，共同根植于一脉相传的中华传统文化，有着很多共通之处，来海南旅游没有语言和文化方面的障碍。同时，港台地区经济发达，空间距离较近，交通便捷，所以一直以来，海南都是港台地区重要的旅游目的地，港台市场在海南境外客源市场中占有重要地位，是海南入境旅游市场的重要组成部分，大约占海南总体入境客源市场的1/3，并有稳步持续走高的发展趋势。

最近几年，随着海南与台湾两地在农业、旅游等领域的交流与合作日益紧密，两岛游客来往更加频繁，台湾成为海南增幅最高的境外客源市场，是海南入境旅游市场的强力支撑。

4. 东南亚市场。由于东南亚与海南地理位置邻近，两地在气候、人文等各方面都较为相似，加上居高不下的旅游消费等其他原因，东南亚来海南的游客人数并不算太多。当然，由于东南亚与海南人脉、商脉、文脉相融相通，且东南亚华人众多，很多琼籍华侨定居在东南亚诸国，两地人员和经贸往来较为频繁，最近几年相对较为稳定。随着各地与主要客源市场之间直航航班的纷纷开通，大量欧美游客和亚洲游客被吸引进东南亚市场，这对同为热带旅游目的地的海南造成很大的冲击，影响了欧美游客对海南的选择。

二、境外客源市场萎缩的原因分析

（一）客源争夺竞争激烈

当前，世界范围内境外客源市场争夺异常激烈。与海南争夺境外市场客源的主要竞争对手是日本、韩国、东南亚国家和中国大陆其他省份，剧烈的客源竞争导致海南境外客源市场日益低迷。

由于与海南的自然资源条件相似，旅游环境和价格更优的泰国和越南往往更受境外游客的青睐。东南亚国家采取汇率贬值、降价倾销等促销策略，通过价格优势抢夺了海南部分境外客源。埃及、希腊、泰国、越南等地通过更为低廉的价格参与对俄罗斯游客的争夺，仅从2012年到2013年上半年，俄罗斯最大的组团社之一PEGAS给越南输送的俄罗斯游客就是三亚的10倍。新加坡、越南、土耳其和中国港澳台等国家和地区，加强对韩旅游营销和形象推广力度，造成韩国客源的大量分流。马尔代夫、塞班岛、普吉岛、巴厘岛、济州岛、毛里求斯等海岛型旅游目的地也在通过推出各种优惠政策措施积极抢夺境外客源，这对海南构成正面竞争。国内各大省市大多加大境外客源市场开拓力度，纷纷开通各大境外旅游地的航班，这也使得海南面临激烈竞争。

（二）消费价格竞争乏力

最近几年，随着人民币值外升内贬，国内物价上涨过快，旅游成本居高不下，以及消费项目价格虚高等问题没有得到有效遏制，境外游客在海南旅游消费成本急剧上升，海南旅游价格优势持续减弱，境外客源市场争夺的竞争力不断削弱。目前，海南旅游旺季的报价居高不下，而且价格波动幅度较大，产品性价比缺乏是海南旅游的短板所在。另外，泰国、越南等国开展了增加航空补贴、低价机票吸引欧美游客，加大境外广告宣传力度，旅游企业联合开展促销打折等一系列低成本旅游促销。其他国家游客去泰国、越南等地旅游比到海南价格还要便宜，而且泰国、越南、土耳其等国家旅游价格保持全年平稳态势，旅游淡旺季价格差异和波动没有海南显著。

夏季时，尽管国内游客海南旅游消费需求下降，但因航空公司夏季航班大幅削减，从而导致机票价格依然坚挺甚至上涨。冬季是海南旅游旺季，国内游客消费需求高涨导致海南旅游价格异常高企，成为很多境外游客放弃前来海南的重要原因。另外，海南居高不下的服务费用与参差不齐的服务水平不相匹配，也是境外游客减少的一个重要因素。

（三）旅游环境不尽人意

随着国际旅游岛建设步伐加快和旅游产业快速发展，海南旅游产业的产品开发、市场营销和服务管理等各方面的工作取得明显成效。但是，当前海南旅游业发展总体水平依然不高，尤其是国际化水平偏低，产品不够丰富、配套不健全、服务和管理跟不上，社会公共服务、相关配套设施、旅游基础设施和旅游服务水平等发展滞后，旅游市场秩序不够完善，旅游市场多头管理、市场壁垒现象严重，仍然存在高额回扣、价格虚高、欺客宰客等不良现象，旅游环境不尽人意，与周边东南亚海岛相比性价比和信誉度下降，海南旅游环境亟待改善。

连续4年调查表明，境外游客对海南的卫生环境、市场秩序、信息服务和行业服务水平等反映颇多。作为我国的旅游大省，海南一直是"零负团费"恶性削价竞争瞄准的热点地区，价格虚高、高额回扣、虚假广告、欺客宰客、强买强卖、坑蒙拐骗等违规乱象屡见不鲜，频遭曝光，直接破坏海南旅游形象。最近几年，我国境内高发的禽流感、登革热等问题，再加上韩国、日本以及欧美不少国家新闻媒体的负面宣传报道和各国旅游部门与相关旅游组织的"旅行警示"，对我国包括海南在内的旅游地形象产生一定的冲击和负面影响。境外高端消费游客比较看重的中医理疗产品在海南良莠不齐，非法中医行医现象较为严重，缺乏行业运行规范和准入机制，影响境外游客的安全消费心理。

另外，境外客源市场开拓，重要的是能够提供国际标准的旅游服务。目前海南高星级酒店普遍面临着运营成本加大和高端人才短缺的困扰，直接影响到酒店业的管理和服务水平。海南在旅游软环境方面做得仍不到位，主要是语言环境较差，国际机场、高速公路和主要景点等的外语标识缺乏或不很清晰明确，星级酒店和景区缺乏详细的外语指导手册，能用境外游客语言流利交流沟通的从业人员匮乏。

（四）旅游产品缺乏创新

在很长一段时期里，海南旅游发展依赖于传统的滨海观光游、度假游。经过数十年的发展，海南旅游产品逐渐得以丰富，一些创新性产品推出以后，也吸引了很多境外游客，取得了不错的成效，如"即购即提、购物邮寄、先征后退"购物方式的实施，免税购物销售额增长31.6%；亚洲邮轮合作基金的设立，邮轮旅客增长60%以上。但是，当前海南仍然存在休闲度假产品单一、海上游乐项目创新性不足、夜间娱乐旅游产品缺乏、大型游乐项目缺乏等旅游产品创新性不足的问题，尤其是高端特色旅游产品匮乏，既不能有效满足在琼境外游客多元化的旅游需求，也不利于提高游客消费水平，进而制约入境旅游的发展。很多境外游客特别注重旅游的新、奇、特，尤其热衷文化旅游，而海南的文化旅游一直是块短板。俄罗斯客人较为喜欢的民俗游、文化游产品，海南比较欠缺。港台地区青年喜欢时尚文化，由于海南缺乏，他们更愿去日韩进行文化体验消费。

（五）旅游交通瓶颈制约

国际航线支持欠缺和直达航班减少成为海南境外客源市场萎缩的重要原因。当前，与其他相似岛屿旅游目的地如普吉岛402个、济州岛310个、巴厘岛840个每周境外航班相比，海南境外航班不足，每周只有59个。转机麻烦而且价格又贵，导致出游时间成本和交通成本上升，出游意愿下降。除了国际航班不足，航空补贴力度不够也是制约境外游客可进入性的瓶颈。2013年，由于开拓国际航线的补贴扶持政策还未出台和上年补贴资金尚未兑现，很多外国航空公司对增飞海南航线持观望态度，有些甚至调减航班等。2014年初，中国民航局停止审批已经运行多年的韩国、俄罗斯、哈萨克斯坦和蒙古国数条国际直飞三亚包机航线的申请，导致多条国际航线停飞，引发大量国际游客投诉退团和要求赔偿等，在一定程度上导致海南入境游客数量大幅下滑。目前，由于没有直航航班，一些国家和地区的游客需经广州、香港、上海等地中转，交通不便阻挡了不少境外游客访琼的热情。近年俄罗斯航空公司、包机公司退出市场，两地没有直航包机是俄罗斯远东地区游客到访海南数量下降的重要原因。另外，旅游出行难也是境外游客一大"吐槽点"，一项调查显示，游客认为三亚主要需要加强旅游交通服务（32.68%）、旅游交通节点（32.19%）以及旅游交通通道（27.78%）3个方面的建设力度。

第五章 海南国际医疗旅游资源概况

医疗旅游资源是指能够满足医疗旅游者疾病治疗、休闲疗养、整形美容、减肥塑形、养生保健、度假娱乐等需求的气候旅游资源、中药资源、中医医术和名医资源以及现代高科技医疗技术资源等，其开发利用主要受到区域自然条件与环境、区域经济规模与效益、旅游业发展水平、居民健康状况、居民闲暇时间、居民休闲与医疗保健理念等因素的影响[1]。医疗旅游关联性较强，涉及多个相关利益主体，包括医疗旅游者、医疗机构、医疗组织、医疗专家及服务人员、医疗旅游中介机构、医疗旅游咨询中心、医疗保险公司、医疗技术研究机构等，医疗旅游资源开发要受到医疗旅游资源、宣传促销渠道、目的地环境、医疗机构和医疗服务团队等诸多因素的影响[2]。医疗旅游资源因为具有医疗保健功效，所以可以用来进行旅游项目开发。

按照其成因与特点，医疗旅游资源可划分为依托特殊气候条件的医疗旅游资源、依托特色中药资源的医疗旅游资源、依托传统中医医术及中医名家的医疗旅游资源和依托现代高科技医疗技术的医疗旅游资源4种类型[3]。

海南区域面积相对较小，难有复杂多样的医疗旅游资源。胡靖洲（2019）研究发现海南的医疗旅游资源集聚在北部和南部地区，海口和三亚在市县综合

---

[1]王琼，温小霓.医疗旅游：西安旅游产业发展新模式［J］.西安电子科技大学学报（社会科学版），2009，9（5）：18-19.

[2]Vincent C S Heung, Deniz Kucukusta, Haiyan Song.Medical tourism development in Hong Kong: an assessment of the barriers［J］.Tourism Management，2011，32（5）：995-1005.

[3]张广海，王佳.中国医疗旅游资源及功能区划研究［J］.资源科学，2012，34（7）：1325-1332.

竞争力与医疗旅游集群区竞争力排名中居前。依据市县竞争力的得分与区域竞争力的得分，发现因资源分布情况与经济发展区域差异，传统旅游区占据众多资源。海南中部地区市县在县域医疗旅游竞争力评价中处于全省的末端，而在区域综合评价得分排名居中。琼海是海南健康医疗旅游规划发展的核心城市，在市县评价中发现养老服务保障因素得分居前，综合得分落后于其他区域，表明琼海市即使在当前政策优势下依旧存在着发展短板[1]。

第一节　医疗资源

建省办经济特区以来，海南医疗卫生事业得到了长足发展。《海南国际旅游岛建设发展规划纲要》中明确提出海南今后要发展健康产业，医疗保健产业被《海南国际旅游岛建设发展规划纲要》列为海南国际旅游岛建设重点发展的十大产业之一。海南省政府非常重视医疗卫生的发展，为此加大了对医疗的投入，近年安排了1亿元专项建设资金，并以此吸纳各类投资32.23亿元，改造、新建医院基础设施，购置大型先进设备，培养人才，着力打造海口、三亚、琼海、儋州、五指山"东西南北中"五大区域医疗中心，初步建成了"1小时三级医疗圈"，不少重病、大病及疑难杂症不用出县出岛也能得到有效治疗。卫健委携手海南省政府，建设海口、三亚省级医疗保健基地和儋州、琼海、五指山区域性医疗中心，扶持重点专科建设；帮助提高海南卫生应急和院前急救能力；强化疾病预防控制体系建设；等等。近年来，随着海南经济社会的发展，全省医疗机构已经呈现出投资主体多元化、办医形式多样化、医疗服务体系不断完善、医疗人才队伍不断壮大的良好发展态势，医疗卫生服务体系不断完善，初步建成"15分钟城市健康圈""30分钟乡村健康圈"。全省国家级临床重点专科增至22个，省级临床重点专科217个，13个胸痛中心建设达标，初

---

①胡靖洲.医疗旅游目的地竞争力评价研究：以海南省为例 [D].海口：海南大学，2019.

步形成布局合理、特色明显的专科群。建立 49 个省级质控中心，三级质控体系基本形成。优化护理服务，二级以上医院开展优质护理示范病房比例 100%。深入开展"互联网＋医疗健康"便民惠民活动，全省 46 家二级以上医院接入智慧医院①。2019 年出台《促进"互联网＋医疗健康"发展实施方案》之后，海南互联网医院迅速发展。2019 年 4 月，海南腾讯互联网医院获批。截至 2021 年 4 月，已有 58 家独立设置的互联网医院。百度、阿里、腾讯、搜狗、字节跳动等互联网大公司均在海南布局了互联网医院。为了促进互联网医院依法执业、诚信行医，2021 年起，海南实施了互联网医院服务量的公开制度，按月将省级互联网诊疗服务监管平台收集的各互联网医院运营数据向社会公开，数据维度包括医师备案数量、在线诊疗数量和电子处方数量，公开内容将逐步完善。

根据海南统计局公布的数据，截至 2020 年底，海南有卫生机构 6127 个，医院 557 个（含卫生院），其中三甲医院 18 家，除了现代妇女儿童医院是三甲民营医院外，其余都是三甲公立医院。基层医疗卫生机构 5690 个，卫生机构床位数 59462 个，卫生人员总数 93875 人。2020 年海南每万人口拥有床位数 59 张、医生数 27 人。

但是，海南省不同市县之间差异较为明显，各个地方的医疗服务各具特色，但优势医疗资源主要集中在海口、三亚、琼海、儋州等省内经济较为发达的城市。

作为省会城市，海南大部分三甲医院和优秀医疗人才集中在海口，海口的千人医师数和千人床位数，已挤进全国前十，这为海口发展医疗旅游提供了医疗条件保证。2011 年 9 月 1 日，海口市旅游医疗服务保障中心正式启用，弥补了海南无旅游医疗服务保障的空白，加快了海口市旅游发展配套服务的步伐，也完善了海口市国际旅游城市的功能。"十二五"期间，海口计划要建立 3 家规模以上体检保健机构，以满足高端消费群体、慢性病患者和亚健康人群的医疗保健需求，打造"医疗养生在海口"特色品牌。海南省第二人民医院于

①周长强.融入新发展格局 加快建设医疗旅游消费中心［J］.今日海南，2021（4）：5-8.

1995年在研究制定该院的发展战略规划时，先后对海南中南部地区的医疗市场和社会自然环境进行了深入调研。调研发现，该地区的生态资源、旅游资源非常丰富，在此基础上萌发出将院内的医疗资源和外部的综合资源进行整合与链接，设计出一种全新的服务模式——医疗旅游的设想①。

三亚、琼海高端消费人群较为集中，优质医疗资源却较为缺乏，急需大型、高水准的综合性医院。为此，两地加大高端医疗机构的建设力度。目前，博鳌乐城国际医疗旅游先行区的健康产业示范项目"南北海生命养护中心"已经开工建设，三亚市中医院国际友好中医康复疗养院已经正式开业，三亚健康国际中医养生保健中心也正在建设中，一批中医养生保健品牌正在着手打造。三亚中医院早已展开医疗旅游实践，走的是中医康复理疗路线，将中医康复理疗与观光休闲旅游很好地结合，为许多国家元首和外宾提供中医康复理疗服务，成为国内医疗旅游发展的范例。

一批知名医疗机构（解放军301医院等）相继入驻，中南大学湘雅医学院、协和医科大学、第四军医大学、中山大学中山眼科中心等30多家国内著名医院和高校均与海南各大医院建立协作关系，有效提升了海南的总体医疗水平（见表5-1）。解放军总医院海南分院是301医院成立60年来首次异地整建制新建的分院，是由中央军委批准创建的一所集医疗、保健、科研、教学于一体的大型现代化三级甲等医院，标志着海南医疗卫生水平跨上新台阶，已经成海南发展医疗旅游的重要基地。保亭黎族苗族自治县人民医院托管给山东齐鲁医院、海南省眼科医院由政府和社会基金建成托管给中山大学中山眼科中心。

2015年5月，海南最大民营医院、省市重点项目——三亚国康医院落户三亚创意产业园，这是三亚第一家与台湾合作的医疗机构，成为未来海南医疗旅游发展的一支生力军。此外，海南省人民医院、海南省眼科医院、海南省中医院也凭借过硬的医疗技术和良好的医疗条件吸引了大量国内外游客来海南进行医疗旅游。总投资22亿元的海南省肿瘤医院已经正式开业。博鳌乐城国际医疗旅游先行区管理委员也会与恒大健康产业集团、韩国原辰医学美容集团达成

---

①刘庭芳，苏延芳，苏承馥.亚洲医疗旅游产业探析及其对中国的启示［J］.中国医院，2009，13（1）：74-77.

三方合作，在博鳌乐城国际医疗旅游先行区建立国际级医学美容及抗衰老中心。博鳌乐城国际医疗旅游先行区还与日本知名医疗健康事业机构葵会、美国健康管理及产业咨询公司美获康合作，启动博鳌国际医养中心项目，同时启动博鳌国际抗癌城项目。

2018年，引进中关村医学工程转化中心、韩国JK整形外科医院等高端项目落地，与法国居里研究所、英国爱丁堡大学医学院、新加坡亚洲美安医疗集团等国际一流医疗机构成功签约。2018年3月31日，备受业界瞩目的由"一个共享医院平台＋若干个临床医学中心"组成，所有临床科室均由国内排名前三的学科组成，由临床医学领域工程院院士及顶尖学科带头人领衔组建团队的学科一流、管理一流和硬件一流的博鳌超级医院正式开业。这里集合国内顶尖医疗专家团队，引进高端医疗设备与技术，创新医疗发展模式，采取多元化投资、专业化运作，重点发展领域包括特许医疗、健康管理、照护康复、医学美容和抗衰老等，实现医疗平台共享，拥有允许试用国内未上市新药等重磅"超级政策"，因此被舆论评价为中国"最牛"医院。在这里，完成了中国内地首针降胆固醇创新药注射、内地首例进口人工耳蜗体外机升级……2019年，与贝朗、罗氏、强生、辉瑞等4家世界500强医疗器械企业签署战略合作协议；引进法国克罗尚比德康复中心等4家国际一流医疗机构、院校与现有医院，开展项目合作；引进金域国际医学检验中心、海南中加国际医院等2个医疗项目正式入园。

表5-1　海南省引进优质医疗资源一览（部分）

	合作医院	合作模式
省内医院	保亭黎族苗族自治县人民医院	委托管理
省外医院	山东齐鲁医院	
省内医院	解放军总医院海南分院	整建制异地建设的分院
省外医院	解放军总医院	
省内医院	海南省眼科医院	由政府和社会基金建成，托管管理
省外医院	中山大学中山眼科中心	
省内医院	海南省耳鼻喉头颈外科医院	技术扶持
省外医院	中山大学附属第一医院	

续表

	合作医院	合作模式
省内医院	文昌市人民医院	委托管理
省外医院	华中科技大学同济医学院附属同济医院	
省内医院	海南省肿瘤医院	医疗帮扶
省外医院	天津市肿瘤医院	
省内医院	东方医院暨第三军医大学技术指导医院	技术指导
省外医院	第三军医大学	
省内医院	琼海市人民医院	医疗帮扶
省外医院	第四军医大学西京医院	

第二节 养生资源

国内的旅游养生以《黄帝内经》理论为指导，根据《易经》中的阴阳、五行原理，将旅游分为动游、静游、思游、怒游、悲游、险游等六类。国际SPA协会（The International SPA Association）研究指出，东方或亚洲健康项目广受欢迎，瑜伽（yoga）、阿育吠陀（ayurveda）和泰式按摩在西方消费者中非常盛行。同时，"综合健康中心"概念变得更为流行，传统SPA将融合非传统的医疗方式，一些医疗诊所也将增加SPA服务。

海南养生资源优质且丰富，主要有生态养生资源、宗教养生资源、温泉养生资源、药材养生资源、美食养生资源等，这些都是海南发展国际医疗旅游的良好基础。

一、生态养生资源

自然生态环境对于改善人类身心健康具有显著效用，因此，回归自然是人类的一种必然选择。生态养生旅游是目前国际上最具发展潜力、最环保的旅游产品之一，其核心概念是在自然景色优美、生态环境良好的地方，通过开展各种养生项目活动达到休闲养生的目的，是生态旅游与养生旅游的有机结合。生态养生旅游不同于其他专项旅游，它需要特殊的养生活动项目，对环境的要求很苛刻。人类的健康与周边生态环境息息相关，自然景色优美、生态环境良好、空气清新洁净、氛围闲适安逸，都能让人心旷神怡、耳目一新，从而取得很好的休闲养生效果。目前较流行的养生旅游项目有森林浴养生法、雾浴养生法、生态温汤浴法、生态阳光浴法、森林跑步浴法、民俗养生方法、食疗养生，等等[①]。符国基（2010）依据国家标准 GB/T18972—2003《旅游资源分类、调查与评价》对海南自然旅游资源分类及其功能进行了系统评价，认为在资源功能方面，海南丰富的、有特色的滨海资源和山岳、森林自然旅游资源适宜开展休闲、度假、康体、疗养等旅游活动[②]。

（一）森林养生资源

早在4000年前埃及人就已利用香料消毒防腐，欧洲人则利用薰衣草、桂皮油来镇静安神，传统中医也有"芳香开窍、通筋走络"的理论，中国民间则有"佩香袋""熏艾蒿"以驱虫杀菌、祛邪防病的生活习俗。历朝皇家行宫均建在森林茂密场所，就是希望利用森林的优美环境质量来调整身心和保健养生，以此达到身心康复的功效和益寿延年的目的。张山雷的《本草正义》就阐述了玫瑰等芳香植物的疗效。李时珍《本草纲目·芳香篇》也列举了多种具有清热、杀菌作用的香料植物。龚运贤的《寿世保元》明确记载："山林益兴，可以延年。"李卿等（2008）通过血液、尿液与唾液的医学检测手段，得出森林浴可以增加人体自然杀伤活性抗癌蛋白、降低压力激素与提高免疫功能等结论[③]。

德国是现代森林养生旅游的发源地。德国人为了治疗随着富裕起来而引发

①魏军，张春花.生态养生旅游产品开发初探［J］.资源开发与市场，2008，24（9）：853-854.

②符国基.海南自然旅游资源调查、分类与评价［J］.海南大学学报（自然科学版），2010，28（1）：52-57.

③Li Q，Morimoto K，et al. A forest bathing trip increases human natural killer activity and expression of anti-cancer proteins in female subject［J］.J Biol Regul Homeost Agents，2008，22（1）：45-55.

的终日劳心劳力、情绪紧张、运动不足等"文明病""慢性病",于19世纪40年代初创造了"气候疗法"——气候＋森林漫步,在一些山上建设森林疗养所和森林疗法基地,患者每天由医生领着走路、锻炼身体,并从饮食上进行调理,以此实现身体和心理的康复和保健。另外,大约40%的德国人每月都要去林区游憩一次,公民到森林公园的花费已被纳入国家公费医疗范畴。2004年,日本开展了一项"森林的治疗效果"研究计划,从心理学、生理学、免疫学及森林学的角度,详细阐述了森林在增进健康、预防疾病等方面的作用及其机制,证明了森林浴可提高人体抗癌能力与免疫力,并制定了森林疗法的生理评价体系、森林疗法的设计技法等[①]。目前,日本国土面积的15%被划为森林公园,每年约有8亿人次去林区游憩和疗养。

山地森林环境对人体健康有利的高度范围是中、低山区,即海拔高度在500～2000 m的区域。中国著名的山地气候养生地——庐山、黄山、武夷山、武当山、普陀山、峨眉山等,海拔高度大多在500～2000 m。森林优美的自然景观、良好的生态环境、幽静的休憩环境对于提升人类健康水平与生活品质具有巨大的现实和潜在价值,森林成为吸引人们栖身其间的优越的养生保健资源和理想的休闲疗养场所。森林因为富含有益人类健康长寿的空气负氧离子、植物精气、温湿的气候资源以及绿色食品和药品资源,是健康锻炼和慢性病疗养的绝佳场所。森林植物可以净化空气,林间散发的芳香物质可以杀死细菌和微生物,从而有利于人体防病治病。森林生物养生旅游资源包括动物养生旅游资源和植物养生旅游资源。动物养生旅游资源,在于动物脂肪中含有一种能延长寿命的物质——脂蛋白,可以预防高血压等血管疾病。植物养生旅游资源,主要在于植物释放的气味,以及很多植物食物都具有防老抗衰作用。

海南森林覆盖率高,千年古树、清泉瀑布众多。截至2013年底全岛森林覆盖率达到61.9%,有着中国最大和最美的热带雨林,不仅有涵养水源的功效,也为清新空气提供了自然保障,有利于提高人体免疫力的负氧离子有每立方厘米8000到1万多个,形成了天然大氧吧。据中国林科院测定的每立方厘米负氧离子含量,一线城市市中心仅400个,海南雨林最高达12万个。2013年,

---

①薛群慧,白鸥.论健康旅游的特征 [J].思想战线,2015,41(6):146-150.

海南霸王岭、尖峰岭、五指山、七仙岭、铜鼓岭、吊罗山、呀诺达、亚龙湾等8个主要森林旅游区空气质量优良，空气负离子年均浓度分别为6853、7352、6755、6835、4099、6481、5813、5005个/立方厘米，均大于世界卫生组织规定的清新空气负离子1000～1500个/立方厘米标准，对于人体健康极有利。负氧离子被称为"空气中的维生素"，有着改善人的肺功能、肝功能和提高人体免疫力的功效，对于神经衰弱、呼吸道疾病、心血管疾病、神经性皮炎、失眠、头痛等有一定的辅助治疗作用。海南丰富的热带森林资源为医疗旅游发展提供了天然氧吧和良好的环境条件。

（二）海滨养生资源

海滨的空气、沙滩、海水、气候和阳光都能成为很好的养生旅游资源。中国的大连、北戴河、青岛、烟台、厦门、三亚等都是著名的海滨养生地。海滨空气中含有较高的碘、氯化钠、氯化镁和臭氧，所以显得空气格外新鲜。海风中含有盐分，盐分中的碘可以有效地调节人体的免疫系统。海滨空气中碘含量是大陆空气碘含量的40倍，不仅能补充人体生理需要，还有杀毒灭菌作用。海水中有碘、钾、钙、镁、硫等元素及矿物催化剂，能够改善人体新陈代谢，协调内分泌器官的活动，刺激人体活力。

海南海岸线漫长，水清沙白，海水温度在18～30℃，滨海旅游资源丰富。全世界含盐度最高的两个海域是加勒比海和南海周边。海南海滨良好的生态环境可以使人心旷神怡、排解忧愁，对神经衰弱、贫血、偏头痛等患者有一定的助疗效果。心理学家发现，节奏缓慢的海浪涛声可以刺激大脑中调节情绪的部位，并使其放松，从而有效地帮助治疗忧郁症和失眠症等各种情绪类疾病。通过倾听海涛的声音，可以使得人的心灵净化，产生积极的情绪平复效应，从而达到调养身心的结果。

（三）田园养生资源

海南地处热带亚热带，植被丰茂，四季常青，生态环境良好，田园风光优美，空气洁净清新，一派生机勃勃绿意盎然，使人心旷神怡，神清气爽。尤其是琼海田园城市建设声名鹊起，美丽的自然风光和浓郁的小镇风情，吸引了四面八方游客前来观光度假，呼吸新鲜空气、采摘、垂钓、吃农家饭、亲近自然、体验农耕、释放身心、感受农趣，享受淳朴、富氧生活，让人流连忘返。

二、温泉养生资源

大约公元前25年，埃及法老克里奥佩特拉就在死海岸边建立了世界上首个温泉疗养所。公元前54年到公元450年间，罗马人在欧洲、北非、中东等地区修建了许多浴房、温泉浴所等洗浴设施。中世纪的欧洲就已经认识到温泉对于风湿、皮肤感染和消化不良等疾病具有良好的治疗作用，为此，他们在温泉周边兴建了不少配套的保健设施，很多城镇由此在这些温泉附近发展起来。例如，英国的巴斯，瑞士的洛桑、圣莫里斯、因特拉肯，德国的巴登-巴登、威斯巴登，奥地利的维也纳，匈牙利的布达佩斯，加勒比海地区的牙买加、巴哈马[1]。美国从国外空运泉水，这些泉水主要来自德国、匈牙利和法国。以盛产温泉闻名于世的日本，更是积极利用其自然环境优势和自然资源优势，打出"健康、健身、医疗"的口号招徕国际游客。土耳其以其众多的优质温泉而逐渐成为世界新的健康旅游目的地。

温泉与旅游相结合，不仅具有疗养功能，而且具有养生、休闲、度假等功能。温泉中的碳酸钙可以改善体质、恢复体力，含有的硫黄则可软化角质，含钠元素的碳酸水可以美白、软化肌肤。

海南岛临近环太平洋地震带，同时又处于欧亚板块的东南边缘，这一地带地热活动十分活跃，地下潜藏能量充沛，多形成火山、地热、温泉等地质状态，因此，海南温泉旅游资源得天独厚。海南温泉主要分布在海口、琼海、琼中、万宁、乐东、儋州、三亚、保亭等市县，其中，观澜湖温泉、官塘温泉、兴隆温泉、南洋温泉、南田温泉等较为著名，是发展医疗养生旅游的胜地。另外，定安久温塘火山冷泉是迄今为止发现的中国最大热带富硒冷泉。海南温泉资源数量多、分布广、种类全，目前全岛已经探明并开发的温泉点有40余处，平均每1000平方千米就有1处温泉，密度之高居全国之首。岛上温泉多属于氟硅型热矿水，水温介于32℃至95℃，其中富含硫黄等矿物质，并含有溴、硒、碘、锶、氡和硫化氢等微量元素和化合物，多数温泉矿化度低，医用价值很

---

①白鸥.健康旅游研究综述［J］.旅游研究，2010，2（3）：44-49.

高，适于发展融观光、疗养、科研等为一体的旅游产业。当前，海南温泉开发已成规模，这为海南温泉医疗康复保健专项旅游提供了良好的条件。

三、药材养生资源

海南作为我国唯一的完全处于热带的省份，蕴藏着丰富的动植物及海产药材资源，素有"天然药库"美誉。海南拥有丰富的药用果蔬资源、温泉绿色保健蔬菜种植资源、黎族苗族的民族医药资源和民间草药资源，这些都是海南传统医药资源的组成部分。海南药用植物十分丰富，有3500余种，而全国已经查明的中草药为12807种，约占全国药用植物种类的1/3。海南现有高等植物4200余种，药典收载的有500多种，其中抗癌植物有137种、南药30余种、珍稀药用植物13种。海南所辖近海海域蕴藏的近万种海洋生物中，含有生物活性物质的占3000多种；槟榔、益智、砂仁和巴戟天等著名"四大南药"，海南产量占全国90%以上。从国外引进试种成功的南药有肉桂、丁香、豆蔻、安息儿、苏木、天仙子等12种。属世界珍稀药用植物的有海南粗糊（治疗白血病）、萝芙木（治疗高血压）、海南大枫子（治疗麻木病）等。还有被列入国家重点保护的珍稀药材，如海南龙血树、半枫荷、见血封喉、海南花梨。

中国自古就有"果蔬疗法"的文献记载，因而中国的药用果蔬也品种繁多，单是药用水果就有100余种，药用蔬菜（含瓜类）有近300种，二者相加近400种，它们也是人类治病防病的天然良药。而在这近400种药用果蔬中，2/3以上的品种适合在海南生长。

此外，海南中医黎医苗药资源丰富，药用植物种类繁多，素有"天然药库"之称。海南黎族苗族同胞上千年来在民间流传的、基本不为外界所掌握的1700多种民族医药或民间草药，在海南也有2000多年的历史，其中的秘方、验方不计其数，经整理挖掘，有不少能够发挥出独特的功效，这也为海南中草药资源增添了丰富的民族药物资源色彩。

海南丰富的中医药、黎医苗药资源，对于治疗许多常见病、多发病效果突出，特别是在治疗毒蛇咬伤、跌打损伤（内伤、外伤）、接骨、风湿、疟疾等方面积累了丰富的经验，并具有一定的中医康复医疗基础，对一些疑难杂症领域也有较好临床效果和理疗康复效果，在各村寨发挥重要作用，这些都可以很好地利用来发展海南的医疗旅游。

现代医学研究认为，海南砂仁含有很多对人体有益的营养成分，理气开胃，消食，用于脘腹胀痛、食欲不振、呕吐。海南粗榧是临床上常见的一种中药，具有很高的养生价值，对于一些体质不好的人来说，吃海南粗榧可以很大程度地提高身体健康情况。海南海金沙是一种比较常见的中药材，有着清热利尿的功能，用于小便不利、尿路感染及结石、血尿、痢疾、火眼等疾病治疗。海南三七活血止痛，主跌打损伤、胃痛治疗。海南鸡屎藤具有祛风除湿、消食化积、解毒消肿、活血止痛的功效，主治风湿痹痛、食积腹胀、小儿疳积、腹泻、痢疾、中暑、黄疸、肝炎、肝脾肿大、咳嗽、瘰疬、肠痈、无名肿毒、脚湿肿烂、烫火伤、湿疹、皮炎、跌打损伤、蛇咬蝎螫等。海南安石榴驱虫、解酒有奇效，广谱抗菌、收敛、涩肠、驱虫杀虫、止血明目，其根皮治肾结石、红痢等症；果皮和茎皮治足膝疼痛、腹泻、久痢、便血；果实治遗精、心悸气短、心力衰退、筋骨疼痛、四肢无力；花治鼻衄、中耳炎；叶主治痘风疮、疯癫、跌打损伤等症。艾纳香的提取物注射于动物可引起血压下降、血管扩张，抑制交感神经系统，可用于兴奋、失眠或高血压患者。也有报告其浸剂能利尿，但较茶叶浸剂为弱；其挥发油可制龙脑。白苞蒿理气止痛，活血祛瘀，清肺止咳，解毒消肿，调经、祛风湿、续筋骨，治月经不调、不孕症、闭经、慢性肝炎、传染性肝炎、肝硬化、胃肠炎、肾炎水肿、白带、荨麻疹、腹胀、疝气、筋断、产后流血、四肢浮肿、风湿骨痛、跌打损伤、骨折、烧烫伤、疮疡、湿疹；花主治内痔。

屯昌乌坡南药养生风情小镇是海南省重点建设项目。这里依托中国华南地区最大的南药种植生产基地——海南药材场，建立特色南药交易街区，将旅游与药材养生相结合；突出南药文化、南药产业，同时将建设6个南药主题公园，促进游客对南药的了解，带动整个乌坡镇经济的发展。万宁忆云华美达温泉度假酒店推出和乐蟹、东山羊、后安鲻鱼、港北对虾、养生炖品等丰富多样的原生态美食。此外，酒店还会推出特色食谱。他们运用独特的烹调技法，以兴隆本地原生态绿色食品为原料，辅以槟榔、砂仁、巴戟、牛大力等南药食材和药材，精心烹制，形成了独具特色的养生药膳美食。

四、美食养生资源

中华药膳源远流长，是中华民族的宝贵文化遗产。海南文化特征是兼收并蓄的移民文化和自具特色的岛屿文化，其饮食文化渊源也正是中原饮食文化、外来饮食文化、本土饮食文化贯通、融汇、发展而形成起来的。海南饮食汇集了全国东西南北中各地风味，形成特有的本土特色饮食文化。自古以来，以"新鲜原味"著称的海南菜早已盛名远播。早在明末清初屈大均所著《广东新语》中，就多处记载有海南丰富的饮食文化原料，从燕窝、鱼翅、龙虾到鱼生、白蚬等，以及近代著名的四大名菜，更有黎族等少数民族传统古朴的民族食俗、小吃。海南菜肴的品种举不胜举，筵席款式多种多样。在海南数百种菜肴中，有号称海南四大名菜的传统佳肴——白切文昌鸡、白切嘉积鸭、白汁东山羊、清蒸和乐蟹；有山珍海味，如椰子鸡蛇煲、鱼翅燕窝汤、琵琶蟹、鸡腿螺以及马鲛、鲳鱼、石斑、青鳞等海鲜产品；也有黎族、苗族菜肴，如竹筒系列饭、苗寨"五色饭"、黎族山兰酒。临高乳猪、松涛水库鳙鱼、白沙野菜、温泉鹅、定安骨头、南开五脚猪、地胆头鸡汤、黄流老鸭、石山乳羊、乌烈乳羊、罗氏沼虾等新兴菜品亦是遍地开花。当然，最具代表性、最物美价廉的还是牛腩饭、猪脚饭[①]。除此以外，海南还有富有本地特色的小吃和传统美食，如抱罗粉、海南粉、后安粉、陵水酸粉、油膏虾米韭菜饼、椰丝糍粑、香芋糍粑、清补凉、糟粕醋、老爸茶、糯米糕、粗粮小食、长坡米烂、洛基粽子、临高煎堆；也有热带瓜果，如菠萝、槟榔、龙眼、荔枝、香蕉、香蜜杨桃、昌江芒果、馒头果、山石榴、山竹子、乌墨、青果榕、山橄榄、毛牡丹、兴隆咖啡豆、屯昌珍珠石榴和野荔枝。另外，还有地瓜及蔬菜等有机富硒农产品、绿色无公害与营养保健的新型健康养生特色农产品。

难怪饮食文化研究开拓者聂凤乔教授曾赞叹，"吃在海南，海南是烹饪的宝库"。海南美食资源丰富，食材绿色无公害，这些美食全部用天然健康温补食材做成，冬天食用暖胃养生。

澄迈县土壤富含硒元素，是中国绿色名县、世界富硒福地。2019年，澄

[①] 高虹，陈敏.海南是烹饪的宝库 将以文化和特色打造美食天堂［N］.海南日报，2010-08-25（3）.

迈县人均预期寿命79.9岁，100岁以上的老人170人，占总人口的37.3/10万。澄迈也被授予"世界长寿之乡"的称号。澄迈正在做长产业链提高附加值，力争打造无核荔枝、福橙、地瓜和福山咖啡等富硒农产品成为明星品牌，大力发展养生美食产业。定安县境内肥沃的富硒土壤、灌溉的火山冷泉水非常适合香稻的成长，产出的稻谷富含硒、锌、锗、铁等元素。定安县还是富硒农副产品之乡，制作出来的定安黑猪肉粽、定安鸭饭、定安骨头汤、炒粉、腌粉、坡寨羊肉汤锅等美食扬名岛内外。近几年，定安通过举办端午美食文化节，更是打响了定安"十大特色菜肴""十大特色小吃""十大特色农副产品"的名品牌，吸引着无数美食爱好者前来品尝。由于用料原生态，制作方法讲究，海南黎家传统养生美食——鱼茶不仅干净卫生，还富含多种人体所需的氨基酸和蛋白质，具有润肺清肠、促进消化、养颜美肤和缓解血管硬化的作用，十分符合时下的健康饮食理念，可以说鱼茶是黎族人最传统的养生美食。在海南保亭等少数民族地区，鱼茶一直被当作"第一宴客特色菜"而备受青睐，成为农家、酒店餐桌上的一道民族传统美食。海口火山口国家地质公园打"富氧"牌，新推火山地区自古传下来的沐兰汤等各种火山养生美食吸引游客。呀诺达景区大门广场和雨林谷都有养生餐厅，各种美食加以南药烹调，既美味可口，又能滋补养生，既可以坐卧世外桃源，又可以尝尽药膳珍馐。"呀诺达雨林药膳"汇集中华药膳精华，在传统工艺的基础上不断创新，运用独特的烹调技法，将雨林中的山药、野菜、野生菌、土鸡、水库鲜鱼、特色蔬菜引入药膳，形成了独具特色的雨林药膳。"呀诺达雨林药膳"是兼有养生功效和食品美味的特殊膳食，富含蛋白质、多种维生素和人体所需的多种氨基酸，既可有效地补充人体能量和营养物质，又能调节机体内物质代谢，增强机体的自稳状态，提高抗病免疫力，改善心肺功能和造血系统的功能，促进血液循环等，达到滋补、强身、养颜、瘦身、防病、延寿等作用，成为引领绿色健康饮食的新时尚。

第三节　旅游资源

旅游资源是旅游业发展的前提和基础。国家旅游局（今文旅部）和中国科学院地理研究所制定的《中国旅游资源普查规范（试行稿）》中认为："所谓旅游资源是指：自然界和人类社会，凡能对旅游者有吸引力、能激发旅游者的旅游动机，具备一定旅游功能和价值，可以为旅游业开发利用，并能产生经济效益、社会效益和环境效益的事物和因素。"

在海滨风光资源方面，海南省有1944千米的海岸线，280个岛屿，68个海湾，还有丰富而独特的红树林和珊瑚礁。在热带雨林资源方面，海南是世界上保存得最好的三大热带雨林地区之一，热带动植物资源非常丰富。在地热温泉资源方面，海南遍布各地的温泉品种多，水质优，极富疗养价值。

旅游资源包括自然旅游资源和人文旅游资源。

一、自然旅游资源

自然旅游资源包括高山、峡谷、森林、江河、湖泊、海滩、火山、温泉、野生动植物、气候等，可归纳为地貌、水文、气候、生物四大类。海南旅游资源具有丰富性、唯一性、珍稀性和密集性，其丰度之高、类型之全，在国内实属罕见。

海南岛地处热带北缘，属热带季风气候，这里长夏无冬，年平均气温22~27℃，素来有"天然大温室"的美称，是国内唯一具备条件建成热带海岛海滨旅游度假胜地的地区，气候条件优越。世界旅游组织曾这样评价海南的旅游资源："海南汇集了十大风景旅游资源：阳光、海水、沙滩、气候、森林、动物、温泉、田园、风情、岩洞，是中国乃至世界热带海洋旅游资源最丰富、最密集的地区之一。"①海南不仅拥有得天独厚、广泛分布且各具特色的"3S"旅游资源，而且拥有国内唯一的热带海洋旅游资源、热带山地旅游资源、热带温泉旅游资源、热带森林旅游资源以及热带岛屿文化旅游资源，其热带滨海风光可与世界著名旅游胜地夏威夷、巴厘岛齐名，热带雨林可与亚马逊热带雨林媲美，热带生物资源优质且丰富。见表5-2。

表5-2 海南自然旅游资源

主类	主要类型	代表名称
地貌旅游资源	山岳形胜	五指山、鹦哥岭、俄鬃岭、猴弥岭、吊罗山、七仙岭、霸王岭、马鞍岭等
	岩溶景观	仙安石林、俄贤岭蝙蝠洞、昌江皇帝洞、儋州石花水洞、东方猕猴洞等
	海滨沙滩	亚龙湾、海棠湾、三亚湾、香水湾、棋子湾、红石滩、石梅湾、日月湾等
	地质现象	海口火山群世界地质公园、海草场、海底村庄等
水文旅游资源	河流	南渡江、昌化江、万泉河等
	滨海	假日海滩、白沙门海滩、西秀海滩、东寨港海滨海滩等
	温泉	琼海官塘温泉、万宁兴隆温泉、保亭七仙岭温泉、儋州蓝洋温泉、三亚南田温泉、半岭矿泉、海口观澜湖火山岩矿温泉等
	瀑布	枫果山瀑布、百花岭瀑布、太平山瀑布、鸡嘴岭瀑布、红坎瀑布等
	湖泊	松涛水库、南扶水库、长茅水库、石碌水库、大广坝水库、木色湖、南丽湖等
气候旅游资源	气候	海洋性热带季风气候
	奇洞	三亚落笔洞、昌江俄贤岭蝙蝠洞、昌江皇帝洞、儋州石花水洞、东方猕猴洞、保亭千龙洞等
	怪石	澄迈怪石、东方鱼鳞洲怪石、石头公园、东山岭怪石、海南阴沉木、海南螃蟹化石等

---

①董纯进，王勇.海南旅游资源的一次全方位挖掘推介：热推"琼州百景"评选投票活动综述［N］.海南日报，2010-04-01（1）.

续表

主类	主要类型	代表名称
生物旅游资源	森林	尖峰岭国家森林公园、霸王岭自然保护区、吊罗山国家级自然保护区、五指山热带雨林风景区、七仙岭国家温泉森林公园、黎母山国家森林公园、呀诺达热带雨林景区、亚龙湾热带天堂森林公园、东寨港国家级自然保护区等
	珍稀树种	坡垒、子京、母生、花梨、野荔枝、海南梧桐、海南油杉、海南粗榧、海南花梨、白木香、陆均松、沉香、长叶马府油、小叶榄仁、火焰木、木棉树、观光木、白木香、紫檀、裸花紫珠、见血封喉树等
	奇花异草	海南鳞花草、龙船花、鸡蛋花、红千层、龙牙花、藩篱豆、火烧花、栀子花、单瓣狗牙花、含笑、鹰爪花、米仔兰、槟榔、益智、砂仁、巴戟等
	珍禽异兽	黑冠长臂猿、坡鹿、水鹿、猕猴、云豹、海南山鹧鸪、海南孔雀雉、小爪水獭、斑嘴鹈鹕、游隼、金丝燕、小灵猫等

二、人文旅游资源

人文旅游资源是人文旅游产业发展的前提和基础。文化旅游是以人文旅游资源为主要内容的旅游活动。海南历史悠久，文化灿烂，文化旅游资源丰富，特色显著，文化旅游产业发展潜力巨大。海南是我国黎族唯一的聚居地，黎族文化丰富而独具特色。海南拥有移民文化、海洋文化、火山文化、民俗文化、天涯文化、忠烈文化、侨乡文化等丰富的文化类型，地域文化特色鲜明，多元文化交汇，民族风情浓郁。在民俗风情资源方面，海口市是中国最南端省会和南大洋上唯一的一座历史文化名城，也是古代"海上丝绸之路"的重镇。独特的区位优势、特殊的地质构造和悠久的历史文化，形成了海南境内独具特色的自然和人文旅游资源。海南文化不是局限于地理位置区域性的地方文化，而是由一个开放的区域文化集成的文化集合体。海南是中国唯一的一个热带岛屿省份，因地理位置独特，多元文化交汇，形成历史遗存和文物古迹众多的现状，海南可资开发的文化旅游资源非常丰富，有历史文化、民俗文化、革命文化、地质文化、都市文化、赛事演艺文化、运动休闲文化、饮食文化、宗教文化、节庆会展文化等丰富多彩的人文旅游资源。见表5-3。

表5-3　海南人文旅游资源

主类	主要类型	代表名称
历史文化旅游资源	遗址	东寨港海底村庄地震遗址、秀英炮台、府城古城墙遗址、旧州城遗址
	博物史馆	海南省博物馆、海南省琼台书院博物馆、琼山博物馆等
	名人	"五公"、苏东坡、马援、路博德、冼夫人、海瑞、丘濬、张岳崧、王佐、邢宥、唐胄、廖纪、冯白驹、宋氏家族、张云逸、周士第、郑介民等
	书院学堂	东坡书院、琼台书院、文昌孔庙、万安书院、溪北书院、尚友书院、蔚文书院、西洲书院
建筑文化旅游资源	名寺（庙）、古塔	南山寺、文笔峰、澄迈金山寺、永庆寺、美榔双塔、湖中寺、仁心寺、泰华庵、天后宫、天宁寺、武圣庙、儒符石塔、珠良塔、魁星塔、昌江冼夫人庙、峻灵王庙、儋州文峰塔、陵水双榕寺、乐东罗马罗村妈祖庙等
	名人故居	海南侨乡第一宅——蔡家宅、丘濬故居、王佐故里、文昌百年符家宅、文昌十八行村、清末民初海口第一豪宅——何家大院、王弘诲故居、宋氏祖居、海瑞故居、张岳崧故居、崖州古城、韦氏祠堂、文昌阁等
	陵园祠墓	海瑞墓、丘濬墓园、张岳崧墓、唐胄墓、符确墓、五公祠、海南伊斯兰古墓群等
艺术文化旅游资源	工艺美术	黎族织锦、剪纸、银饰、草编、竹编、藤编、骨簪雕、椰雕、贝雕、贝壳画、珍珠饰品等
	戏剧小说	琼剧、儋州调声、临高木偶戏、哩哩美、崖州民歌等
	影视剧	《红色娘子军》《解放海南岛》《海霞》《没有冬天的海岛》《南岛风云》《非诚勿扰2》《私人订制》《冲上云霄2》《HOLD住爱》《屋顶上的绿宝石》《火蓝刀锋》《夏日恋神马》《冲出亚马逊》《五星大饭店》《三六巷》《粉红女郎》《投奔怒海》《热带风暴》《蓝色矢车菊》《蓝调海之恋》《101次求婚》《爱情睡醒了》《毕业那年分手季》《爱情回来了》等
	影视综艺节目	《十二道锋味》《奔跑吧兄弟》《海南岛纪事》等

续表

主类	主要类型	代表名称
饮食文化旅游资源	经典菜式	文昌鸡、嘉积鸭、东山羊、和乐蟹、那大狗肉、斋菜煲、苗族五色饭、椒盐濑尿虾、美味烤生蚝等
	传统名吃	海南清补凉、抱罗粉、椰丝糯米粑、海南鸡饭、黎族竹筒饭、椰子饭、海南黑鱼丸、石山扣羊肉、四宝琼山豆腐、金华海鲜卷、碧绿龙虾球、海南粉、海南煎饼、海南椰丝包、东山烙饼、锦山煎堆、黎族甜糟等
民俗文化旅游资源	传统节庆	换花节、军坡节、公期、龙抬头节、三月三、海南国际椰子节、海南欢乐节等
	庙会	红城湖公园庙会、武庙庙会、万春会、关厂坊庙会等
	民间娱乐	海南鼻箫、八音器乐、海南锣鼓、叮咚、巴乌、竹竿舞、牛角乐器、黎苗舞蹈、"闹军坡"、放文灯、盅盘舞、黎苗民歌、东方军歌等
宗教文化旅游资源	佛教	三亚南山寺、琼海博鳌禅寺、澄迈永庆寺、海口大悲阁、湖中寺、仁心寺、泰华庵、天宁寺等
	道教	文笔峰、大小洞天、西天庙、天后宫、文明宫、聚善堂等
商贸文化旅游资源	大型商贸街区	海口骑楼老街、文昌铺前老街、文昌潭牛古街、文昌文南古街、儋州中和古镇、儋州骑楼小吃风情街、琼海溪仔古街、琼海潭门渔港码头等
修学文化旅游资源	爱国教育基地	红色娘子军纪念园、母瑞山革命根据地纪念园、张云逸纪念馆、中国工农红军琼崖纵队改编旧址、临高角解放海南纪念塑像及陈列馆、金牛岭革命烈士陵园、五公祠及陈列馆、李硕勋烈士纪念亭、海南革命烈士纪念碑、中共琼崖第一次代表大会旧址、解放海南战役决战胜利纪念碑等
	区域特色文化	岛屿文化、黎苗文化、民俗文化、海洋文化、热带文化、雨林文化、地质文化、南洋文化、忠烈文化等
	科技园	海南科技园、海南珍稀植物科技园、海南师范大学科技园、互联网创新科技园、儋州国家农业科技园区等
	大学城	海口桂林洋大学城

第四节　旅游企业

海南省主要旅游开发区有：亚龙湾国家旅游度假区、南山文化旅游区、石梅湾旅游区、桂林洋旅游区、高隆湾旅游区、铜鼓岭旅游区、琼海博鳌旅游区、木兰湾旅游区、海棠湾旅游区、东寨港红树林旅游区、南湾猴岛旅游区、南丽湖旅游区、七仙岭旅游区、尖峰岭旅游区、临高角旅游区。海南现有生态系统、野生动植物、自然景观等自然保护区共49处，其中国家级的有10处，省级保护区有22处，市县级保护区有17处。截至2022年底，海南有国家5A级旅游景区6家，分别为南山文化旅游区、大小洞天旅游区、呀诺达雨林文化旅游区、分界洲岛旅游区、槟榔谷黎苗文化旅游区和蜈支洲岛旅游区。截至2020年5月22日，海南省共有星级酒店122家，其中三亚星级酒店数量最多，共有40家，海口有37家。见表5-4。

表5-4　海南主要旅游企业一览

主类	主要类型	代表名称
旅行社	具备出境游业务资格	海南旅总国际旅行社有限公司、海南省中国旅行社、海南省中国国际旅行社、海南珠江国际旅行社有限公司、海南新国旅国际旅行社有限公司、海南海王国际旅行社有限公司、海南辰达国际旅行社有限公司、海南康辉国际旅行社有限责任公司、海南康泰国际旅行社有限公司、海南豪阳国际旅行社有限公司（含台湾游业务资格）、海南特区国际旅行社有限公司（含台湾游业务资格）等
景区（点）	5A	三亚南山文化旅游区、三亚大小洞天文化旅游区、海南呀诺达雨林文化旅游区、分界洲岛旅游区、槟榔谷黎苗文化旅游区、蜈支洲岛旅游区

续表

主类	主要类型		代表名称
景区（点）	4A		天涯海角风景区、亚龙湾国家旅游度假区、大东海旅游景区、西岛海洋文化旅游区、南湾猴岛生态景区、中国雷琼海口火山口世界地质公园、假日海滩旅游区、海南热带野生动植物园、海口观澜湖旅游度假区、文笔峰盘古文化旅游区、东山岭文化旅游区、博鳌亚洲论坛永久会址、兴隆热带植物园、兴隆南国热带雨林游览区等
酒店	5星级	三亚 亚龙湾	丽思卡尔顿酒店、亚龙湾五号别墅酒店、铂尔曼酒店、金茂三亚希尔顿酒店、喜来登酒店、万豪酒店、天域度假酒店、天鸿度假村、爱琴海康年度假酒店、凯莱仙人掌酒店、亚龙湾假日酒店、鸟巢度假村、亚龙湾维景酒店、亚龙湾红树林酒店、华宇皇冠酒店等
		三亚 大东海	银泰度假酒店、何泰酒店、南中国酒店、半山锦江、文华东方酒店、山海天酒店、宝宏龙都酒店、半山半岛洲际酒店等
		三亚 三亚湾	胜意海景国际酒店、海韵度假酒店、假日酒店、君澜度假酒店、万嘉戴斯酒店、天福源酒店、国光豪生度假酒店、海航度假酒店（亚太国际会议中心）、大伟传奇酒店等
		三亚 海棠湾	珠江南田温泉度假区、海棠湾天房洲际度假酒店、香格里拉大酒店、喜来登大酒店、康莱德酒店、希尔顿逸林酒店、凯宾斯基、9号度假酒店、万丽酒店、御海棠豪华精选酒店、福湾梅诺卡度假酒店、三亚海棠湾亚特兰蒂斯酒店等
		海口 海口	寰岛泰得大酒店、金海岸罗顿大酒店、皇冠滨海温泉酒店、美视国际高尔夫五月花酒店、华运凯莱大饭店、海南文华大酒店、新国宾馆等
		琼海 博鳌	博鳌宝莲城华美达酒店、博鳌亚洲湾度假酒店、博鳌金湾康斯宾悦度假酒店、博鳌国宾馆、博鳌亚洲论坛大酒店（原博鳌索菲特酒店）、博鳌金海岸温泉大酒店等
		其他	中源瑞君酒店、皇家骑士万泉度假酒店、天福源温泉大酒店

续表

主类	主要类型			代表名称
酒店	5星级	儋州	洋浦	洋浦迎宾馆、古盐田高尔夫度假别墅酒店
			其他	儋州兰洋地质温泉度假村
		万宁	兴隆	中奥戴斯温泉度假酒店、兴隆同发温泉大酒店、中奥戴斯温泉度假酒店（悦隆庄独栋别墅）、海南金陵博物馆酒店、兴隆老榕树酒店、日月湾南海渔村客栈、日月湾酒店、忆云华美达温泉度假酒店、兴隆康乐园海航度假酒店、石梅湾艾美度假酒店等
			其他	神州半岛福朋喜来登酒店、神州半岛喜来登度假酒店等
		文昌	文昌	南国威尼斯滨海假日酒店、红树湾度假酒店、维嘉国际大酒店、山海天酒店等
会展公司		海口		海南智海王潮会议展览有限公司、海南辰达国际会展有限公司、海南阳光凯航会议会展有限公司、海南考恩斯会议会展服务有限公司、海南博瑞森文化传播有限公司、海南海方圆会展服务有限公司、海南睿尚会展服务有限公司等
		三亚		三亚美盛会议展览服务有限公司、三亚巅峰会展旅游有限公司、三亚企联会议会展服务有限公司、港中旅三亚会议展览有限公司、三亚热岛会议会展服务有限公司、三亚飞天商旅会展服务有限公司、三亚世杰文化传播有限公司、三亚企联会议会展服务有限公司、三亚美盛会议展览有限公司、三亚唐朝会议展览服务有限公司等
高尔夫球场		海口		琼山台达高尔夫俱乐部、美视五月花高尔夫俱乐部、依必朗高尔夫俱乐部、西海岸高尔夫俱乐部、月亮湾高尔夫俱乐部、东山高尔夫俱乐部、海南美兰高尔夫俱乐部、红树湾高尔夫俱乐部、美浪湾高尔夫俱乐部、海口观澜湖高尔夫球会、三公里国际高尔夫球会、东山湖高尔夫乡村俱乐部、南洋河原生态高尔夫球会等

续表

主类	主要类型	代表名称
高尔夫球场	三亚	亚龙湾红峡谷高尔夫俱乐部、鹿回头高尔夫俱乐部、三亚红棠湾高尔夫俱乐部、鲁能三亚、亚龙湾高尔夫俱乐部、甘什岭森林高尔夫俱乐部、海垦神泉国际高尔夫俱乐部、海棠湾海中海高尔夫球会、三亚湾高尔夫俱乐部、龙泉谷高尔夫球会、三亚日出观光高尔夫度假俱乐部等
	琼海	博鳌亚洲论坛国际会议中心高尔夫球会、博鳌高尔夫乡村俱乐部等
	万宁	康乐园橡树林高尔夫俱乐部、康乐园太阳河高尔夫俱乐部、康乐园温泉高尔夫俱乐部、神州高尔夫球场、南燕湾高尔夫俱乐部、兴隆康乐园高尔夫俱乐部等
	其他市县	定安南丽湖国际高尔夫俱乐部、文昌高尔夫球会、七仙岭温泉高尔夫球会、海垦七仙岭高尔夫球会、清水湾高尔夫俱乐部、陵水鉴湖蓝湾高尔夫球会、古盐田高尔夫俱乐部、香水湾高尔夫俱乐部等

第六章 海南发展国际医疗旅游SWOT分析

第一节 优势（strengths）分析

医疗旅游作为一种新兴旅游休闲形式，游客更为青睐度假型旅游目的地。海南地处"21世纪海上丝绸之路"的重要枢纽，区位、政策和气候优势突出。作为中国唯一的热带岛屿省份，海南滨海旅游资源优质丰富，生态环境优越，海滨风光旖旎，黎苗风情浓郁，天然医疗保健资源丰富，非常适合休闲度假和健康产业发展。随着国家支持海南全面深化改革开放，国际旅游岛、中国特色自由贸易港建设与国际旅游消费中心打造上升为国家战略，海南被确定为全国首个全域旅游示范省，海南岛获评"世界长寿岛"，博鳌乐城国际医疗旅游先行区获得国务院批复，鼓励医疗新技术、新装备、新药品的研发应用，制定支持境外患者到先行区诊疗的便利化政策，以及国际医疗旅游目的地逐渐向亚洲转移的市场优势和发展机遇，等等，这些都成为海南国际医疗旅游产业发展的重要优势。海南发展国际医疗旅游产业有基础、有条件、有优势，是开展国际医疗旅游的理想区域。国际医疗旅游产业符合海南产业发展方向，未来发展潜力巨大，前景广阔，有望成为海南产业融合发展的亮丽名片，也将成为未来海南自由贸易发展的重心之一，亦是打造国际旅游消费中心的重要内容。

一、生态环境良好

海南生态环境良好，风光秀丽宜人，植被覆盖茂盛，水体质量和空气质量总体优良。海南四面环海，光照充足，空气清新，水质洁净，四季常青，没有传统工业污染，人均寿命高出全国平均水平约6岁，位居全国之冠。海南相对独立的地理环境形成了天然的传染病防护网，有利于预防呼吸道传染病的流行。海南独特的气候、灿烂的阳光、清新的空气和洁净的海水有利于呼吸道传染病、哮喘、关节炎、皮肤病等多种疾病的预防和治疗，尤其适合慢性呼吸系统疾病和风湿性病症等患者，对于多种疾病有着良好的理疗康复效果，更是当地人延年益寿的秘诀。因此，海南常被人们冠以"健康岛""长寿岛""天然氧吧""生态大花园""康复中心"等美称。

海南发展国际医疗旅游得天独厚，拥有丰富的滨海、温泉、森林、湖泊、山地等旅游资源，具有发展医疗旅游的良好的资源条件和开发潜力。海南拥有洋溢着椰风海韵的东郊椰林湾、享"天下第一湾"之称的亚龙湾和被誉为"海上乐园"的大东海等海滨旅游度假区，风光旖旎，气候宜人，号称"东方夏威夷"，阳光、沙滩、海水、绿色和空气五大度假旅游要素不但俱全而且丰富。海南是我国唯一的热带省份，海岸线全长1944千米，沙岸约占50%～60%，沙滩平坦，海水温度一般为18～30℃，海滨浴场众多且优质，仅海口至三亚东岸线可辟为海滨浴场的就有60多处。

海南四面环海，海洋空气较内陆污染少，空气质量总体优良，大气中负氧离子含量高，PM2.5（细颗粒物）值极低，有利于提高人体免疫力，并且含有较多的人体必需微量元素，有毒物质较少。热带季风气候带来温暖湿润的特性，也有利于空气的净化。截至2021年，全省环境空气质量总体优良，优良天数比例为99.4%，6项污染物浓度处于较低水平，PM2.5浓度保持历史最低水平。在当前深受环境污染困扰的整体情形下，海南海滨空气清新，视野宽阔，是放松心情、陶冶情操的胜地。良好的生态环境可以使人心旷神怡、排解忧愁，对神经衰弱、贫血、偏头痛等患者有一定的助疗效果。因此，海南适宜养生度假，长期居住这里对于身体健康、延年益寿非常有好处。

海南水质甘甜、清纯洁净，总体优良，饮用水呈天然弱碱性，水质符合国家标准和世界卫生组织标准。海南省国土环境资源厅提供的有关监测数据显示，2021年，全省地表水水质持续为优，水质优良（Ⅰ～Ⅲ类）比例为92.2%，劣Ⅴ类比例为1.6%。城市（镇）集中式饮用水水源地质稳定达标，地下水水质状况总体较好。调查显示,海南省百岁老人头发铁、硒、锌等微量元素含量较高。

二、旅游产业成熟

旅游资源是吸引境外医疗旅游者的重要因素,而海南拥有丰富且优质的旅游资源,其热带滨海风光可与世界著名旅游胜地夏威夷、巴厘岛、普吉岛、马尔代夫等热带岛屿齐名;热带雨林风光可与美洲亚马逊媲美。另外,海南还拥有众多的名胜古迹和浓郁多姿的民俗风情。作为旅游胜地,旅游业成为海南的支柱产业,成为带动海南现代服务业的支柱产业和龙头产业,这为海南发展医疗旅游奠定了坚实的客源基础。在建设国际旅游岛、自由贸易港、国际旅游消费中心背景下,海南旅游业的发展步伐不断加快,逐步形成以滨海度假旅游为主导、观光旅游和度假旅游融合发展、休闲疗养等专项旅游为补充的旅游产品结构,旅游业规模不断扩大,旅游基础设施建设不断完善,旅游接待能力不断增强,游客到访人数不断增长。近年来,海南生态旅游、海洋旅游、探险旅游、影视旅游、健康养生旅游、会奖旅游等项目发展迅速,更是丰富了海南旅游产品体系,提升了海南旅游产品内涵。当前,海南正在着力推动旅游产品由观光型向度假休闲型转型升级,把开发适应市场需求、高品质、有特色的旅游产品作为主攻方向,做优做大滨海度假、娱乐休闲、康体疗养、乡村旅游、购物餐饮、婚庆会展、邮轮游艇、低空飞行、航天主题等新业态。

海南海洋旅游、文化旅游、生态旅游、科技旅游、探险旅游、健康养生旅游等专项旅游发展迅速。当前,以旅游业为龙头的现代服务业已经成为海南的主导产业。随着旅游产业的不断发展和日益成熟,海南发展国际医疗旅游产业的相关配套设施设备日趋完善。相对成熟的旅游客源市场环境也为海南国际医疗旅游发展提供了良好的市场环境和发展空间。

三、发展条件优越

海南旅游资源优质且丰富。优质的旅游资源和丰富的旅游活动有利于吸引世界各地的医疗旅游者,增强行业竞争力,形成品牌优势。建省办经济特区,尤其是海南国际旅游岛上升为国家战略以来，海南不断加大旅游基础设施和医疗卫生基础设施建设的投入，旅游服务体系和医疗服务体系日趋完善，旅游接待能力和医疗服务能力显著提升，这些都为海南国际医疗旅游产业发展奠定坚实基础。

对于患者而言，目的地医疗条件并不是唯一的考虑因素，当地的旅游资源和生态环境同样影响着他们的决定。医疗旅游资源是吸引医疗旅游者的重要因素，主要包括生态环境条件、社会医疗条件、医疗技术和设施设备等。海南发展国际医疗旅游产业具有无可比拟的优势，主要表现在：一是海南空气质量总体优良，水质清澈，海洋、温泉、森林、民族风情等旅游资源丰富；二是海南具有极其充沛的土地资源，人口密度小，开发空间大，极具潜力；三是海南拥有得天独厚的生态环境，具有一流人居环境，是享誉中外的"长寿岛"和"健康岛"；四是海南热带海岛景观优美动人；五是海南拥有独具特色的热带资源，热带生物资源优质且丰富；六是海南独特的地理、气候环境有利于预防呼吸道传染病的流行。另外，传统中医在疾病预防、养生康复及心脑血管疾病、艾滋病、肿瘤等领域发展潜力巨大，海南周边亚洲国家由于地缘和文化渊源等，一直十分信任中医，这为海南以中西医结合为特色发展国际医疗旅游提供了有利条件。

独特的区位优势、特殊的地质构造和悠久的历史文化，形成境内独具特色且类型多样的旅游资源，滨海、温泉、森林、湖泊、山地等旅游资源丰富，海岸线绵长，海水温度适宜，沙滩平坦优质，海滨浴场星罗棋布，海水、阳光、沙滩、绿色和空气五大度假旅游要素俱全，具有发展入境医疗旅游的优越的资源条件。得天独厚的医疗旅游资源，适合医疗、健康养生、养老、生物制药等产业发展，使得海南成为国际医疗旅游理想地区。

四、区位优势突出

世界上国际医疗旅游开展相对较好的国家和地区大多集中在地球的热带和亚热带。近年来，海南周边的亚洲国家或地区国际医疗旅游产业发展势头迅猛，正在逐渐成为全球国际医疗旅游最为发达的地区。海南地处中国最南端，背靠大陆，面向太平洋，是中国联系东南亚等地区的重要海上通道，是大西南"借船出海"的重要门户，是中国沿海开放的前沿阵地，又处于新加坡—中国香港—日本境外经济带的中枢位置。作为中国唯一的热带岛屿省份的独特区位优势使得海南每年能够吸引大量国内外游客前来越冬或度假。对国内医疗旅游患者来说，在医疗技术条件能够满足的情况下，选择海南进行医疗旅游在办理签证、语言沟通、兑换货币等方面不存在障碍，花费也相对节省得多。背靠祖国大陆使得海南医疗旅游业发展拥有巨大的潜在客源市场，发展前景十分看好。由于邻近东南亚等国际医疗旅游较为发达的地区，海南可以创造条件引进更多的国际通行的医疗旅游技术与经验、产品和项目。这一区位优势也便于海南融入亚洲国际医疗旅游圈，为海南国际医疗旅游产业发展创造良好的条件。

五、发展初见成效

经过这么多年的发展，海南医疗卫生事业取得长足进步，已经具备一定的中医康复医疗基础，城市配套设施相对完善，人居环境一流，可为境外游客提供质优价廉的国际医疗旅游服务。目前，海南已经涌现出一大批医疗健康旅游特色产品，国际医疗旅游发展已经初见成效。此外，未来发展形势喜人，至今已经有5到6家高端医疗机构申请进驻三亚海棠湾。海南拥有接待国际心理危机体验者进行心理康复与疗养的经历。自2002年开展"中医疗养游"以来，三亚市中医院已为大约3.5万位国外游客提供了健康服务，其中包括多名来自俄罗斯、塔吉克斯坦、哈萨克斯坦等国家的政要和显贵。2006年和2008年，受中国政府委托，在海南省三亚市，由海南省三亚市中医院组成的专家小组为两批共计19名在2004年的俄罗斯北奥塞梯共和国别斯兰恐怖事件中深受心理创伤的儿童免费提供一个月的康复治疗。这些儿童多存在创伤后应激障碍的相关症状，经过针灸、按摩、理疗、汤药以及融入很多中国元素的一系列康复治疗（如画画、毛笔字、心理辅导、功夫），再加上阳光、海浪、沙滩、海碧天蓝的身心康复自然环境，他们的身心功能得到很好的恢复。2010年4月14日，我国青海玉树发生7.1级地震，同年5月，海南组织20名玉树地震灾区儿童赴海南进行"心灵呵护"之旅，在海口、陵水和三亚等地的参观、游览活动中，心理咨询人员精心组织了与心理创伤恢复有关的心理支持性游戏以及祈福等形式的活动，使受灾儿童的身心恢复颇为受益[①]。

六、政策优势显著

政策保障也是海南发展国际医疗旅游的重要优势。海南是我国改革开放的重要窗口和"一带一路"国际交流合作大平台，如今又正在启动建设自由贸易港国家战略，具备发展国际医疗旅游的政策优势。海南获批设立外资独资医院，实行"离境退税"和"离岛免税"的特殊优惠政策，拥有第三、第四、第五、第七航权的开放政策，享有国际航空中途分程权和59国免签入境政策、与国内14个城市实现异地医保报销等，这些都成为海南发展医疗旅游的政策优势。海南建成亚洲最大的免税购物中心也成为海南国际医疗旅游发展的重要依托。博鳌乐城国际医疗旅游先行区是全国第一家由国务院审批、以医疗旅游为主导的、致力于发展现代服务业的第三产业园区，所享受的医药卫生、土地、融资及对外开放等9项政策都是属于先行先试的特有政策，成为目前中国开放力度最大、政策优惠面最广、发展潜力最好的医疗健康产业。每年定期举办的博鳌亚洲论坛影响力日渐扩大，也为海南国际医疗旅游业发展的宣传和营销提供了便利。

七、政府高度重视

国际医疗旅游产业发展得到国家政府部门和海南省委、省政府的高度重视。中国旅游业"十二五"发展规划纲要鼓励自驾车旅游、红色旅游、健康旅游等专项旅游市场的发展，积极发展入境旅游，并将推进旅游业和工业、农业、体育、医疗等行业和领域的融合发展。2013年底，国务院发布了《关于促进健康服务业发展的若干意见》，提出要打造一批知名品牌和良性循环的健康服务产业集群，并形成一定的国际竞争力。国内的医疗旅游产业有望迎来新的发展契机。2014年8月，国务院发布的《关于促进旅游业改革发展的若干意

---

①申自力，崔建华，刘丽琼，等.海南发展心理健康医疗旅游的思考［J］.河北旅游职业学院学报，2014，19（1）：36-39.

见》中明确指出："规范服务流程和服务标准，发展特色医疗、疗养康复、美容保健等医疗旅游。"2014年8月，国家卫计委、商务部发布《关于开展设立外资独资医院试点工作的通知》，允许境外投资者通过新设或并购的方式在我国设立外资独资医院。时任国务院总理李克强在2014年10月29日主持召开国务院常务会议，部署推进消费扩大和升级，促进经济提质增效，提出促进消费扩大和升级三大措施，同时要求重点推进养老健康家政消费等六大领域的消费。党的十八届五中全会提出要加快推进"健康中国"建设，以大健康、大医疗和大卫生为主要内容的医疗健康产业将引领我国新一轮经济发展浪潮，国内医疗旅游产业有望迎来难得的历史机遇。2015年12月18日，在2015年第三届中国健康服务业发展论坛上，时任海南省卫生和计划生育委员会主任韩英伟表示，海南医疗健康产业正在面临非常难得的发展机遇，海南省委、省政府计划力争用10年左右的时间，在乐城国际医疗旅游先行区重点发展健康管理、照护康复、医学美容和抗衰老等项目，形成为游客提供体检、健康管理、医疗服务、康复、养生等项目的完整医疗产业链，将先行区打造成世界一流的医疗旅游目的地、医疗高端人才聚集区和健康领域国际交流平台。

海南拥有优质的政府服务和宽松的投资环境，医疗卫生事业和旅游产业得到政府有关部门的大力扶持和积极倡导。医疗保健产业被《海南国际旅游岛建设发展规划纲要》列为国际旅游岛建设重点发展的十大产业之一。2011年海南省卫生厅制定了《关于加快海南医疗保健旅游产业发展的意见》，提出了海南医疗保健旅游产业未来的发展目标：到2015年，医疗保健旅游产业初具规模；到2020年，力争将海南建设成为闻名中外的医疗保健旅游目的地。同时，积极引入社会投资和加大财政拨款，大力实施医疗健康信息化服务项目。2012年4月，卫生部（今卫健委）与海南省共同签署《建设国际旅游岛医疗卫生事业合作协议》，在共建国际旅游岛医疗特别示范区方面加强合作，希望充分发挥海南经济特区优势，探索加快国际旅游岛医疗卫生事业发展的新路子。2013年3月，博鳌乐城国际医疗旅游先行区获得国务院批复，全国第一家国际医疗旅游先行区花落海南，医疗旅游成为继离岛免税政策之后，国际旅游岛又一个重大利好和全新热点。2015年12月3日，中共海南省第六届委员会第九次全体会议通过《关于制定国民经济和社会发展第十三个五年规划的建议》。其中，海南提出着力打造包括医疗健康产业在内的12个重点产业，为可持续发展提供有力的产业支撑。通过海南省医疗健康产业规划研究，提出在现有基础上加快发展，尤其重点在打造7个领域具有海南特色的医疗健康产业。与此同时，海南还确定省级的产业园区，其中一类就是医疗健康产业。突出打造包括康养旅游在内的十大特色旅游产品成为海南"十三五"期间的重要任务。

海南"十四五"规划更是提出要加快推进国际医疗等三大品牌建设，重点发展医疗康养旅游服务，打造中医药健康旅游品牌，做强博鳌乐城国际医疗旅游先行区，做大三亚健康旅游示范基地、海南南平健康养生产业园，推进鹦哥岭、黎母山等雨林养生基地建设，提升观澜湖、南田温泉等温泉养生基地，打造一批高端健康管理机构和医疗旅游保健中心。为了推动海南医疗旅游产业健康发展，2020年11月海南成立省级康养旅游协会，2021年将康养医疗旅游纳入《海南省"十四五"旅游文化广电体育发展规划》，并评选挂牌首批11家海南省康养旅游示范基地，上线启动"康养旅游"新华号。2021年9月，海南省药品监督管理局、海南省卫生健康委员会、海口海关联合制定出台《进一步优化监管服务支持海南博鳌乐城国际医疗旅游先行区高质量发展若干措施》。

在加强市场监管和整治的同时，海南的地方性法规和配套制度不断健全和完善，2010年以来，海南先后出台《海南国际旅游岛建设发展条例》等7部旅游地方法规，为海南旅游产业发展保驾护航。当前海南全省推进的省域"多规合一"改革试点，确定全省医疗健康产业重点布局在博鳌乐城国际医疗旅游先行区，并确定在这个园区开展简化行政审批改革的试点。另外，政府部门还专门设立医疗专项建设资金，用以改造、新建医院基础设施，购置大型先进设备，培养人才，着力打造海口、三亚、琼海、儋州、五指山"东西南北中"五大区域医疗中心，初步建成"1小时三级医疗圈"。努力推进医疗结算政策的改革，积极解决患者异地医疗费用报销难题，这些政策措施的推行对于海南国际医疗旅游的发展起到十分重要的促进作用。国家和地方的优惠政策扶持，都为海南国际医疗旅游产业发展提供了不可多得的良好环境。

八、价格优势明显

低廉的医疗价格和旅游价格仍是吸引国际医疗旅游者的重要因素。刺激西方发达国家患者日益青睐赶赴发展中国家进行医疗旅游的主要原因和最大诱惑在于价廉质优。世界卫生组织的资料显示，和劳动力相关的成本占医院总成本的比例约为71%[①]，但在我国，很多医院的人力资源成本占医院总成本的20%~30%。与此同时，海南中医特色诊疗项目、干细胞临床治疗等享誉国际，这些性价比极高的项目也受到许多国际医疗旅游者的青睐和推崇。

海南一些医疗机构的医疗技术，特别是在心脑血管、器官移植、口腔等方面，跟世界先进国家和地区相比毫不逊色，医疗价格相对低廉，而且还具备一定的中医康复医疗基础，能为境外游客提供质优价廉的医疗康复服务。例如，一项人工角膜手术在美国需要大约10万美元，同样的手术，英国费用大概相当于美国的1/3，新加坡费用大概相当于美国的1/4，而海南费用只需要美国的1/6左右。

相比其他国际医疗旅游发达的国家和地区，海南劳动力成本相对低廉，在药品价格、医疗价格、旅游价格和其他物价水平等方面都具有一定的优势，其医疗服务价格水平明显低于发达国家和地区以及一些医疗旅游较为发达的亚洲国家和地区。例如，心脏搭桥术在美国医保者大约需要8万美元，无医保者需要17万美元，而在海南手术治疗费用大约相当于美国医疗保险者的1/5。海南劳动力价格较为低廉，通过仿制专利制造的药品价格也很低，从而使得医疗旅游成本相对较低，赋予海南国际医疗旅游较强的价格竞争力。即便是一些高端私立医疗养生机构的医疗养生服务，收费与其他国家相比也算低廉，医疗服务价格明显偏低，具有显著的价格优势，这也是海南发展国际医疗旅游的巨大魅力和竞争优势。

---

① Anonymous. How can hospitals offer such low rates? [EB /OL]. [2009-03-14]. http: //www.healthbase.com.

第二节　劣势（weaknesses）分析

尽管海南具有旅游资源丰富、旅游产业相对发达、医疗旅游成本较低、中医疗养特色等发展国际医疗旅游业的众多潜在优势，发展潜力巨大，发展前景非常不错，但不可否认依然存在不可忽视的劣势：海南国际医疗旅游由于起步较晚，基础较差，自身发展还不够成熟，发展方式相对比较粗放；医疗体制相对封闭；行业监管机制还不健全；尚未制定有关国际医疗旅游的发展规划和产业布局，政府管理体制和产业政策不足，医疗旅游产业的扶持和奖励政策缺乏；国际医疗旅游产业在海南已经有了一定程度的发展，但依然只是局限于疾病治疗与健康体检，竞争力相对较弱，资源优势没有得到充分发挥；缺乏国际医疗旅游发展的监管经验和规范管理标准；配套建设较为落后，后续开发困难；医疗服务条件较为落后，国际医疗旅游专业人才短缺；传统旅游产品较多，科技、文化含量不高，对医疗养生资源的挖掘也不够深入，医疗旅游产品缺乏特色，吸引力不强，医疗旅游高附加值项目少；没有形成完整的医疗旅游产业链条，医疗产业链延伸不足；在景区规划和市场拓展方面都较为薄弱；医疗旅游行业投入不足；地处偏远，交通成本较高；本地旅游环境不容乐观；宣传力度不够，对外营销经验较为落后，品牌影响不大，医疗旅游品牌效应缺乏；相关法规政策相对滞后；医疗卫生单位服务国际认证程度不高；医疗旅游产业的高级管理和专业技术高端人才匮乏；医疗卫生管理人员和旅游从业人员大多还不熟悉国际医疗旅游的经营规则和管理模式；海南医疗旅游资源单位性质不一，大部分还属于国家事业性机构，医疗养生机构小而散，推广难成合力，如何更好地与市场对接，政策、体制、机制转变成为迫切需要解决的现实问题。另外，还面临着周围国家和地区的激烈竞争和严峻挑战……这些因素导致海南国际医疗旅游缺乏品牌影响力的不利局面，也严重制约了海南医疗旅游产业的进一步发展。目前海南国际医疗旅游市场还远未形成，依然处于发展的初级阶段。

一、发展方式较为粗放

当前，海南医疗旅游发展还存在基础设施建设相对滞后，医疗旅游硬件配套不足。作为支柱性产业，缺乏专门机构统筹协调全省医疗旅游产业的发展，医疗资源与旅游资源等各自为战，医、养、游等关联产业未能形成有效整合，融合发展力度不够，产业发展环境相对较差。相关法规政策相对滞后，行业投入不足，配套建设落后，从业人员良莠不齐，行业监管机制还不健全。尚未制定全省统一的有关医疗旅游的发展规划、产业布局和功能定位，各市县医疗旅游产品重复建设等同质化现象比较突出，产业间功能互补较弱。政府管理体制和产业政策不足，医疗旅游的产业扶持政策和规范管理标准缺乏；医疗旅游产品缺乏特色，层次相对较低，缺乏特色鲜明、品牌效应显著的入境医疗旅游产品和服务，难以满足入境医疗旅游者的高端需求和个性化、多样化需求。

二、医疗技术相对落后

医疗服务质量是境外医疗旅游者选择医疗旅游场所时考虑的一个主要问题。医疗资源、技术水平和服务质量是开展国际医疗旅游的前提和基础。

海南医疗卫生事业起步晚、起点低、历史欠账多，一直以来，海南省的医疗总体水平落后于国内很多地区，面临着医疗技术差、医疗人才和相关设备不足等困境，导致省内一些大病患者不得不背井离乡岛外寻医，而"候鸟"、游客不得不离开海南回乡就诊。虽然海南医疗设施设备近几年得到了很大改善，甚至一些设施设备已经接近或达到国际国内先进水平，但海南经济相对落后，医疗行业投入十分有限，从而导致医疗服务条件依然较为落后。相较于国内其他大型城市，海南省内医疗设施基础整体依然相对薄弱。海南真正具有国际性服务能力的医院太少，而且有限的优质医疗资源绝大多数集中于公立医院，能开展高端入境医疗旅游服务的医疗机构和旅游机构缺乏，医疗环境、服务条件、应急能力、技术水平和救治质量还难尽人意，难以适应入境医疗旅游发展的要求。这使得医患矛盾更加突出，难以满足国内富裕阶层和国外高端消费顾客的高端医疗健康服务的需求。优质医疗资源分配不均势必阻碍海南医疗旅游产业的发展。JCI认证①是全球公认的医院安全和规范管理的标准，是验证医疗机构质量的国际"金字准绳"，更是世界卫生组织大力推崇的评审标准，代表着医院服务和管理的最高水平。迄今为止，全球已有40多个国家为了推动本国国际医疗旅游的发展而鼓励和支持本国医疗机构积极参加JCI认证，然而至今海南医疗卫生单位国际化程度还不高，医疗单位通过JCI认证的较少。

三、服务质量依然不高

医疗旅游服务质量是海南入境医疗旅游发展过程中尚待提高的重要环节。虽然海南一些旅游企业，尤其是三亚度假酒店的硬件设施、服务水平和管理理念已经和国际接轨，但是海南目前的医疗服务质量依然不尽如人意，各种配套服务欠缺。国际医疗旅游服务不同于简单的医疗服务，而是指在协调医疗与旅游两者平衡过程中所要提供的服务，因此对于国际医疗旅游的服务水平有着更高的特殊要求和目标。医疗接待服务、医疗信息服务、国际导游服务、翻译服务等各方面也是海南国际医疗旅游发展过程中尚待提高的重要环节。另外，海南地处偏远，交通成本较高，本地旅游环境不容乐观，相关法规政策相对滞后，服务国际认证程度不高。此外，海南各大医院大多尚未将医疗旅游作为一个今后的发展方向，甚至没有相关的产业观念和服务意识，这都非常不利于国际医疗旅游的发展。海南卫生管理人员大多还不熟悉国际医疗旅游的规则和管理模式，没有国际医疗旅游产业的监管经验，医务人员与国外患者的语言交流沟通尚存障碍。并且，由于医患双方在心理、行为、观念和思维方式等方面存在着跨文化差异，容易造成双方交流的困难，影响海外患者对海南本土医护人员和其他相关人员的信任度和安全感，从而不利于国际医疗旅游的顺利开展。优秀医生大多属于公立医院也是西方游客考虑的重点问题，但海南公立医院过程烦琐的医疗经营模式也很难为入境游客接受，而高端私立医疗服务产业在海

---

①JCI（Joint Commission International，联合委员会国际部），作为美国医疗卫生机构认证联合委员会（Joint Commission on Accreditation of Healthcare Organizations，简称JCAHO）的一个下属分支机构，负责对美国以外的医疗机构进行评审，是国际公认的医疗机构综合管理和医疗服务质量认证体系。

南发展步伐缓慢，因此当前海南这种公立医疗服务经营体系难以适应国际医疗旅游产业发展。另外，海南发展国际医疗旅游，还面临着政策、法律等方面的限制，文化、习俗、观念等方面的障碍。海南旅游方面的投诉纠纷时有发生，旅游市场秩序仍然较为混乱，旅游服务质量有待提高，旅游形象有待提升，这些都是影响海南国际医疗旅游发展的主要因素。

四、高端医疗资源较为薄弱

当前，海南的医疗机构负担着过重的基本医疗和公共卫生服务任务，高端国际医疗资源供给基础更是薄弱，国际医疗旅游产业化基础很差。在心理疾病的治疗方面，目前海南有省安宁医院（海口）、海南平山医院（五指山）、三亚安宁医院等几所心理卫生专科医院，海南省人民医院和海南医学院附属医院开设有心理科，海南省人民医院、海南医学院附属医院、海口市人民医院以及海南省农垦总医院神经内科也收治某些类型的心理疾病患者（主要为神经症患者）。但无需讳言，与北京、上海、江苏、湖南、四川、广东等精神医学比较发达的地区相比，海南在心理疾病的医学治疗与医学研究方面缺乏竞争力[1]。众多零散的、自发的养生会所孤立存在，难以形成规模经营，不能带来规模效益，竞争力差，再加上缺乏统一的指导与协调，海南至今尚未形成具有一定品牌效益的大型医疗养生保健机构和完备的医疗养生保健服务体系。

入境医疗旅游专业化、国际化高端人才的短缺是制约海南入境医疗旅游发展的突出瓶颈和主要障碍。海南拥有高端医学背景和高端境外旅游背景的高级管理及专业技术高端人才匮乏，在医疗方面的人员数量较为缺乏。据统计，拥有执业医师（含执业助理医师）的比例仅为每千人1.61，比全国平均水平低了0.14。而省内经济水平比较发达的地区例如海口、三亚，也仅仅达到每千人2.51和1.99，与国内一线城市相比还有很大的差距[2]。海南卫生管理人员大多还不熟悉国际医疗旅游的经营规则和管理模式，医护人员和旅游服务人员缺乏

---

①申自力，崔建华，刘丽琼，等.海南发展心理健康医疗旅游的思考［J］.河北旅游职业学院学报，2014，19（1）：36-39.

②钟蕾.对海南医疗旅游的现状分析［J］.旅游纵览（下月刊），2014（12）：195.

接待国外游客的语言沟通和服务能力，旅游从业人员普遍缺乏基本的医学知识。海南心理咨询与心理治疗相关从业人员匮乏，素质也不高，落后于全国多数地区。本土医护人员和旅游接待人员的信任度和安全感易受到国际医疗旅游者的质疑。

海南医疗旅游业尚处于开发阶段，中高级医疗旅游专业技术人员和高端管理人才匮乏，这直接导致海南国际医疗旅游业管理和服务水平滞后，具有创新性的医疗旅游产品开发缓慢。医疗旅游产品从研发、宣传到销售都离不开专业的人才，而高品位、特色鲜明的医疗养生品牌资源缺乏的海南，很难吸引和留住国际高端医疗旅游专业人才。

五、产品特色较为缺乏

独特的产品是吸引境外医疗旅游者的关键因素。海南对于具有保健养生功效的旅游资源的开发和医疗养生资源的利用尚处于探索阶段，无论是开发还是利用的广度和深度都远远不够。由于医疗旅游线路研发成本较高，海南很多旅行社力推医疗旅游的兴趣缺乏、动力不足。除了一些"健检游"或者"养生游"的旅游线路之外，海南专门的国际医疗旅游产品和线路十分缺乏。

海南岛作为一个夏无酷热、冬无严寒的热带海岛，其自身的吸引力主要还是来源于自然环境与滨海优势。作为一个旅游大省，海南医疗旅游的发展还处在发展初期阶段，相关知名度并未打响，医疗旅游品牌效应缺乏，特色医疗养生项目缺乏。海南一些已有的医疗旅游产品样式单一，缺乏新意，难以满足广大境外医疗旅游者的需求，大大降低了其购买欲望。

另外，海南还缺乏夜间医疗旅游项目，难以充分满足游客求新鲜、求娱乐、求体验的迫切需要。缺乏特色和优势导致海南国际医疗旅游缺乏吸引力和丧失竞争力。由于养生旅游资源整合不充分，市场缺乏正确引导，海南医疗旅游大多停留在观光层面，没有向更深层次的集诊治、康复、理疗、养生、观光、购物、娱乐等于一体的旅游养生保健产业发展，没能形成知名度高、美誉度好和吸引力强的入境医疗旅游服务产品体系。

六、品牌打造相对乏力

周边国际医疗旅游发达的亚洲国家，大多凭借自身的特色和优势医疗项目确立了品牌优势，如印度的心脏搭桥、韩国的整形美容、泰国和新加坡的牙科整形矫正，产业发展日趋成熟，竞争优势非常明显。而国内的上海、北京、云南等地也开始利用自身的特色和优势积极发展医疗旅游产业，有的地方发展成效显著。海南能够吸引游客眼球的特色医疗旅游产品少之又少，由于特色和优势的医疗旅游项目的缺乏，医疗旅游没有形成拳头产品，医疗旅游品牌形象尚未能够树立起来，尚未打造出海南国际医疗旅游的知名度和美誉度，也就难以吸引更多的境外医疗旅游者。从调查情况看，目前外地游客仍主要将海南作为传统旅游的目的地，而不是改善身体健康状况的医疗旅游目的地。

海南对于国际医疗旅游业的宣传和营销，主要重心依然还停留在通过网络、电视、报纸等媒体宣传吸引境外游客前来海南休闲度假上，而没有大力宣传更具文化内涵、更有价值的保健养生旅游。对外营销效果的不佳导致品牌效应的缺乏，使得海南国际医疗旅游"养在深闺人未识"，国际医疗旅游品牌形象尚未树立，从而也导致海南国际医疗旅游当前依然缺乏吸引力和竞争力。品牌形象打造乏力成为制约海南国际医疗旅游产业发展的重要因素和主要原因。

七、配套服务有待完善

配套服务的提高是海南入境医疗旅游发展过程中值得重视的重要环节。国际医疗旅游服务包括医疗接待服务、信息服务、国际导游服务、翻译服务等方面，它既不同于简单的国际医疗服务，也不同于简单的国际旅游服务，有着更高、更特殊的要求和目标。海南医疗机构国际认证滞后、产品开发特色缺乏、宣传力度不够、品牌影响不大，且医疗旅游的各个方面尚未完成有效整合等，严重制约了当前海南国际医疗旅游产业的快速发展。另外，海南通晓多国语言、相关习俗与禁忌的高端旅游与医护人员十分紧缺，难以有效提供症状诊断、疾病会诊、病例翻译、陪同翻译以及愈后康复服务等方面的配套服务；很多医院的指示牌没有外文标识，不能提供相关的语言翻译服务等，入境医疗旅游配套服务欠缺。

八、协调机制有待完善

医疗条件和旅游资源的有效结合是国际医疗旅游产业迅速健康发展的两个重要因素。医疗旅游行业涉及卫生局、旅游局、工商局、药监局等多个部门，海南条块分割严重，管理模糊、混乱等弊端比较严重。当前，海南医疗与旅游缺乏有机结合，医疗行业与旅游行业各行其是，互不搭界，很少有旅游行业企业把国际医疗旅游作为项目进行经营。而大部分医院依然专职于传统医疗机构运作模式和经营方式，没有把国际医疗旅游作为自己今后的一个发展方向，缺乏为境外客人提供相关服务的意识。尽管一些医院的医疗服务项目治疗效果显著，然而却缺乏旅游部门的有效推介和联合经营。因此，国际医疗旅游产业的协调机制尚未真正建立，海南的医疗产业和旅游产业有待得到有机结合。

九、产业市场尚未形成

海南目前国际医疗旅游市场依然远未形成。一直以来海南都以休闲度假定位为主，作为新兴旅游形式的医疗旅游目前在海南尚未成型，未能引起广泛共鸣。海南国际医疗旅游产业由于起步较晚，基础较差，投入不足，配套落后，产品缺乏特色和优势，对外营销效果不佳，尚未形成品牌效应，产业发展还不够成熟。据有关调查，游客的年龄结构、健康状况以及旅游时间长度数据证明了游客只是将海南作为传统旅游的目的地。在调查中，45岁以下的游客占调查总量的75%，其中30岁以下占39%；55岁以上只有14%。由于年轻人居多，在问到"您的身体状况如何"的问题时，有59%的游客回答身体状况很好，有亚健康问题的占24%，罹患慢性疾病的只有17%。从游客在海南旅游的时间看，游客在海南的停留时间7天以上的只有22%，7天以下的达78%，其中4天以下的占55%。而如果是寻求医疗旅游服务，时间则往往要超过一个星期，甚至长达数月。可见，游客是将海南作为观光、休闲度假的目的地，而不是将其作为改善健康的旅游目的地，海南的医疗旅游市场还远未形成①。

---

①罗丽娟.关于海南医疗旅游市场的调查报告［J］.中国市场，2012（5）：5-7.

十、相关医疗项目限制

国家对在我国境内开展的某些国际医疗旅游项目进行一定程度的限制，如 2007 年卫生部《关于境外人员申请人体器官移植有关问题的通知》指出："我国人体器官移植优先满足中国公民（包括香港、澳门、台湾永久性居民）需要。医疗机构及其医务人员不得为以旅游名义到我国的外国公民实施人体器官移植。医疗机构及其医务人员不得以旅游名义跨国境为外国居民实施人体器官移植。外国居民申请到我国实施人体器官移植的，医疗机构必须向所在省级卫生行政部门报告，经省级卫生行政部门审核并报我部后，根据回复意见实施。"人体器官移植是我国开展国际医疗旅游的强项之一，国家的这项政策规定对于海南发展人体器官移植国际医疗旅游项目具有了某种程度的限制。

另外，当前，海南尚未制定有关国际医疗旅游的发展规划和产业布局，没有国际医疗旅游发展的监管经验和规范管理标准，国际医疗旅游产业发展的扶持和奖励政策依然缺乏。西方游客很难接受中国这种公立医院过程烦琐的医疗经营模式，而优秀医生大多属于公立医院也是西方游客考虑的重点问题。高端私立医疗服务产业在中国发展步伐缓慢，当前这种公立医疗服务经营体系难以适应国际医疗旅游产业发展。

第三节 机遇（opportunities）分析

国际旅游岛、国际旅游消费中心、自由贸易港建设上升为国家战略，"世界长寿岛"的获评和作为海南国际旅游岛重要战略支撑的博鳌乐城国际医疗旅游先行区获得国务院正式批复，中央提出构建"21世纪海上丝绸之路"倡议，海南当前正在进行的发展海洋旅游战略，以及海南提出抢抓"21世纪海上丝绸之路"倡议的重大机遇，积极打造中国的旅游特区，开启国际旅游岛建设升级版的新征程，建设世人青睐的包括医疗天堂、养生天堂在内的"八大天堂"，这都为海南国际医疗旅游发展带来重大利好和发展机遇，成为海南发展国际医疗旅游的重要优势。另外，当前世界各地人们参与各种医疗旅游的热情正在与日俱增，健康服务业的蓬勃发展也为海南国际医疗旅游带来了良好机遇。

一、自由贸易港建设

2018年4月13日，习近平总书记在庆祝海南建省办经济特区30周年大会上郑重宣布，党中央决定支持海南全岛建设自由贸易试验区，支持海南逐步探索、稳步推进中国特色自由贸易港建设，分步骤、分阶段建立自由贸易港政策和制度体系。2018年4月14日，《中共中央国务院关于支持海南全面深化改革开放的指导意见》（下称《意见》）正式发布，支持海南全岛建设自由贸易试验区并探索建设自由贸易港。《意见》指出，海南自由贸易港建设要体现中国特色，符合海南发展定位，学习借鉴国际自由贸易港建设经验，不以转口贸易和加工制造为重点，而以发展旅游业、现代服务业和高新技术产业为主导，更加强调通过人的全面发展，充分激发发展活力和创造力，打造更高层次、更高水平的开放型经济；制定支持境外患者到博鳌乐城国际医疗旅游先行区诊疗的便利化政策，支持海南国际医疗旅游产业发展。

二、国际旅游岛建设和"中国旅游特区"打造

2010年，国际旅游岛建设上升为国家战略，成为海南发展国际医疗旅游的重要优势。为了保障国际旅游岛建设，促进国际旅游岛发展，海南各项基础设施和公共服务逐渐得以改善。另外，国家还提出今后海南要重点发展健康产业，并赋予海南医疗产业和旅游产业发展的各项优惠政策，加大了对医疗和旅游产业方面的投入。随后，海南提出要打造"中国旅游特区"。海南建设国际旅游岛六大战略定位中明确提出把海南打造成为"中国旅游业改革创新的试验区"，打造"中国旅游特区"是海南为中国旅游业改革创新发展进行试验的新战略，是海南国际旅游岛建设的升级版。这些优惠政策和积极措施为海南发展国际医疗旅游业带来了良好契机。

三、"世界长寿岛"的获评

长寿老人生活的地区普遍呈现出生态环境优良、长寿文化厚重、经济发展

适度、社会事业协调等特征。凭借在人口预期寿命、植被指数、空气质量指数、地表水质量指数等多方面指标的优秀表现，2014年8月，中国海南岛和韩国济州岛共同荣获国际人口老龄化长寿化专家委员会授予的"世界长寿岛"牌匾和证书，成为世界上获此殊荣的两个地区。海南省百岁老人比例和长寿指数均位居全国前列，截至2013年底，海南拥有存活百岁老人1944人，百岁老人每十万人中有21.46人，远超每十万人中有7.5人的世界长寿评定标准。"世界长寿岛"认定标准分为3个方面：1. 国际上对世界长寿地区认定标准。区域现存活百岁及以上老年人口占总人口的比例在7.5/100000以上。2. 世界长寿区的评价指标。共有9个基础指标，即百岁及以上老人在总人口中的占比、65岁及以上者中90岁及以上占比、人口预期寿命、植被指数、空气质量指数、地表水质量指数、人口平均预期寿命、人口平均受教育年限、恩格尔系数。3. 认证报告①。海南多项指标表现优秀，且除了自然环境优越之外，海南健康的饮食起居生活习惯、相对缓慢的生活节奏和良好的处世心态也是其中重要因素。

另外，经过国际人口老龄化长寿化专家委员会认证，海南省澄迈县、万宁市先后被评为"世界长寿之乡"，文昌市则被授予"中国长寿之乡"称号。获得"世界长寿之乡"荣誉的澄迈，在2013年8月出台了《关于打响世界长寿之乡品牌，促进长寿产业发展的决定》，提出重点发展长寿食品、生态旅游、生态房地产、康复康体美体养生和长寿文化五大产业，对未来澄迈健康服务产业的发展做出科学规划，依托"世界长寿之乡"品牌，大力发展滨海滨江型、生态旅游型房地产业，全力打造康复康体美体养生产业群。

"世界长寿岛"是海南继国际旅游岛之后又一亮丽的绿色名片，成为海南国际医疗旅游发展的又一重要优势，将为海南康体养生旅游产业提供良好的发展环境，也为旅行社推出更多的康体养生产品提供了契机。

四、国际医疗旅游先行区的获批

2013年3月，作为海南国际旅游岛重要战略支撑的博鳌乐城国际医疗旅游

---

①光明.解码海南"世界长寿岛"　天蓝地绿水清是长寿保障［N］.海口晚报，2014-10-27（9）.

先行区获得国务院正式批复，是中国第一家由国务院审批、以医疗旅游为主导的致力于发展现代服务业的第三产业园区，重点引进国际先进医疗设施和医疗机构，计划用15至20年时间建成国际医疗旅游区、低碳生态社区、国际组织聚集区和世界高端医疗养生胜地。国家给予土地、医药卫生、投融资及对外开放四大方面的9项含金量高的特殊优惠政策扶持，包括加快先行区医疗器械和药品进口注册审批；先行区可根据自身的技术能力，申报开展干细胞临床研究等前沿医疗技术研究项目；卫生部门在审批先行区非公立医院机构及其开设的诊疗项目时，对其执业范围内需配备且符合配备标准要求的大型药用设备可一并审批；境外医师在先行区内执业时间试行放宽至3年；允许境外资本在先行区内举办医疗机构；可适当降低先行区部分医疗器械和药品的进口关税；适当增加先行区建设用地计划指标；支持并指导先行区引入生态、医疗、新能源等相关国际组织，承办国际会议；鼓励先行区利用多种渠道融资，吸引社会投资等。其中，加快医疗器械和药品进口注册审批、放宽境外医师执业时间、允许申报开展干细胞临床研究等优惠政策，突破了国家现行的管理规定，是特有的先行先试政策。同时，在万泉河南岸以"保健养生"为核心，规划布局传统医疗中心、亚洲健康疗养中心、整形美容中心、老年健康养护中心和慢性病康复中心等五大功能中心。博鳌乐城国际医疗旅游先行区项目分为"医学治疗"和"保健养生"两大部分。随后，国家发改委联合其他部委下文，同意将博鳌乐城国际医疗旅游先行区的优惠政策放宽至海南全境。按先行区医疗旅游产业容纳的床位数、村民安置需求和少量的居住配套的口径预测，先行区常住人口规模约5.6万人，就业人口规模约4.1万人，年接待医疗旅游人次可达500万，核心产业实现年总产值500亿元以上，间接收入800亿至1000亿元[1]。先行区享有国务院给予的在医疗药品器械注册审批等方面九大优惠政策，在肿瘤防治、整形美容、抗衰老、干细胞应用、健康管理、康复疗养等方面颇具发展优势。

博鳌乐城国际医疗旅游先行区被时任国务院总理李克强誉为博鳌发展的"第二乐章"，它的获批成为继离岛免税政策之后，海南国际旅游岛建设又一个

①黄璨.海南博鳌医疗旅游先行区预计年接待医疗旅游人次500万［N］.羊城晚报，2015-11-29（6）.

重大利好和全新热点,更是海南发展国际医疗旅游产业的一面旗帜,已经成为海南服务全球的医疗旅游新名片,这为海南经济社会发展带来了新机遇,也预示着海南国际医疗旅游将迎来快速发展的新时期。

五、"一带一路"国家倡议的实施

"一 带 一 路"(the Silk Road Economic Belt and the 21st-Century Maritime Silk Road,简称 the Belt and Road,缩写 B&R)是"丝绸之路经济带"和"21 世纪海上丝绸之路"的简称,源于 2013 年 9 月和 10 月由中国国家主席习近平分别提出建设"新丝绸之路经济带"和"21 世纪海上丝绸之路"的倡议构想。"一带一路"是合作发展的理念和倡议,是依靠中国与有关国家既有的双多边机制,借助既有的、行之有效的区域合作平台,旨在借用古代"丝绸之路"的历史符号,高举和平发展的旗帜,主动地发展与沿线国家的经济合作伙伴关系,共同打造政治互信、经济融合、文化包容的利益共同体、命运共同体和责任共同体①。共同建设"一带一路",是我国在面临世界经济、政治和外交格局一系列变化和国民经济发展新形势下提出的重要倡议,旨在推动我国新一轮改革开放、促进沿线国家共同发展②。政策沟通、设施联通、贸易畅通、资金融通、民心相通等"五通"是"一带一路"对外合作倡议的重点。

海南是"21 世纪海上丝绸之路"重要枢纽,也是"一带一路"核心区。在国家"一带一路"倡议背景下,海南以打造"中国旅游特区"作为参与"一带一路"建设的重要突破口,争当建设"21 世纪海上丝绸之路"的开路先锋。海南地处"21 世纪海上丝绸之路"的前沿和要冲,周边亚洲国家医疗旅游发达,"一带一路"国家倡议的实施,将为海南更好地融入亚洲国际医疗旅游圈提供便利,有利于充分凭借医疗旅游产业的集群效应,有利于海南学习和借鉴

①张高丽.努力实现"一带一路"建设良好开局 [EB/OL]. [2015-02-01].http://www.gov.cn.

②桑百川,杨立卓.拓展我国与"一带一路"国家的贸易关系:基于竞争性与互补性研究 [J].经济问题,2015(8):66-70.

其他国家的先进经验，也方便相互之间的交流和合作。另外，"一带一路"国家倡议的实施也会促进周边国家进出中国更为便利，从而为海南国际医疗旅游带来更多的境外客源。

六、"八大天堂"的提出

2015年4月，海南省委书记罗保铭书记在全省干部大会上精要地概括出："中国旅游特区"＝休闲天堂 + 人居天堂 + 购物天堂 + 美食天堂 + 医疗天堂 + 养生天堂 + 娱乐天堂 + 特色文化天堂。这"八大天堂"的提法让人耳目一新，从而也开启了国际旅游岛建设升级版的新征程，成为海南未来发展的奋斗目标。海南提出抢抓"一带一路"建设重大机遇，从实施国际旅游岛国家战略出发，把聚焦点、着力点放在打造中国的旅游特区，提出把"中国旅游特区"打造作为海南参与"一带一路"倡议的重要突破口，建设世人青睐的包括医疗天堂、养生天堂在内的"八大天堂"和世界一流的热带岛屿休闲度假精品旅游目的地。如此一来，海南的建设发展又注入了强大动力，未来发展蓝图更加清晰明朗，这也为海南国际医疗旅游发展带来机遇。充足稳定的潜在市场需求，为海南国际医疗旅游发展提供了坚实的客源保障。

七、产业发展趋势看好

随着世界政治经济一体化、现代通信技术和航空运输业的高速发展，国际旅游接待和服务能力的不断增强，国际医疗旅游既成为医疗国际化的产物，也成为旅游国际化的产物，并以每年20%～30%的速度递增。根据有关研究部门报告，医疗旅游是目前全球成长最快的行业之一，其消费水平约为一般旅游消费的两倍以上，2020年中国将成为第二大医疗健康市场[1]。

随着人民生活水平不断提高、健康意识不断增强、老龄化程度不断加剧，西方发达国家每年出境进行医疗旅游的人数也在逐年增加。当前，全球人口老龄化趋势日益明显，全世界有60多个国家或地区进入老龄化社会。统计显示，

---

[1]冯晓晖.上海发展国际医疗旅游的SWOT分析与对策思考［J］.中小企业管理与科技（上旬刊），2015（12）：147-149.

到2030年，西方7个主要工业化国家65岁以上人口将占全部人口的22%[①]。在国内，庞大的老年群体是医疗旅游市场的高需人群和重要客源。根据国家统计局数据，截至2022年末，中国60岁以上老年人口已达28004万人，占总人口的19.8%。其中，数量庞大的老年人群患有慢性病，有近4000万失能和部分失能老人。另外，由于社会竞争日趋激烈、工作压力日益增大，全球亚健康人群也在不断增多。世界卫生组织一项全球调查结果显示，真正达到世界卫生组织关于健康的标准的人群只占大约5%，有约20%的人群是需要治疗的病人，其余75%的人是处于健康和疾病之间的亚健康状态。亚健康人群也是一个庞大的医疗旅游服务需求群体。

人民生活水平的提高、健康意识的增强和老龄化程度的加剧势必带动医疗旅游产业的升温，给医疗旅游发展提供大好机遇，推进医疗卫生与养老服务相结合成为中国社会亟待解决的问题。当前，海南医疗旅游发展热度正在持续升温，医疗旅游发展逐渐走上轨道，人们参与医疗旅游的热情也在与日俱增，产业发展趋势前景看好，市场需求日渐旺盛。高端消费人群对于医疗健康产业的需求非常大，国际医疗旅游产业的需求将迎来一个高速发展的时期。

八、服务贸易转移契机

针对我国服务贸易总体大而不强等现实状况，我国《服务贸易发展"十二五"规划纲要》明确提出，将在进一步巩固运输、旅游、建筑等行业规模优势的同时，积极推进中医药、文化艺术、广播电视等有中国特色的服务出口，并重点培育通信、金融、会计等高附加值服务贸易。

随着以旅游业为龙头的现代服务业的加快发展，海南服务贸易有望得到更好更快发展。海南服务贸易主要集中在旅游、运输、咨询等领域，近些年来海南旅游、运输等传统服务贸易得到了较好发展，金融服务、保险服务、咨询服务、计算机和信息服务等新兴服务贸易方面的发展也开始起步。但是，当前海南服务贸易发展依然尚处起步阶段，全省服务贸易产业有待推动，服务贸易规

①王国中，赵丹.人口老龄化与疗养服务贸易发展探讨 [J].商业时代，2009（17）：39-40.

模有待扩大，服务贸易结构有待优化。

海南服务贸易发展期待政府在规划、政策、资金等方面给予更多的扶持，旅游、信息、文化创意等方面的服务贸易有待得到加速发展。可以采取建立服务贸易企业集团、成立国际服务贸易协会、出台促进服务外包发展政策、编制服务贸易中长期规划、设置服务贸易发展资金等措施来促进海南服务贸易发展。

欧美金融危机发生之后，尤其是欧洲主权债务危机频频告急，欧美服务贸易产业正在悄然向发展中国家转移，海南应该抓住这次难得的机遇承接这种转移。国家中医药管理局、商务部2014年印发通知，公布首批中医药服务贸易先行先试重点区域建设名录，海南省被列入首批中医药服务贸易先行先试重点区域建设名录，三亚市中医院被列入中医药服务贸易先行先试骨干企业（机构）建设名录。

九、健康服务产业发展

在全球老龄化趋势加快、亚健康状态日益普遍的背景下，大健康产业的加快发展将会替代IT产业成为推动世界经济发展的新引擎。随着社会经济的发展、生活水平的提高，人们的保健意识和休闲观念日益增强，越来越重视健康和长寿，对医疗保健与休闲度假的需求将越来越高。健康长寿是人们永恒的追求，文化性动机是自古以来旅行游览活动的核心动机。以健康为主要动机的旅游形式是旅游产业发展的重要趋势，越来越多的人希望选择既经济又有效的医疗方式来治愈疾病，体验质优价廉医疗服务的同时还能顺便观光度假休闲，作为治疗与旅游兼得的休闲方式的医疗旅游于是应运而生，悄然崛起，逐渐受到人们的热捧和青睐，俨然已经成为一种趋势。最近几年，全球选择"医＋旅"消费模式的旅游者数量正在逐年递增，国际医疗旅游成为国际上发展极为迅猛的一种新型旅游形态和全球增长速度最快的一个新兴产业，即便是在全球经济危机爆发之后，依然能够保持两位数的高增长速度。

当前，健康服务业的发展为国际医疗旅游提供了良好机遇。发展健康服务业作为一项战略举措已被提上日程，国家鼓励社会资本直接投向资源稀缺及满足多元需求的服务领域，社会办医及健康服务业发展的深层次制度性障碍正在逐步破除，私立医疗机构和商业医疗保险将迎来发展契机，这为发展国际医疗旅游创造了宽松的政策环境①。

另外，受2020年暴发的新冠疫情的严重影响，以国内大循环为主体、国内国际双循环相互促进的新发展格局正加快构建，这给海南发展国际医疗旅游产业带来的既是挑战，也是机遇，一些热衷于前往国外寻求医疗旅游服务的人群转而向国内寻求医疗旅游服务。海南拥有博鳌乐城国际医疗旅游先行区，具有吸引国内医疗旅游消费者的条件和环境。

第四节　挑战（threats）分析

当前，海南国际医疗旅游产业发展同样面临挑战。从博鳌乐城国际医疗旅游先行区目前运营的情况来看，消费者对先行区的热情不高，投资者尤其是境外投资者对先行区尚处于观望状态，究其原因还是消费者的隐私权的保护制度不够完善、医疗制度不够完善、救济制度不够完善以及对境外资本设立医疗机构规则不够明确具体。而这些问题的解决早已不是国家或海南的几项笼统的优惠政策能够解决的，更多的必须从法律及制度的层面才能妥善解决②。另外，海南国际医疗旅游相关产业未能得到有效整合，旅游观光、医疗法律、语言翻译等各自为战，未能形成合力，医疗旅游产品开发和市场营销也有待完善。

一、国际竞争的激烈

当前，全球国际医疗旅游产业已经初具规模，涌现出一大批各具特色的国际医疗旅游目的地，各自以自身的特色和优势加入国际医疗旅游产业的全球竞

①王秀峰.发展国际医疗旅游的意义、经验及建议［J］.中国卫生政策研究，2015，8（2）：66-70.
②李嘉仪.对医疗旅游服务业发展的法律思考［D］.重庆：西南政法大学，2017.

争行列（见表6-1）。由于起步较晚，基础较差，资金匮乏，投入不足，相关配套建设落后，专业人才十分匮乏，尤其是通晓多国语言的行政与医护人员十分紧缺，医疗机构国际认证滞后，产品开发特色缺乏，宣传力度不够，品牌影响不大，且医疗旅游的各个方面尚未完成有效整合，等等，严重制约了当前海南国际医疗旅游产业的快速发展。

当前，海南国际医疗旅游发展面临着周围国家和地区的激烈竞争和严峻挑战。周边亚洲国家和地区医疗旅游产业由于起步较早，而且经过多年的发展，凭借各自的特色和优势医疗项目确立了自身的品牌优势，已经逐渐走向成熟，产业竞争优势十分明显。海南的劳动力成本、物价水平以及旅游价格等虽然相对于发达国家具有一定的优势，但和周边一些国际医疗旅游产业发达的亚洲国家和地区相比较，价格优势并不明显。海南要想在当前的市场环境谋取一席之地，竞争将会非常激烈，空间也十分有限。

表6-1　国外发展医疗旅游的主要地区

医疗旅游目的地	具有优势的医疗旅游产品	发展医疗旅游的主要资源或优势
新加坡	社区式护理服务、整容美容、女性健康	医疗保险支付和签证便利
马来西亚	整形美容（牙科等）、高端定制体检、心脏搭桥手术	一流的医疗服务、性价比较高
美国	基因筛查体检、癌症治疗、试管生殖	拥有世界上最多JCI认证的医疗机构、医疗技术高超、签证便捷
印度	心脏搭桥手术、瑜伽、阿育吠陀医学	签证较快、性价比较高
日本	高端定制体检、肿瘤的检查与治疗、心脑血管疾病治疗	温泉疗养、环境优美、签证期长
韩国	整形美容系列服务、干细胞疗法	优质的医疗机构、医疗保险支付便利
匈牙利	精湛的牙科技术、温泉疗养	性价比高

二、国内竞争的加剧

随着国际医疗旅游业的逐渐兴起，国内一些地区也开始逐渐认识到国际医疗旅游这个新兴产业的发展潜力和前景，开始利用自身的特色和优势积极发展国际医疗旅游产业。目前，上海、云南、甘肃、北京等地已经开始加大国际医疗旅游产业的发展力度，其中，上海和北京均在城市近郊建设了高端医疗园区。如上海成立国内首家医疗旅游行业的官方门户；北京成立国内第一个由医疗专家组成的，旨在推动医疗旅游、私人医疗服务发展的组织"优翔私人医疗专家理事会"。这些地方国际医疗旅游产业的发展，直接与海南形成竞争之势（见表6-2）。

表6-2　我国发展医疗旅游的主要地区

区域	主要类型	医疗旅游发展特色与优势
杭州	养生保健、疾病康复	优质医疗机构、医药博物馆、中华老字号诊所
香港	肿瘤治疗、私人定制体检	具有高超医疗技术的优质医疗团队
上海	高端医疗保健、私人定制体检、整容美容	高端医药、高超的医疗水平、国内领先的医疗机构
台湾	医疗美容、肝肾移植、颅颜手术、心血管外科手术	拥有12家JCI认证的医疗机构

三、境外客源的减少

最近几年，海南接待境外游客数量增长缓慢，境外游客在总体游客接待数量所占的比重偏低。海南旅游市场的发展，主要贡献来源于超过95%的国内旅游市场的持续快速增长。价格缺乏竞争力、境外最大客源国俄罗斯持续受到卢布贬值等不利因素影响、国际定期航线少、旅游交通不便捷、签证政策不便利、邮轮入境旅游有所萎缩、中医理疗良莠不齐、区域旅游竞争加剧、旅游产品单一、服务水平不高、营销效果不好、周边国家抢夺客源等因素导致境外客源日益减少，这不仅影响到海南旅游产业的整体发展，同样也对其国际医疗旅游产业发展带来一定的负面影响。

四、境内客源的流失

"一带一路"倡议的实施，在为海南国际医疗旅游发展带来机遇的同时，也带来了挑战。出入国境去往周边国际医疗旅游发达国家变得更加方便，而周边国际医疗旅游发达的亚洲国家由于起步相对较早、品牌更为响亮、技术较为先进、服务更为优良、配套更为完善、产业较为成熟，更容易吸引境外客源前往，从而可能导致海南部分境内医疗旅游客源的流失。这也直接给海南国际医疗旅游发展带来挑战。

通过上述SWOT分析，当前海南发展国际医疗旅游产业主要有4种战略选择：SO（发展型战略）；WO（更新型战略）；ST（多元化、联合型战略）；WT（紧缩型战略）。目前国际医疗旅游产业发展在我国尚处于探索阶段，海南发展国际医疗旅游产业的基础条件比较优越，因此比较适宜选择SO（发展型战略），即依靠自身优势，不断捕捉外部机会，把医疗资源配置与旅游基础建设紧密结合起来，增强国际医疗旅游产业的竞争实力，将其培育成为海南旅游产业的新兴支柱；亦可选择ST（多元化、联合型战略），即利用内部优势，开展多元化、联合型经营方式，以此解除外部威胁。例如，海南毗邻广东，可以依托广东医疗技术先进和科研力量雄厚的优势，使海南的医学诊疗技术更加全面、先进和权威；海南毗邻东南亚国际医疗旅游发达国家，可以加强与这些国家在国际医疗旅游发展方面的交流与合作，实现海南国际医疗旅游产业的跨越式发展。

第七章　海南国际医疗旅游发展定位与思路

第一节　产业战略定位

未来海南要想在周边激烈竞争的市场环境中、在国际医疗旅游业发展上有所作为，应该更新医疗旅游发展观念，勇于开拓创新，明确国际医疗旅游产业在海南国际旅游岛建设中的战略定位，实施"大旅游、大开发、大市场、大促销、大管理"的产业发展战略定位。

一、统一认识

确立医疗旅游产业发展战略，关键在于统一认识。医疗旅游产业资源消耗低，环境污染小，发展潜力大，是典型的绿色经济、低碳经济，是加快转变经济发展方式的重要内容；医疗旅游可以给当地带来可观的经济收入；医疗旅游产业链较长，属于劳动密集型产业，会给当地带来大量的就业机会，就业吸收量大；另外，医疗旅游操作流程较为复杂，产业带动性强，关联性较高，能够带动当地医疗旅游中介服务公司的发展。当然，一个地方发展国际医疗旅游一方面会对客源地的医疗体系造成冲击，使得客源地医疗机构的客源大量外流；另一方面大量境外医疗旅游者的涌入，导致目的地医疗旅游资源分配不均，会损害当地居民的利益。这些负面影响，需要在日后的发展中加以注意并防范。

大力发展国际医疗旅游产业，是加快海南转变经济发展方式的重要举措，对实现全面协调可持续发展具有重要意义。随着人民生活水平的不断提高、全面小康社会建设的推进，国际医疗旅游将成为具有广阔发展前景的产业，因此海南应该高度重视国际医疗旅游产业的发展，把它作为未来旅游发展的新的亮点。深刻认识到入境医疗旅游在为海南建设国际旅游消费中心、自由贸易港提供丰富多元的高质量旅游供给中扮演的重要角色，从而把发展入境医疗旅游作为海南旅游产业高质量发展的重要抓手以及旅游产业改革开放和国际化发展的重要窗口。

二、转变观念

统一认识的前提是进一步解放思想，转变观念。海南在大力发展国际医疗旅游产业的进程中，要积极转变发展观念，形成部门间互相联动、共谋繁荣的和谐发展机制，扬长避短、突出特色、有序开发。借鉴国内外经验，在打破限制、加强合作、严格监管等方面创造条件，切实提高海南医疗卫生服务水平，将海南打造成为境外游客向往的度假、养老、康体疗养胜地。从医疗养生而非度假为首要目的的角度来理解医疗旅游，更有利于当前海南国际医疗旅游产业的发展与深化。

高度重视和积极开发具有中国特色的医疗旅游形式，充分认识发展国际医疗旅游产业的优势，同时也要看到影响海南国际医疗旅游业发展的诸多问题。在提高认识的过程中，不断挖掘医疗旅游资源内涵，尽快实现资源与市场的有效整合。发展国际医疗旅游将在一定程度上倒逼海南医疗卫生事业加快发展步伐，改善全省医疗卫生事业相对落后的状况，同时因为医疗旅游将健康理念与服务引入度假旅游产品开发，也将大大提升海南旅游目的地的吸引力和竞争力，丰富旅游业态和内涵。

三、明确定位

一些国际医疗旅游发达国家都注重产业战略定位，如泰国早在2004年就实施打造"亚洲健康旅游中心"产业发展战略，随后在2012年推出"泰美丽"计划来推动打造世界级国际医疗旅游目的地。海南应明确国际医疗旅游产业在海南国际旅游岛、自由贸易港建设中的战略定位、战略目标、战略重点、战略任务、总体部署和实施步骤，厘清国际医疗旅游产业发展脉络与趋向，明确海南国际医疗旅游产业肩负的历史使命、发展方向和战略路径，发挥海南各地资源优势，实现各地协作互补，避免盲目建设和资源浪费。

作为一个后起地区，海南发展国际医疗旅游业最重要的是要明确产业战略定位，将国际医疗旅游产业发展摆在经济和社会发展的战略地位。2013年，海南省政协教科文卫体委员会与中国（海南）改革发展研究院在共同编写的《促进海南旅游消费的政策研究》中提出，利用海南得天独厚的环境优势，以建立医疗市场先行开放区为目标，将海南打造成为闻名中外的医疗保健、健康养生的旅游目的地，扩大健康服务消费需求；积极探索联合广东和港澳台等地的著名医疗机构，整合各类医疗健康服务机构，争取将海南打造成中国连接南亚、东南亚、俄罗斯的国际医疗旅游枢纽和集散地。

随着社会经济的发展和人们生活水平的提高，人们的旅游需求正在发生着日新月异的变化，传统旅游产品和项目已经难以满足人们日益多样化的旅游需求。当前，海南传统旅游产业发展总体趋势不容乐观。为了促进海南旅游产业的持续快速发展，进而带动海南的经济社会发展、就业水平提高、人民生活水平的改善，海南旅游产业亟需寻找新的发展形式。健康已经成为21世纪世界经济社会发展的中心主题，海南应该顺应国际潮流，发展国际医疗旅游产业，以满足当前境外旅游者新的旅游消费需求，并实现整个医疗旅游产业链网络的价值提升，从而带动海南旅游产业的新发展。发展国际医疗旅游产业，是海南寻求经济新增长点的一个理想选择，有望成为海南经济社会发展的一个很好的新的增长点。

第二节　产业发展思路

当前，海南的各大医院并没有把医疗旅游当作自身未来一个发展方向，没有一所医疗机构与旅游挂钩合作发展真正意义上的医疗旅游项目，在养生保健医疗旅游方面提供的服务还远远不够。另外，海南国际医疗旅游产业的发展还缺乏相关政府部门的支持，官方对医疗旅游尚停留在认识阶段。国内包括海南地方尚无医疗旅游的协会组织，公立医院作为医疗旅游服务主体处境尴尬。海南国际医疗旅游产业发展目前依然处于起步阶段，各个方面都还有待完善。

随着国际医疗旅游目的地开始逐渐向发展中国家尤其是亚洲国家转移，越来越多的亚洲国家和地区都在抢分医疗旅游这块利益蛋糕。而在海南，医疗旅游还是一个新生事物，目前还存在发展无序、市场混乱、法律缺失、管理失范等诸多问题，需要政府部门做好引领和监管工作，通过政策引导、市场监管、行业自律、学术研究等方式促进海南国际医疗旅游产业的发展。相信经过在实践中的不断探索，并结合国内外其他地区的成功经验，海南国际医疗旅游产业一定会有一个良好的发展态势，使其成为海南经济社会发展内生增长的强大引擎。因此，海南应该通过加大政策扶持力度，创新体制机制，以丰富的医疗养生资源为基础，以旅游产业的发展为引擎，加强领导，明确责任，培育品牌，发展主体，加强宣传，强化基础，创新机制，优化环境，打造医疗旅游"资源开发—产品集成—产业集聚—综合效益"的旅游经济社会发展模式，充分发挥优势，避免劣势，迎接挑战，抢抓"一带一路"建设重大机遇，紧紧抓住当前国际医疗旅游目的地逐渐向亚洲转移的市场优势和发展契机，积极学习借鉴国外医疗旅游发展的先进经验，并且紧密结合自身的特色和优势，利用海南拥有的得天独厚的资源和环境优势，加快旅游业与医疗产业的融合发展，大力发展特色国际医疗旅游产业，科学规划和精心打造国际医疗旅游品牌，将海南打造成为闻名中外的医疗保健、健康养生旅游目的地，提升海南作为国际一流海岛休闲度假旅游目的地的品位，努力把国际医疗旅游产业打造成为海南国际旅游岛未来旅游发展的一个热点和亮点。

海南应该实施"大旅游、大开发、大管理、大市场、大促销"的旅游产业发展战略，以医疗为吸引，以旅游为延伸，医旅融合，充分发挥产业融合形成的新业态构成的竞争优势。紧紧围绕"提升东线，建设中线，开发西线"这个中心，继续加大旅游基础设施建设，结合海南的医疗旅游资源优势和特色，加大国际医疗旅游产业发展的投入，大力发展国际医疗旅游产业。突出海南中医、黎苗医药等方面的疾病治疗、康复保健和养生理疗的特色和功能，依托海南的海滨、温泉、热带原始雨林、河谷、山地、热带植物园、神秘浓郁的黎苗民族风情、独特的人文历史景观等特色旅游资源，重点发展兼顾"治"与"疗"的中国传统医疗旅游以及以"疗"为主的康复疗养旅游。

海南不能采取与周边同质化的产品竞争策略，而应紧追世界潮流，发挥优势，避开劣势，扬长避短，尽快确立自身比较优势，主要发展与周围竞争对手有差异的医疗旅游服务产品，打好中医品牌，否则将很难与这些国际上医疗旅游著名的、起步较早的国家和地区展开竞争。通过发挥长处来实现差异化，利用价格差赢得医疗旅游市场，重点发展以中医、中草药等为主题的养生康复休闲游①。

由于受到医疗技术条件的限制，将招徕以手术治疗为主要目的的境外游客作为主要目标客户的狭义医疗旅游，海南暂时没有太多优势；而以康复疗养为目的的特色医疗旅游，就是凭借疗养地所拥有的特殊自然资源条件，将健身治病与休息度假结合起来，包括为治疗和康复而进行的气功、针灸、按摩、矿泉浴、海水浴、日光浴、森林浴、中草药药疗等多种形式。建设国际旅游岛，应充分利用海南省独特的资源优势，以"康复疗养"为突破口，大力发展海南省特色医疗旅游，为实现海南科学发展、绿色崛起提供新的增长点②。

海南应该依托相关科研院所，以博鳌为龙头，以海口、三亚为两翼，以"长寿资源与文化"为切入点，以"世界长寿岛"为品牌，以澄迈、万宁的"世界长寿之乡"、琼海的"世界长寿之城"和文昌等的"中国长寿之乡"为依托，以点成线，由线成面，点、线、面相结合，打造国际医疗旅游经济区，并进一步融入大三亚旅游圈、海南省会旅游圈和海南东部黄金旅游带。作为海南旅游业的排头兵和领跑者，三亚在海南国际旅游消费中心、自由贸易港建设中承担更大的历史使命，应该成为国际旅游消费中心、自由贸易港建设的"引领区""核心区"。应积极筹划在三亚、海口或琼海等地建设国家级医疗旅游示范

---

①梁湘萍，甘巧林.国际医疗旅游的兴起及其对我国的启示 [J].华南师范大学学报（自然科学版），2008（1）：130-136.
②段勇兵.以"康复疗养"为突破口 培育我省特色医疗旅游 [J].今日海南，2015（8）：19-21.

基地和省级医疗旅游示范基地，建立海南省国际医疗旅游中心和三亚市国际医疗旅游中心。

海南未来需要进一步把握国际医疗服务和旅游服务市场发展的新趋势、新要求、新区域，整合全球医疗与健康旅游资源，顺应国际潮流，顺应国内医疗改革发展趋势，积极响应"一带一路"倡议和"健康中国"的国家战略，开辟与各地合作的新空间新渠道，引导推动医疗保健服务和旅游休闲产业的跨界融合与共同发展，以国内医疗旅游为基础，着力发展入境医疗旅游，满足当前境外旅游者新的旅游消费需求，促进和实现海南大健康产业与国际医疗旅游、医疗服务、休闲度假等现代服务业联动发展，积极融入医疗健康消费内外"双循环"，不断开发高端医疗、专病康养、中医药养生、涉外医疗等健康医疗旅游产品，推动康养医疗旅游产业在新发展格局中成为海南重要经济增长点，进一步增强"养生海南"的品牌影响力，加快推动海南国际医疗旅游胜地建设和品牌打造。

第八章　海南国际医疗旅游发展策略

第一节　以政策法规为保障，发挥政府职能作用

医疗旅游作为一种与医疗服务相关的旅游形式，其专业性强、风险性大、影响面广，因此需要以政策法规为保障，发挥政府职能作用。政府部门应该扮演好宏观政策调控者、市场秩序监督者、产业发展服务者和利益相关者的协调者等角色。在宏观政策调控方面，拟定系统的政策规划、明确的产业定位、统一的领导机构；在市场秩序监管方面，健全专业法律法规、编制行业标准、设立行业协会和完善相关的风险管理；在公共服务提供方面，加强有效宣传推广、培养复合型专业人才、投入相关基础研究、建设统一服务平台、催化充分的产业融合和进一步完善的基础设施；在利益相关者调节方面，建立行业内利益相关者协调机制、促进生态环境和社会文化保护[①]。

海南国际医疗旅游产业发展，需要建立健全相关的法规和政策，加强各类可能存在的限制因素和风险因素的预防和控制，制定切实可行的医疗事故处理、境外游客在琼参保、国际医疗保险合作等方面的政策和法规，切实保障入境医疗游客的合法权益。

一、加强政府引导、扶持和监管

土耳其在打造全球医疗旅游目的地的过程中，政府参与医疗旅游有两个阶段：一是2003年医疗改革后的时期，国家积极支持医疗服务私有化促进医疗

---

①姚志伟.北京医疗旅游发展中的政府行为研究［D］.桂林：广西师范大学，2016.

旅游发展；二是2013年以来创业型医疗国家的崛起，承担了创业的角色，通过公私合作建立大型医院综合体，并创建了一家以医疗服务出口为资本金的公共企业。土耳其案例表明，国家在医疗旅游发展中的作用会随着时间的推移而发生变化，这取决于政府医疗战略和政企关系的转变①。

借鉴土耳其打造世界医疗旅游目的地经验，海南国际医疗旅游产业发展过程中，应该坚持政府主导型发展模式，在政府主导下对医疗旅游资源进行科学合理的保护、挖掘、整理和开发，在充分利用当地各种医疗旅游资源和保护当地生态环境的基础上，打造符合当地特色的医疗旅游产品体系。与此同时，政府部门、旅游企业在国际医疗旅游产业发展过程中应该加强联合协作，形成"政府主导、社会参与、部门协作"的产业发展协作体系，通过各级政府和部门加强对国际医疗旅游产业建设的统筹协调和引导扶持，以市场为主体，形成社会各方共同参与、协同推进的产业发展格局。政府的规划、引导、扶持和监管是海南国际医疗旅游产业可持续发展的关键所在。当前海南相关政府部门的领导作用还没有很好地凸显，医疗旅游政策和法规建设方面还较为滞后，这是影响海南国际医疗旅游产业发展步伐的重要因素。目前海南没有专门制定和出台关于促进国际医疗旅游业发展的法规与政策以及有关国际医疗旅游的总体规划和发展布局，缺乏相关的扶持和奖励政策以及规范管理标准。因此，从全省经济社会发展的高度，发挥政府对国际医疗旅游产业发展的引导监管作用与宏观调控能力，统筹国际医疗旅游产业发展，就显得至关重要。

借鉴泰国、土耳其等国经验，制定更为宽松的扶持医疗旅游业发展的优惠政策和鼓励措施。根据"投资便利化、行政高效化、贸易自由化"原则，完善财税扶持政策，优化投融资引导，推动龙头产业集群尽快形成。借鉴土耳其发展入境医疗旅游的经验，实行医疗免税区，通过免税购物政策的重大突破来释放入境医疗旅游消费，以此吸引更多的境外医疗旅游者和医疗旅游方面的投资。采取更多的支持和奖励措施，为医疗机构和旅游行业之间的协调合作提供优惠政策；制定严格规范的产业发展实施细则和服务质量监管规则，营造良好

---

① Yılmaz Volkan, Aktas Puren. The making of a global medical tourism destination: from state-supported privatisation to state entrepreneurialism in healthcare in Turkey [J]. Global Social Policy, 2021, 21（2）: 301-318.

的旅游营商环境和旅游消费环境，消除境外医疗旅游者的后顾之忧。完善机构准入、运营流程、评价体系、行业监管、消费者权利保障等方面的政策法规，规范入境医疗旅游服务行业健康有序发展。鼓励和支持各种所有制企业依法投资国际医疗旅游产业，鼓励社会资本公平参与国际医疗旅游业发展，推进公私医疗养生机构进行合作，促进高端医疗服务发展。

政府部门应优化发展环境，为医疗旅游业的发展提供必要的政策支持，由卫生部门、旅游部门、土地部门、环境部门、文化部门、医疗企业联合进行研究和探讨，制定出适合海南国际医疗旅游发展的总体规划，从而结束医疗旅游产业政出多门、多头管理的混乱局面，为海南国际医疗旅游产业的发展提供法律和政策依据。

海南打造成为中国乃至亚洲优质医疗旅游目的地离不开政府在生态环境、养生保健、替代医疗、远程医疗、移动医疗等领域的政策支持。政府应该加强对全省医疗旅游资源的统一规划和整合、加快医疗旅游产业相关法律法规建设、规范医疗旅游行业市场行为、加强医疗旅游行业市场监管。从准入标准体系、运营管理流程、市场监管体系和效益评价体系4个维度加强相关法律制度建设，保护入境医疗旅游者的合法权益。

依托海南得天独厚的医疗养生长寿资源，强化国际视野和思维，与国际接轨，瞄准国际市场，对应国际化需求，构建国际化服务体系，打造国际化产品，规划建设成为海南旅游产业国际化发展的示范和龙头。必须强化国际医疗旅游发展顶层设计，加强对国际医疗旅游产业的扶持引导和监督管理，从准入体系、评价体系、监管体系等方面制定国际医疗旅游发展的政策法规体系，实现与相关政策之间的衔接联动和协调发展。与一般旅游形式不同，由于参与医疗旅游的游客大多为国际游客，涉及诸多部门，牵扯许多环节，需要政府统一协调与监管，创新监管方式，在医疗旅游产业发展规划与改革，整顿规范医疗旅游市场秩序，严格做好服务质量监管工作，加强和完善医疗旅游的配套服务，改进创新资金投入机制，在人才培养和引进等方面予以积极的扶持和帮助，强化医疗健康服务质量和健康服务市场监管，健全服务标准体系，严肃查处医疗旅游违法经营行为，优化医疗旅游产业发展环境。加大政府对医疗养生服务业的支持力度，积极争取国家政策支持，用足用好国家赋予优惠政策。另外，政府还要考虑海南的医疗资源能否足够应付额外的国际医疗旅游者，尽可能优先满足当地民众的医疗权利。

构建完备的政策体系，发挥政策的叠加放大效应。加速新、老"国九条"政策的细化落地，并依据国家发展改革委、商务部联合印发的《关于支持海南自由贸易港建设放宽市场准入若干特别措施的意见》，在"海南电子处方中心建设""加大药品市场准入支持""全面放宽合同研究组织（CRO）准入限制""培育海南高端医美产业发展""优化移植科学全领域准入和发展环境"等方面出实招、见实效，逐步建立健全医疗消费领域政策体系，推动政策叠加效应的持续释放[①]。

二、做好产业发展规划

根据海南卫生发展规划和旅游发展规划，尽快整合制定全省国际医疗旅游产业发展规划。做好国际医疗旅游产业的发展规划和产业引导工作，明确产业发展总体目标和实施步骤。认真规划国际医疗旅游产业的区域发展布局和重点项目布局；重要项目应该国际招标，采取公开招投标的方式进行市场化运作；由政府有关部门牵头设立国际医疗旅游产业项目准入审核委员会，对项目的建设方案、团队资格、资金条件、经营场所、运作体制等主要准入条件进行科学评议，严格国际医疗旅游产业发展的准入审批和经营管理；采取国际化经营模式和管理方式，积极与国际接轨，提高服务品质，获得国际认可；深入研究探索适合海南发展国际医疗旅游的新模式；聘请国内外一流规划设计机构，本着文化、经济、社会融合发展的原则，编制高标准、高水平、地域特色鲜明的国际医疗旅游发展战略规划，明确国际医疗旅游产业发展的定位、目标、思路、布局、措施；根据海南各大区域的特点和优势，制定医疗旅游功能区划，共同发展国际医疗旅游，丰富和扩展海南旅游产品体系和区域特色，力争在国际国内树立海南国际医疗旅游的品牌。培育出富有特色的、世界一流的国际医疗旅游机构，推出各类专业的特色医疗保健服务，让入境医疗旅游者享受高超医疗

①周长强.融入新发展格局　加快建设医疗旅游消费中心［J］.今日海南，2021（4）：5-8.

技术治疗和温馨的医疗保健服务。建设以解放军301医院为核心的海棠湾医疗健康服务区，建立海口、三亚、儋州、琼海、五指山、文昌、万宁、东方等区域医疗健康中心，重点建成琼海官塘、万宁兴隆、三亚南田、保亭七仙岭、儋州蓝洋温泉、海口观澜湖等康体养生基地。

为了增强消费者对海南国际医疗旅游的信任，海南可以借鉴印度经验，在当前还没有足够的资本和条件通过JCI认证的情况下，自行出台一个行业监管规范，对全岛涉及国际医疗旅游的医疗养生机构根据医疗设施、医护水平等进行统一的等级分类和认证，并按照星级模式进行管理，对于从事国际医疗旅游的医疗养生机构规定行业准入门槛和相关从业要求。这样可以规划市场竞争秩序，杜绝一哄而起、鱼目混珠，保证国际医疗旅游产业的健康持续发展，提升海南国际医疗旅游机构的信誉度。同时，在政府主导下对海南的医疗旅游资源进行科学合理的挖掘、整理、开发和保护，在保护生态环境和充分利用资源的基础上，构建符合海南特色和实际的国际医疗旅游产品体系。

三、推进产业改革与开放

鼓励社会力量投资兴办医疗养生服务机构，加强集医疗康复、养生保健、休闲旅游为一体的中医康体养生旅游项目的建设，打造特色品牌。公立医院大多承担着过重的基本医疗和公共卫生任务，因此可将公立医疗资源释放市场，结合正在推行的公立医院改革，划出专门医院或医院的专门部门主要从事国际医疗旅游服务。在医疗旅游机构评级、医疗效果评定等方面先行先试。尽快明确和逐渐放宽国际医疗旅游市场主体准入制度和准入条件，扩大国际医疗旅游业对国际资本和国内民间资本的开放，鼓励和支持通过各种方式设立具有国际水准的高端医疗机构，制定出台适当放宽先进医疗器械和药品的进口以及境外医师执业的各项优惠政策；鼓励和支持各种所有制企业依法投资国际医疗旅游产业，鼓励社会资本公平参与国际医疗旅游业发展，推进公私医疗养生机构进行合作，促进高端医疗服务发展。

大力实施"世界长寿岛"品牌战略，积极发展国际医疗康复服务产业。借助邻近东南亚等国际医疗旅游发达地区的独特优势，加强与这些国家和地区的交流与合作，协同发展，互利共赢，创造条件引入该地更多国际通行的医疗旅游产品和项目，形成复合型特色医疗旅游线路。对传统医疗养生技术进行挖掘、整理、继承和创新，设立专项基金，鼓励和支持中医（包括黎苗医药）养生保健新技术、新产品的开发。由卫生行政部门实行统一的分类管理，规定：中医医疗服务只能由医疗机构提供，一些中医养生保健服务，如推拿、足疗、针刺、艾灸、香薰、拔罐、采耳、药浴药膳、药物外敷，除医疗机构外，酒店与其他相关单位也可提供。

另外，在当前我国经济新常态下，"大众创业、万众创新"热潮澎湃，风起云涌，"旅游＋"催生新的经济形态，并为大众创业、万众创新提供环境，是其最活跃的领域之一。乡村旅游是大众创业、万众创新的重要领域，特别适合返乡农民工、大学毕业生和专业技术人员自主创业。海南可以鼓励和扶持他们将自身的专业优势与海南的乡村资源优势、医疗养生资源优势、医疗旅游市场优势结合起来，开展创作创业，在海南形成一批乡村国际医疗旅游创客基地。利用文化和旅游部及国家中医药管理局在全国开展国家中医药健康旅游示范区创建工作和在广西召开"中国—东盟传统医药健康旅游国际论坛"的契机，加强海南与相关国际组织、东盟国家等的交流、合作，提升海南传统中医药健康旅游在国际医疗旅游市场的影响力和竞争力、知名度和美誉度。

四、积极引入市场机制

国务院《关于深化医药卫生体制改革的意见》指出，深化医药卫生体制改革的指导思想是"坚持公共医疗卫生的公益性质"，"营利性和非营利性分开"。国际医疗旅游的主要服务对象为外国公民，不应该享受我国具有公益性质的公共医疗卫生资源。同时，还提出："鼓励和引导社会资本发展医疗卫生事业。积极促进非公立医疗卫生机构发展，形成投资主体多元化、投资方式多样化的办医体制。"

因此，海南发展国际医疗旅游，可以采取政策和经营管理创新，以国际医疗旅游市场为基础和导向，在三亚、博鳌、海口等基础条件较好或资源特色鲜明的区域，配置独立的医疗设施和人力资源，既可以避免与本地城乡居民的基本医疗保障系统争夺资源，又可以促进海南高端医疗服务国际化步伐迈进。海南有条件的公立医院、非公立医院及其他医疗机构，可以根据具体情况尝试开展医疗旅游等项目来满足不同入境人群的医疗旅游需求，这样可用专项服务的收益缓解当前基础医疗的资金压力。

海南应该利用独特的区位优势，建立标准化的医疗平台，不断挖掘医疗旅游度假消费潜力；不断加强市场化运作的调查研究，掌握医疗旅游产品的市场需求和价值，发挥市场主体作用，以多种方式积极推动健康服务产业集聚化发展，生产经营医疗旅游产品，提高运作效率。吸引国际知名健康服务企业进驻海南。探索联合广州、香港、澳门等地的著名医院，整合各类医疗健康服务机构，形成跨省区，辐射香港、澳门的庞大的医疗健康服务市场①。

推动私立医院发展国际医疗旅游业务，引进国内知名的大型综合或是专科的医院，或独立设院，或与海南医疗机构合作，发展医疗旅游。积极吸纳和引进社会资本，组建面向高端消费顾客的私营医院和医疗养生机构，保证相关医学研究、医疗水平、医疗设备的先进性、前沿性，保持海南医学专业软硬件的竞争优势。大力扶持民营医疗旅游企业联营、连锁、连线，形成国有与民营相互促进、共同繁荣的局面。进一步完善国际医疗旅游市场执法监督机制，严格规范执法行为，确保国际医疗旅游市场朝规范、有序、健康的方向发展。鼓励和支持医疗旅游产品流通企业跨地区、跨行业经营。放宽国际医疗旅游行业的市场准入条件，鼓励社会资本公平参与国际医疗旅游业发展，鼓励各种所有制企业依法投资国际医疗旅游产业。同时，通过市场作用和政府引导，做好医疗资源和社会资本的嫁接，将高端医疗机构集中起来形成行业规模效应，以此打造品牌效应。

五、加快产业信息化建设

医疗旅游中介服务平台是沟通境外医疗旅游需求者和提供者的重要媒介，也是境外医疗旅游者了解医疗旅游目的地的主要方式。

环顾当今时代各种信息交流传播方式，互联网以其传输速度快、覆盖面

---

①刘庭芳，苏延芳，苏承馥.亚洲医疗旅游产业探悉及其对中国的启示［J］.中国医院，2009，13（1）：74-77.

广、费用低廉和使用便捷等优势，已经逐渐成为当前信息传输的主要途径之一。随着互联网技术日新月异的发展，微博、微信、物联网、搜索引擎等新兴技术已被互联网用户广泛使用，全球进入了一个信息高速传输的时代。借助互联网技术，游客能够轻松快速地获得他们想要的各种旅游产品信息。因此，顺应时代发展需要，海南国际医疗旅游产业需要借助互联网技术，加快产业信息化建设。互联网应该成为海南医疗旅游资源开发整合、产品宣传销售和医疗旅游服务实施的首选信息支撑平台。

新加坡国际医疗网（中文版、英文版、印度尼西亚语版、越南语版等）的主要目的是为国际医疗旅游者提供信息指导和咨询指南。内容包括新加坡医疗旅游的优势、主要医疗企业单位基本情况、最新医学动态、旅客咨询（自由行）、休闲保健旅游配套等关于医疗旅游的推介信息。印度国家旅游局牵头成立"国家医学与健康旅游促进委员会"，开通专门宣传印度医疗旅游的网站，大部分医疗旅游者都是通过网络来了解各种医疗旅游信息和随访的。

当前海南医疗信息化水平还不高，政府应加快医疗旅游信息化建设，抓住正在建设信息智能岛的机遇，用好"互联网＋"，充分运用和发挥健康大数据在健康管理中的基础支撑作用。积极发展和建设一些诚信、高效的入境医疗旅游的中介机构和专业网站，为入境医疗游客提供丰富准确的医疗旅游信息、联系医疗机构和医生等相关服务，也为相关机构介绍和招揽客源。

可以借鉴上海的经验，由海南省发改委、商务厅、旅游和文化广电体育厅、卫健委联合发起海南省国际医疗旅游产品开发和推广平台，通过网络交流平台，方便境外患者获取入境医疗旅游相关信息。加大海南国际医疗旅游对外宣传力度和服务水平，发挥其宣传媒介的作用，扩大海南国际医疗旅游的影响力、知名度和美誉度，进而吸引更多的境外医疗旅游者。积极公开国际医疗旅游的政策、项目、机构、价格、成效、优惠等相关信息，主要包含医疗、景点、饭店、整容美容美体、药材、保健品、食品、体育文化活动等资讯，争取做到信息公开、透明，方便消费者的了解和选择，以此吸引更多的境外游客。共建区域互联网医院平台，发展远程医疗，在数据统一共享的基础上由区域平台为境外医疗旅游者提供在线医疗保健服务。

市场细分和定位需要大量真实有效的市场信息和数据作为支撑，加强游客满意度调查，搜集、掌握境外医疗旅游游客信息、需求、兴趣爱好等一手资料，利用这些资料，建立游客数据库，以此分析国际医疗旅游市场发展的最新动态，把握国际医疗旅游市场发展趋势。

六、加强产业法规和制度建设

医疗旅游的一些专业项目，例如重症手术、美容整形，风险很大，因为国籍不同、司法制度不同等，容易发生各种医疗纠纷。目前国内没有针对海外医疗旅游游客而制定的相关法律法规和政策，业者由于承担的风险太高从而缺乏足够的信心。

由于国际医疗旅游在海南仍处起步阶段，医疗旅游市场尚不成熟，医疗信息不透明，代理机构鱼龙混杂，相关承办机构和从业人员良莠不齐，医疗旅游跨行业、跨地域、跨语言，统一的行业规范仍未形成，国际医疗旅游相关的法规制度尚未完善，依然处于空白状态，万一发生医疗事故，医疗纠纷得不到妥善的解决，入境医疗旅游者的合法权益无法得到有效保障。国际医疗旅游产业的长远、有序和可持续发展需要具有相应的法律法规政策的扶持，因此，海南国际医疗旅游未来在准入门槛、行业审查与市场监管等方面仍需进一步跟进。

海南国际医疗旅游发展，需要建立健全国际医疗旅游相关的法规和政策，堵住国际医疗旅游发展过程中的法律"真空"地带，加强针对可能存在的限制因素和风险因素进行法律法规方面的预防和控制，从而更好地保障境外游客的合法权益。一是针对医疗事故处理、境外游客在琼参保、国际医疗保险合作等制定并实施切实可行的政策和法规，切实保障国际医疗旅游者的合法权益。建立健全国际医疗旅游安全预警系统，设计一套完整的危机管理策略体系，采取措施防范医疗纠纷和其他突发事故，确保负面影响和各种损失降到最小。二是严格防范国际医疗旅游发展过程中可能存在的伦理道德风险，明令禁止存在伦理道德质疑和风险的器官移植、安乐死等医疗旅游项目的开展。三是加强国际医疗旅游的市场准入和监管体系、外籍医护人员执业、药品和医疗设备进口等方面的法规和制度建设。四是建立健全环境质量体系认证，避免生态环境的破坏，寻求国际医疗旅游产业的健康持续发展。

此外，我国规定公立医院提供特需服务的比例不能超过全部医疗服务的

10%，并限制公立医院广告营销，这就导致了掌握我国大部分医疗资源的公立医院难以开展相关的医疗旅游业务。同时，由于我国对社会办医的限制以及传统医疗体制的束缚，我国现有的民营医疗机构在服务规模和医疗水平方面竞争力不足[①]。因此，对于先行的相关政策法规需要探讨如何进一步调整和完善，以此更好地促进海南国际医疗旅游业的健康有序发展。利用海南特区立法权，制定从事国际医疗旅游行业医疗机构的专门法规，规范国际医疗旅游行业医疗机构的法律地位、准入形式、准入标准、运营机制、监管制度等。鼓励和支持健康服务领域龙头企业、地方政府部门和行业协会参与制订服务标准。

同时，加强对国际医疗旅游行业的监管，建立相应的行业准入和退出机制，建立健全国际医疗旅游行业监管机制。

七、建立海南国际医疗旅游区

为了优化海南区域发展格局，统筹协调区域发展，带动区域社会经济发展，促进经济结构转型升级，提高居民收入水平，创新发展战略，转变发展方式，建议建成集长寿养生、康体疗养、生态观光、休闲度假、民俗体验、文化探秘等多功能于一体的海南国际医疗旅游区。可由海南省发改委和省旅文厅共同牵头组织编制具有区域规划、产业专项规划特点和体现规划的协调性与控制性的《海南国际医疗旅游区发展规划纲要》，利用海南世界级长寿养生资源，创新旅游开发与扶贫攻坚模式，实现海南旅游产业跨越式发展。海南国际医疗旅游区建设需要坚持以开放促发展，培育壮大市场主体，推进体制机制创新，充分发挥海南得天独厚的资源、环境、区位、产业、市场与政策优势，深度挖掘长寿养生文化内涵，以建设世界一流的国际医疗旅游区为目标，以整合长寿养生资源为核心，以大项目建设和新产品开发为载体，通过国际化开发、市场化运作、本土化改造、内涵化升级、跨区域打造、多产业融合、特色化发展、大品牌突破等方式，完善服务设施，规范市场秩序，开发特色旅游产品，打造国际医疗旅游产业链，促进海南旅游产业和经济发展，提升国际知名度和美誉

---

①吴之杰，郭清.国外医疗旅游研究现状及启示［J］.中国卫生政策研究，2014，7（11）：59-63.

度，努力建设成为国际一流的长寿养生健康旅游目的地和旅游集散地、国际长寿养生医疗科学研究中心和长寿养生文化交流中心，使其成为海南旅游经济发展新的增长极。

为了推进海南国际医疗旅游产业发展，逐步完善建立区域协调机制，建立省直部门之间、省与各市县相互之间的"部门协作、省市协同"紧密合作的长效协调机制。成立海南国际医疗旅游区建设工作领导小组，由省政府有关领导担任组长，省政府相关职能部门担任成员单位。领导小组下设办公室，办公室设在海南省旅文厅。领导小组定期召开海南国际医疗旅游区工作协调会，协调解决建设工作中出现的相关问题，积极采取措施大力推进国际医疗旅游区的建设和发展。省直相关部门和市县各级部门要在海南国际医疗旅游区建设工作领导小组的统一指导下，把打造海南国际医疗旅游区作为本部门的重要工作内容，成立相应机构，专门负责协调海南国际医疗旅游区的建设工作。

强化海南国际医疗旅游区在全省旅游经济发展中的地位和作用，利用和发挥其长寿养生资源富集、特色产业初具规模、发展空间广阔的优势，着力推进海南各市县长寿养生产业资源整合、优势互补、组团发展，促进旅游区国际化、品牌化、协同化发展，打造成为继国际旅游岛之后的又一重要旅游经济增长极、成为推进海南旅游强省建设的新引擎。充分利用国际医疗旅游区区位、产业、环境、市场、政策等优势，学习借鉴国际国内长寿养生健康旅游发展的成功模式，结合海南具体实际，搭建国际长寿养生健康文化交流与合作平台，共同推进长寿养生资源保护和开发利用，使海南国际医疗旅游区成为国际长寿养生健康文化交流与合作的首选地和国内外长寿养生文化交流与合作的重要基地。充分发挥旅游产业与长寿养生健康产业的融合发展功能，发挥示范效应，以点带面，以面成线，逐步推进旅游区长寿养生健康产业的全面、快速、持续发展。以"世界长寿岛""世界长寿之乡""中国长寿之乡"等长寿养生资源为依托，运用现代科学手段，开展对人类养生保健健康长寿方面的探讨和研究，科学总结和推广长寿养生的理论经验、长寿养生秘诀和长寿养生方法，进行长寿养生与旅游体验的试点和示范。充分发挥旅游区自然环境优越、生态旅游资源丰富的优势，在强化资源优先保护的基础上，通过优化区域发展格局、整合旅游交通资源等措施，实现资源共享和产业联动，按照共生、共建、共享、共赢的原则，充分发挥生态环境资源优势，推进资源节约型和环境友好型社会建设，建构合理、稳定、可持续的自然生态体系，建成以生态旅游为核心，生态型工农业和城镇乡村健康发展的社会经济体系，把旅游区建设成为名符其实的全国生态旅游基地、国家生态旅游示范区和海南低碳旅游先导区。

八、设立国际医疗旅游服务贸易示范区

打造康体养生基地，建立海口、三亚、琼海、儋州、五指山等市县集医疗、保健、康复、科研和教学为一体的区域医疗健康中心。

海南全省推进的省域"多规合一"改革试点，确定全省医疗健康产业重点布局在博鳌乐城国际医疗旅游先行区，着力引入并培育高端医疗旅游产业集群，建设基因检测、精准医疗等医学基地，确定在此开展简化行政审批改革的试点。海南力争用10年左右的时间，将先行区打造成世界一流的医疗旅游目的地和医疗高端人才聚集区，打造成健康领域国际交流平台，产业规模500亿元以上；来先行区的医疗旅游人数应占全省旅游过夜人数10%以上，产业增加值占全省旅游产业增加值的比重在20%以上。重点发展的领域包括特许医疗、健康管理、照护康复、医学美容和抗衰老等，形成为游客提供体检、健康管理、医疗服务、康复、养生（护）等项目的完整的医疗产业链[1]。海南要依托乐城国际医疗旅游先行区，用足用活国家赋予的各项优惠政策，大力引进健康管理、高端医疗、康复护理、医学美容和抗衰老以及中医养生等医疗旅游项目，形成集聚、高端、服务综合配套的高端国际医疗旅游产业聚集区，最大程度地加快医疗健康旅游产业与互联网的融合创新，推动海南国际医疗旅游产业健康快速发展。

加快建设以301医院为核心的海棠湾医疗健康服务区。引导具有国际竞争优势的企业和金融机构聚集，分阶段引进国际先进的医疗设备与技术，逐步形成世界领先的医疗旅游产业集聚区，将医疗护理、健康管理、康复保健、休闲养生、旅游观光相结合，把海南打造成为我国国际医疗旅游服务贸易示范区。

---

[1]马珂.博鳌乐城国际医疗旅游先行区推介医疗健康产业［N］.海南日报，2015-09-16（3）.

推动博鳌乐城国际医疗旅游先行区建设，将其打造成高端医疗先行区、示范区、卫生人才聚集区、医疗领域国际交流平台和海南旅游改革创新实验区。探索将三亚市打造成"中医疗养国际旅游示范区"，将五指山市打造成"黎苗医药疗养国际旅游示范区"。推进博鳌乐城国际医疗旅游先行区和海口、三亚中医养生示范区建设，打造全省乃至全国示范品牌，促进中医药服务贸易及健康产业蓬勃发展。

九、打造特色国际医疗旅游名城

海南作为一个较为成熟的旅游目的地，具有发展医疗旅游的巨大潜力和强大竞争优势。可借着时兴的医疗旅游热，构建集治疗、养生、休闲和旅游于一体的基地，大力发展国际医疗旅游产业，基本建成国内外知名的富有特色的国际医疗旅游目的地。充分发挥海口作为省会中心城市和国家历史文化名城的综合优势，按照建设"四宜"最精最美省会城市目标和加速城市转型发展的需要，把海口基本建成国内外知名的富有特色的"中国国际医疗旅游名城"。充分利用博鳌亚洲论坛的品牌优势、"田园城市，幸福琼海"的战略效应和博鳌乐城国际医疗旅游先行区获批的政策优势，把琼海打造成为"中国国际医疗旅游名城"乃至"亚洲国际医疗旅游名城"。充分利用三亚作为热带滨海旅游城市和国际医疗旅游产业已经得到一定发展的优势，把三亚打造成为国内外知名的富有特色的"亚洲国际医疗旅游名城"乃至"世界国际医疗旅游名城"。

第二节　以模式选择为关键，创新产业经营模式

一、"医疗机构＋医疗养生"模式

"医疗机构＋医疗养生"是世界各地通行的国际医疗旅游发展模式。海南医疗技术水平在全国范围内相对比较落后，但是经过这么多年的发展，医疗事业取得了显著的进步。2011年9月1日，海口市旅游医疗服务保障中心正式启

用，填补了海南无旅游医疗服务保障的空白。一批知名医疗机构（解放军301医院等）相继入驻，协和医科大学、湘雅医学院、第四军医大学等30多家国内著名医院均与海南各大医院建立协作关系，有效提升了海南的总体医疗水平，已经成海南国际医疗旅游的重要基地。此外，海南省眼科医院、海南省人民医院、海南省中医院也凭借过硬的医疗技术和良好的医疗条件吸引了大量国外游客。三亚中医院早已展开国际医疗旅游实践，提供中医康复理疗服务，成为国际医疗旅游发展的典型范例。海口恭和苑整合北京协和医院、中国康复研究中心、北京体育大学以及海口市医院等优质资源，以"医养结合"照护模式为特色，设计了健康改善计划，推出以健康管理、慢病调理和运动康复为核心，按照检测、处方、锻炼课程的完整步骤，将医疗的预保、康复、养生、保健、营养等融入老年人的日常饮食起居之中，提供集医疗诊治、康复理疗、养生保健、营养膳食等为一体的个性化疗养度假服务，吸引着全国各地的老年朋友纷至沓来。海南颐康中医疗养院是海口市投资2亿元建设的一家集中医理疗等为一体的综合性度假保健养生基地项目，按照五星级酒店标准建设，主要突出中医和温泉疗养特色，被列为全国老年健康养生示范基地。定安引进北京广安门医院在该县设立医、疗、养一体的高档医院，将其打造成国际旅游岛首席养生中医院，同时建设国际养生医护学校、养生连锁会馆、养生游客到访中心、养生度假酒店公寓、养生产权式酒店，为社会各界人士提供特色化、个性化、定制化的医疗养生服务，打造定安医疗养生的完整产业链。

海南需要进一步实施和改进"医疗机构＋医疗养生"的经营模式，逐渐改变公立医院作为医疗养生服务主体的处境，推动公立医院和私立医院的共同发展国际医疗旅游业务。相关医院可以抽调出部分医生参与医疗康复保健工作，将这作为海南的医疗养生品牌专科进行发展。同时，制定各项优惠政策，吸引社会资本进入国际医疗旅游行业，鼓励社会资本举办有特色、高水准的专科医院，鼓励医疗养生机构多元化发展。

二、"景区＋医疗养生"模式

海南各大景区一般都依山傍水，风景优美，而且景区医疗养生设施及配套服务齐全，一些景区建成的养生保健医疗旅游中心、专科病诊疗中心，对医疗旅游的组织和开展十分有利，可为游客提供专门的食宿以及医疗养生保健服务，这为"景区＋医疗养生"模式的推行奠定了基础。如：呀诺达雨林文化旅游区发展雨林养生药膳、雨林养生瑜伽、雨林行禅等静享自然天道的雨林医疗旅游产品；槟榔谷黎苗文化旅游区提倡"源于自然，走进自然，融入自然"的养生理念，传递运动的、具体的、简约型的养生模式，开发了黎族养生饮食文化讲解、黎族波隆原味养生餐、黎族养生药膳、波隆生态养生茶等医疗旅游产品；七仙岭建立国际太极文化养生园，开发春茶品茗养生、五行温泉养生、本地特色药浴温泉等养生体验产品；海棠湾大力建设以301医院为核心的医疗健康服务区。海南各大景区可以紧密结合自身的资源状况和实际条件，积极实施"景区＋医疗养生"的经营模式，大力发展医疗旅游。例如，在荣膺国家4A级景区后，文笔峰丰富了以文化旅游为主的单一旅游模式，充分挖掘海南优势资源和文化特色内涵，增加休闲度假、理疗养生和香文化复兴等内容，走极具海南特色的高端生态养生特色景区之路。现在的文笔峰盘古文化旅游区已经发展成为一个以中华传统文化为核心，集道家文化、儒家文化、养生文化、中华香文化和海南民俗文化于一体，融文化、旅游、休闲、购物、养生、美食等于一身的综合性文化产业旅游项目。

三、"酒店＋医疗养生"模式

"酒店＋医疗养生"合作模式也是当前世界发展国际医疗旅游较为常用的经营模式，如瑞士拥有完善的"酒店＋医疗养生"合作模式——瑞士预防诊所和苏黎世柏悦酒店进行合作，推动了瑞士苏黎世医疗旅游快速发展。1996年，中国第一家五星级度假酒店——三亚亚龙湾凯莱度假酒店建成，如今，三亚已经成为国际品牌酒店争相入驻的热门地方，成为国内高星级度假酒店最为密集的地方。

海南很多星级宾馆和中高端度假村开设了提供自然疗法、针灸、推拿、足浴、温泉、药膳和中药美容服务的中医药保健俱乐部，推出太极教学、瑜伽教学、热带雨林探险、温泉疗养等各具特色的康体养生服务项目，能为游客参与和体验医疗保健提供各种服务，取得了不错的经济和社会效益。2015年2月，海南博鳌道纪养生度假酒店开业，这是国内首家以中国传统道家养生为主题的专业养生酒店，完全围绕道家养生主题设置功能，其提供的核心项目有丹道功法、清排净化、辟谷净化、道德学堂和养生管理等，并且结合市场需要推出养生旅游、养生度假、养生会务、老年疗养、闭关实修等系列养生产品。万宁兴隆忆云山水温泉度假酒店也是一家以南药温泉养生为主题的养生酒店，成为海南首席南药温泉养生示范基地和国内首家芳香音乐疗法养生国际品牌酒店。琼海天福源温泉大酒店，位于琼海官塘，是集观光度假、休闲疗养、商务会议、运动健身、温泉SPA等于一体的多功能综合型旅游度假酒店，其养生中心更拥有531间套度假房、别墅和一期2000套温泉度假公寓。这里突出养老、养生、度假、休闲理念，配有适合不同人群需求的各类设施，甚至还有老年大学。海南金陵博物馆酒店是由海南二十一度假连锁有限公司管理的国内首家以博物馆为主题的度假酒店，毗邻54洞温泉高尔夫果岭天堂，并被兴隆国家森林公园"环抱"，有1000米原生亲水平台和人文景观与原生态雨林溪谷完美相融的雨林养生谷，环绕中央罗马广场有19个温泉泡池，极致展现了优越的自然环境和天然养生资源优势。此外，作为博物馆主题酒店，拥有陶器、青铜器、石刻、瓷器、字画、玉石等6个展区，展示出艺术精品的文化魅力，与养生、旅游融会贯通，为打造养生文化特色线路提供新思路[①]。三亚珠江花园酒店的浪琴坞美疗中心所提供的中医针灸推广服务、中医传统推拿按摩保健产品和服务，获得市场的追捧。山海度假村内设有疗养院，设置了床位、疗区、传统康复医学室、体疗室、药房、医学检验科、医学影像科、理疗科、彩超室、经颅多普勒室等医疗设施设备。

"酒店＋医疗养生"模式应该是海南医疗旅游发展的不错的选择。只要改善自身的软件和硬件积极应对，及时推出各种特色养生产品，同国内外成熟的养老养生连锁机构合作，打开养老养生市场，提升专业服务水平，海南的度假酒店和度假村就能够在养老养生市场抢占商机。酒店发展医疗旅游，应当考虑酒店的地理位置、设计和服务，要加强与具有丰富专科治疗技术和康复理疗经

---

①林晓露.2015海南（万宁）全国媒体养生旅游推广活动即将拉开序幕［N］.南京日报，2015-03-03（3）.

验的医疗养生服务机构的紧密联系，建立关系网络，以便为不同的境外患者提供适合的服务。

四、"宗教 + 医疗养生"模式

海南是一个有多种宗教并存的省份，除了有佛教、伊斯兰教、天主教、基督教和道教5种宗教形态外，还有少量外籍的巴哈伊教、东正教及大量的民间信仰，各种宗教之间互相尊重、关系融洽、和谐发展。海南宗教养生文化源远流长、丰富多彩，因此海南宗教养生资源也较为丰富，可以建立宗教医疗养生产品示范基地，发展宗教医疗旅游。

作为海南道教文化的发源地——文笔峰盘古文化旅游区是琼北旅游圈第三家国家级4A景区，坐落于海南定安文笔峰山麓，相传道教南宗五祖白玉蟾在此羽化成仙，自古被视为"龙首龟背"的风水宝地。中国最大的道家建筑群、有"天下第一观"之称的文笔峰道家文化苑是一个集旅游观光、休闲娱乐、美食养生、文化研究为一体的大型文化主题景区，苑内玉蟾宫是道教在海南唯一的合法庙宇，被奉为"南宗宗坛"。文笔峰道教养生文化传承千年，保留丰富的养生方式，拥有完备的养生配套体系，能为海南医疗旅游发展提供丰厚的文化内涵。文笔峰充分利用道家养生文化，突出道家天人合一、自然和谐理念，教授太极拳、呼吸吐纳等养生技巧，烹饪道家养生美食，打造以"道"为主题的道家养生胜地，形成与三亚南山分庭抗礼的海南"南佛北道"宗教旅游格局。道教注重养生，认为素食可以达到延年益寿的养生功效，养生堂内所供应的斋食药膳均采用纯天然绿色生态原料和原生水源，以道教"饮食自然"的宗旨和四时五行、因人而异的原则，讲究宜忌、用量、火候，搭配出"观之形美、食之味佳，入味不苦，效在充腹、功在健身，益在享乐"的健康美味。澄迈的永庆寺是海南历史上有名的禅林圣地，是琼北规模最大、名气最响、香火最旺的佛教寺院，其佛缘素斋馆推出素斋药膳、参禅礼佛、禅修养生等医疗养生产品，把景区打造成为"宗教祈福—修心修性—度假养生"的综合体验区与修心养生生活方式综合区。南山是举世闻名的长寿区，开发了健康养生讲座、南山素斋、香巴拉养生药膳斋等医疗养生产品。

五、"温泉＋医疗养生"模式

海南温泉资源数量众多，分布广泛，种类齐全，密度之高居全国之首。目前已知并开发的温泉点有40余处，拥有兴隆温泉、官塘温泉、南洋温泉、南田温泉、观澜湖温泉等知名度较高的温泉，并且开发已成规模。海南多数温泉矿化度低，多属于氟硅型热矿水，富含硫黄等矿物质，并含硒、碘、锶、氡、硒等微量元素，对于促进血液循环、改善体质、杀菌灭毒、恢复体力、调整心脑血管疾病、治疗糖尿病、皮肤病、消化系统病、痛风、神经痛、关节炎，增强耐寒力及免疫力，等等，具有较好的疗效，医用价值很高，是开展温泉康复疗养的胜地。海南可以实施"温泉＋医疗养生"模式，重点打造万宁兴隆、琼海官塘、三亚南田、保亭七仙岭、儋州蓝洋温泉等重点康体养生基地。三亚小鱼温泉的小鱼嘴里的分泌物可以起到杀菌消毒的作用，亲啃人体肌肤时能够刺激人体表皮神经，促进血液循环，达到美容养颜、延缓衰老的功效。三亚海棠湾的珠江南田温泉是我国最大的露天温泉，因其浓郁的黎苗风情及巴厘岛风格的建筑和园林设计，钙、氟、钠、锌、镁、钾"多料"温泉特色，自流量之大，世界罕见，被国家工商总局（今市场监督管理总局）注册为"神州第一泉"。

六、"医药基地＋医疗养生"模式

海南可结合本土资源和地域特色，依托遍布全岛各地的中药材和黎苗药材种植基地，引入中医药和黎苗医药康体养生理念，建设一批集观光旅游、休闲娱乐、养生保健、医疗康复等为一体的中医保健旅游基地，推出一批融保健养生知识普及、康体保健体验、健康娱乐于一体的中医药和黎苗医药养生文化主题园区、康体养生基地和健康养生会馆，建立中药材和黎苗药材种植医疗养生基地，开发具有浓郁中国特色和海南本土特色的中医药和黎苗医药特色康体养生旅游商品和医疗旅游项目，打造中医药和黎苗医药康体养生旅游品牌，实施"中医药和黎苗医药＋医疗养生"的经营模式。

七、"先行区＋医疗养生"模式

全国第一家以医疗旅游为主导的国际医疗旅游先行区——博鳌乐城国际

医疗旅游先行区的获批，为海南医疗旅游发展带来重大利好和发展机遇。海南可重点建设好国际医疗旅游先行区，依托当地生态资源，发展医疗、养老、科研等国际医疗旅游相关产业。积极引进国内外医学高端人才和干细胞治疗、分子诊断等世界前沿医疗技术，创建集医、养、护、学、研于一体化的新模式，将先行区建设成面向世界的健康养生休闲地和国家级医疗旅游产业先行先试区。加强对海南博鳌乐城国际医疗旅游先行区的跟踪观察和发展指导，充分用足用好国务院给予的各项特殊优惠扶持政策，在药品和医疗器械进口注册审批、大型医用设备配置、医疗服务价格、进口关税优惠、医疗技术准入、境外医师执业和资本办医、医疗技术人才引进等方面积极探索，形成可供推广的经验，并逐渐向海南全省进行推广。

八、"风情小镇＋医疗养生"模式

《海南国际旅游岛特色风情小镇（村）建设总体规划（2011—2030）》明确提出，争取通过若干年的滚动建设，把特色风情小镇打造成国际旅游岛的特色名片。海南省东部组团旅游资源开发相对比较成熟，要依托著名风景区，发展热带农业和滨海度假观光旅游、海洋旅游等东部特色旅游风情小镇（村）；西部组团依据全省产业布局，充分利用西部产业优势资源，发展特色产业型旅游风情小镇和文化旅游风情小镇（村）；中部组团优先开发绿色生态旅游和民俗风情旅游。

因地制宜打造一批基础设施配套、特色产业支撑、风情魅力独特的风情小镇，是海南国际旅游岛建设的必然选择，也是海南特色城镇化的发展方向。海南建设国际旅游岛的规划明确把特色风情小镇的建设列入其中。2010年12月，海南首个养生风情小镇——丽湖养生风情小镇落户定安南丽湖，作为海南国际养生论坛的永久会址，成为海南第一个集论坛、养生、休闲、度假、体检、疗养、康居、教育和城镇建设为一体的养生风情小镇样板。小镇有机结合中国养生元素和世界先进的养生元素，在功能和规划上划分为"一轴、双核、四片、八大养生主题功能"，遵循市场化、城镇化、休闲化、养生与娱乐结合、养生与保健结合、养生与旅游结合、养生与文化传播结合的原则，开发道家养生、禅修养生、南药药膳、温泉SPA、健康住宅、水岸养生、养生教育等养生旅游项目，建成一个具有东南亚风情的养生小镇。

一批具有浓郁地方风情特色的旅游风情小镇串联起海南岛这座热带岛屿中最具特色的自然资源和人文资源，成为海南旅游项目中的重要组成部分。海南很多风情小镇具有优越的环境条件、资源条件和市场条件，适合打造成为发展国际医疗旅游的养生风情小镇。结合海南各地实际，充分发挥各地的医疗旅游资源特色和优势，建设一批医疗旅游风情小镇，配套建设相关的度假区、文化街、主题酒店，形成一批与中药科技农业、名贵药材种植、田园风情休闲结合的养生体验和观赏基地。同时，积极引进预防医疗、高端体检、康复疗养、美容整形、运动康养、亚健康调理服务等国内外生命养护保健连锁机构，并配套发展旅游、购物、餐饮、住宿等服务设施，将风情小镇建成中高端国际医疗服务承接地。

九、"旅游地产 + 医疗养生"模式

旅游地产是有别于传统住宅项目的一种依托周边丰富的旅游资源而兴建的，以旅游休闲度假为目的、融旅游和居住为一体的房地产开发模式。它是由旅游 + 房地产而形成的房地产业，是旅游业和房地产业的无缝"嫁接"，"时权酒店""产权酒店""养老型酒店""景区住宅""运动休闲度假村"等置业项目均属此类。目前国内比较突出的旅游房地产主要有华侨城模式、宋城模式、观澜湖等。

作为国内著名旅游省份，海南滨海旅游资源非常丰富，是度假养生居住的最佳选择，旅游地产发展条件得天独厚，发展前景十分乐观。如：澄迈永庆寺周边以"修身养性·海天禅居"作为策划的指导思想，形成"禅意海天·养性丛林"的宗教养生居住区，和历史悠久的永庆寺一起形成真正意义上的"永庆寺——海边的禅修居所"。由千套温泉度假公寓构成的琼海天来泉养生俱乐部以温泉养生社区为基础，引入英国爱德华健康管理，融酒店式公寓服务、多彩养乐服务及个性化服务定制、会员增值服务等一站式服务，为游客提供温泉SPA、疗养，为会员配备健康管家，建立私人健康档案，进行身心健康全面评估，量身定制高效健康建议书，纠正对健康有害的生活习惯，指导形成新的健

康生活方式；进行健康干预，包括健康跟踪回访、用药指导及提醒等。同时，与琼海市人民医院建立绿色就医通道，问诊医疗无需排队挂号等待。白沙水润长青养生度假庄园则是看中了白沙独特的地理环境优势和当地的民族特色文化，打造了以关爱健康、养生旅游度假为主题的度假庄园。庄园地处国家湿地公园中心位置，三面环水，一面靠山，群山叠彩、气候宜人、水天一色，环境非常优美，水质好，空气好，绿色生态食品多，旅游度假配套设施健全。园区配有湖畔餐厅、休闲咖啡厅、养生保健馆、棋牌娱乐室、超市、网球场、篮球场、游泳池、巴士、钓鱼台、游艇码头、农家种植园、休闲栈道等完善的服务设施，是一个具有浓郁海南民族风情特色的养生度假庄园。游客居住于此不仅可以享受优美的居住环境，还可享受周到贴心的服务。文笔峰与南丽湖山水相依、形意相生，自古是被视为"龙首龟背"的风水宝地，是古时海南唯一被封为"皇家园囿"的禁地。位于南丽湖北区的中铁·诺德丽湖半岛以世界级滨湖养生胜地的产品定位，与道家北派养生文化形成呼应，营造出人与自然和谐共生的诗意养生空间，打造"湖居养生"品牌。

结合海南的实际情况，可以实施"旅游地产＋医疗养生"发展模式，大力建设各种养生酒店、养生会所、养生会馆、养生保健中心。加强相关专业国际医疗养生服务社区的定位和功能规划，在保护生态环境的前提下，建设主打康体养生的楼盘和社区，发展既能旅游度假又能养生居住的集度假居住、医疗、康复、养生、投资为一体的医疗旅游地产，把海南建成"国际医疗旅游地产先行区"和"世界高端医疗养生胜地"。积极引导社会力量进入医疗旅游房地产领域，发展医疗养生高端房地产，使其成为海南国际医疗旅游产业发展的重要支撑。鼓励和支持一些大型房地产开发集团依托自身雄厚的资金实力和与政府部门的密切关系，在一些大型房产基地实施"旅游地产＋医疗养生"模式，积极提供医疗养生服务，大力发展社区医疗养生。同时，积极引入国内外一流医疗、养生机构。

十、"社区＋医疗养生"模式

随着老年人群体越来越大，养生健康产业面临着巨大的发展机遇。海南应该紧紧抓住养生主题，打造度假型养生或养老公寓，配套独特的核心设施和多样化健康疗法，塑造区域主题和核心竞争力。

根据发达国家和地区的经验，社区养老助老服务工作除了专业工作人员之外，还应有相应的志愿者服务队伍作为支撑，组成"老年服务小组""送温暖小组""孤老残疾保护网络"等志愿组织。海南应以"老有所养、老有所医、老有所为、老有所学、老有所乐"为目标，在社区设计布局上将老年服务功能与城市特色、生态目标融合在一起，提供无障碍通道，不断完善方便退休人士生活的卫生站、小超市、康复中心和娱乐中心等服务设施，增加供退休人士活动的绿色空间，使退休社区成为充满人文关怀的城市模范社区。定安南丽湖幸福城1号进驻了世界上最大的养老服务机构，为退休人士提供全方位的医疗、保健、养生、个人护理、心理陪护、社区交往、文化娱乐、休闲运动、健康饮食等一系列个性化定制服务。

十一、"休闲农业＋医疗养生"模式

古语有云："功成不受爵，长揖归田庐。"解甲归田自古以来就是中华儿女期盼的梦想归宿。随着民众生活水平和文化素质的提高、闲暇时间的增加、对空气环境质量要求的提高，休闲农业和乡村旅游逐渐成为都市居民追求的一种时尚，越来越多的人将会选择回归自然式的长居农村休闲，休闲农业将会迎来良好的发展契机。休闲农业与养生结合，会是未来休闲农业发展的一大趋势。乡村得天独厚的自然环境、人们返璞归真的养生愿景、良好的国家利农政策等，无不昭示着"休闲农业＋养生"的良好发展愿景。

海南休闲农业发展可以从"养生"切入，将休闲农业融入养生元素，让休闲农业与养生产业得以融合发展，发展养生型乡村旅游与休闲农业，休闲农业与养生产业的结合相得益彰，以乡村旅游与休闲农业作为入境医疗旅游发展的重要载体。海南发展养生型休闲农业的根基、优势和路径都在海南得天独厚的生态环境和生态农业。

养生型休闲农业体现了养生与农业的直接或间接的关系，珠联璧合，是一种绝配，主要有以下几种方式。一是饮食养生。食物大多来自农业，且有"医食同源"之说。硒是人体必需的微量元素，对提高免疫力、抗癌、抗衰老有不可替代之功效，素有"防癌之王"美誉。海南富硒土壤资源丰富，可以充分利用富硒资源，开发富硒火山食品瓜果，如：富硒火山有机香米、辣椒、苦瓜等富硒反季节瓜菜，圣女果、火龙果、莲雾等富硒水果以及富硒矿泉水等一系列富硒产品，并利用富硒淤泥进行理疗保健养生，打造海南富硒养生天堂。二是农事养生。城市居民还可以在农村租用土地，做一个城市农夫，从事农事活动，体验耕作生活，强健身体，娱乐身心，也是一种养生。三是药材养生。海南农村有很多的中药材和黎苗药材人工培育基地，还有山野丛林的野生中药材和黎苗药材，这些药材含有很多对人体有益成分，有着良好的康体保健效果，可以发展农村药材养生。四是温泉养生。海南大多温泉地处山区农村，温泉的理疗保健功效不言而喻，而且温泉中添加的中药材、酒、牛奶、咖啡、花卉等都与农业有关，应以海南优质丰富的温泉资源为龙头，整合和提升休闲农业、有机中药、有机茶叶等现有资源。五是休闲养生。生活在"钢筋水泥丛林""柏油沙漠"中的人们，被"都市综合征"所困扰，紧张的工作、生活方式和狭小的生活空间迫使人们有一种回归自然、返璞归真的强烈愿望。利用双休日去享受农家乐，获得身心的放松，也是颇受欢迎的一种方式。六是生态养生。海南田园风光旖旎，四季常青，"村村都是一幅图卷，处处都是一幅美景"，投身大自然绿色氧吧，可以提高人体免疫力和各方面机能。海南应该突出自身的生态环境优势，打好打响"生态牌"，以休闲农业、娱乐养生为主打产品，加上生态观光、文化风情、品农家风味、融民俗风情等特色优势，构建全新的绿色生态养生休闲农业建设。

当然，除了需要考虑项目本身的可行性以外，还要考虑到与养生人群尤其是老年人的身体状况、精神状态、兴趣爱好等相契合，在保障其人身财产安全的基础上，尽量朝着有益身心健康的方向发展，如提供在乡村规划相对灵活的度假房，配备一定的养生设施进行出租；预留部分农业用地进行出租，并根据需要提供一定的耕种指导，让养生养老人群体验耕种和收获的乐趣；选取合适的土地进行统一管理，种植绿色果蔬，开展参观和采摘等活动；举办各种文体活动，丰富养生养老人群的文化生活；注重养生，供应养生餐饮；建立生活兴趣俱乐部，消除养生养老人群的寂寞，让他们更好地体会生活的乐趣；等等。只有如此，才能在"休闲农业＋养生"的道路上走得更为久远。

海口石山火山群世界地质公园是我国唯一一处地处省会城市边缘的火山群

遗迹，分布有40座各种类型的火山和30余条熔岩隧洞，是4A级景区、世界地质公园、国家地质公园，极具科考、科研、科普和旅游观赏价值。公园内生长有上百年的荔枝、龙眼、菠萝蜜和榕树等多种树木以及原生灌木丛，多种经济农作物与千姿百态的观赏植物组成了颇具特色的亚热带火山农业景观，火山口地区周边优渥的环境孕育独特的富硒美食，是游客"洗肺"、释压、解馋的不二选择。海口市琼山区目前有20多个村庄依托人文景观和自然环境资源开展乡村农家乐休闲旅游经营活动，比较有名的有醉乡野望——龙门村（又名岭门村）、睡莲基地——云雁村、琼州第一将——泮边村、绿野仙踪长寿村——多谷屯村、鹭鸟天堂——田心村、世外桃源——墩插村、田园风光——龙鳞村、革命之乡——大水村以及城郊花园——兰花谷休闲农园、香世界庄园等，其中有7个村获得"海口旅游名村"称号。定安充分利用本县南部生态环境好、空气优良、琼崖革命遗迹、火山冷泉和亚洲第一榕树等差异化旅游资源，大力整合涉农资金，将翰林镇、龙河镇、龙门镇、岭口镇、中瑞农场等共100多个村镇进行母瑞山革命老区"百里百村"文明生态村连片创建，打造国际旅游岛绿道，实施"休闲农业＋医疗旅游"发展模式，探索出了一条生态养生之路。

第三节　以服务质量为根本，注重配套服务提供

当前，海南国际医疗旅游发展还存在经济发展水平不高，基础设施建设相对滞后，发展国际医疗旅游的硬件配套不足；医疗资源与旅游资源未能形成有效整合，医疗机构和旅游机构没有形成"一条龙"配套服务；旅游行政主管部门人员和行业从业人员的素质偏低等问题。因此，需要注重提高配套服务水平。

一、完善基础设施建设

海南经济发展水平不高，基础设施建设相对滞后，发展国际医疗旅游的硬件配套不足。要发展国际医疗旅游业，海南各地需要政府部门、医疗机构和旅

游行业的共同努力，结合当地实际情况，完善基础设施建设，加强硬件设施和配套服务设施建设，注重提高配套服务，提高国际医疗旅游产业的接待能力，加强和完善国际医疗旅游的配套设施建设，如交通、住房、教育、文化、规范城市管理、保障和改善民生条件、改善城市基础设施、更换中英文的路牌标识、建立旅游信息服务中心，带动相关产业的发展，形成经济可持续发展的完整产业链。加大投资力度，完善医疗旅游线路、目的地的基础设施，同时大力发展与医疗旅游配套的公路、铁路、航空等基础设施，加强相关医疗机构基础设施建设，着力改进国际医疗旅游接待条件。打造康体养生基地，建立区域医疗健康中心，加快建设以301医院为核心的海棠湾医疗健康服务区，重点建设好博鳌乐城国际医疗旅游先行区。国际医疗旅游地能够提供停车场所、卫生厕所等设施设备，提供各种供残疾人和其他行动不便患者的无障碍出入坡道、专用卫生间、配备轮椅等，道路按照交通路、生态路、健身路等3种进行建设，交通标识和安全标志做到清楚明确、安全无误，最好能够具有一定的艺术感和美感。配备专门医疗设备、养生设施和医疗养生专职人员。游客中心能够设有咨询台，提供景区导游、电话咨询、电脑触摸屏等服务，建有覆盖监控系统和广播设备等方便境外游客的各种服务设施设备。引进国际领先运动康复设备，创建海南医疗旅游中心和满足境外游客的疾病诊治、健康保健、体检咨询需要的专门机构，依托或抽调海南省各大医疗机构优秀的人才、技术、设备等医疗资源，提供疾病诊治和健康保健服务。

另外，积极推动海南部分医疗设施旅游化和旅游设施医疗化进程，以此更好地满足国际医疗旅游产业发展的需要。

二、提供各种配套服务

医疗旅游产品是旅游经济、体验经济、医疗经济等多种经济活动融合的产物。医疗旅游产品不但要展示"医+游"或者是"医+游+特色"，还要展示"医+游+特色+更多体验"的特性，注重功能性和特色性的完美结合。特别是满足医疗旅游者的特殊需求，如个人信息的保密、个人隐私的保护和个人健康的保障[1]。

---

[1] 闫玮.我国医疗旅游发展现状与提升策略研究［J］.开发研究，2015（2）：153-155.

可以研究境外医疗旅游者的医疗旅游需求，有的放矢地提供各种完善的配套服务，从而更好地满足境外医疗旅游者的需求。医疗旅游一般是以医疗、康复、保健、美容等为主，以旅游休闲为辅，节奏相对舒缓，因此路线设计上应与一般旅游产品有所差异，这要求设计路线的产品经理应该具有一定的医疗背景，全程还须配备能对医疗用语进行准确翻译的随行人员。相关行业应在高端旅游体检、慢性病治疗康复、度假养生等方面提供全套专业解决方案；注重提高自身的配套服务，在语言、保险、报销和生活服务等方面，都要符合国际患者的习惯，提供符合国际患者需要的人性化服务。开展国际医疗旅游的相关医院病房内可以设置卫星电视、24小时宽带等符合国际水准的设施，而医护人员也应掌握多国语言，或配备有专业人士为外籍消费者在整个治疗过程中提供翻译服务。

借鉴泰国经验，在海南卫生相关网站上标示详细的医疗机构信息和知名医院，还与各大商业银行合作，向游客发行借记卡，提供医疗及人寿保险服务。因为世界各国的医疗技术和法规政策不尽相同，助孕和干细胞治疗等一些医疗项目和治疗方式可能本国禁止开展，以及一些较为私隐的疾病不希望外界过多知晓，所以这部分游客非常注重隐私，可以根据这些游客的要求为他们安排不同的医疗场所的入口和出口。承办医疗旅游服务，尤其是重症转诊项目，最重要的环节包括病历翻译及就诊沟通等医学翻译，这需要从业人员具有良好海外医学教育或者行医资历。

国际医疗旅游通常涉及患者所在国的保险公司，而国内目前尚不能直接受理国际健康保险，所以患者须到所在国的保险公司报销医疗费，这已经成为制约海南国际医疗旅游产业发展的一个主要瓶颈。为了降低和消除海外患者在中国医疗旅游旅途和手术过程中的风险顾虑，海南可以考虑引导国内保险机构与相关医疗旅游服务机构、国际外科中心或医院达成战略合作，为其提供"对与原定医疗程序无关的意外疾病或意外伤害医疗保险"和"由原定治疗引发的并发症治疗保险"等一系列完善的医疗旅游补充保险服务。同时，通过制度创新和体制创新，积极引入国际健康保险服务，尤其是尽快完善第三方支付，以此减轻海外患者医疗旅游的支付压力。

可以开展"定制医疗旅游"，采用医疗旅游高端定制的方式。实施"一条龙"服务的模式，不仅可以根据境外客人的身体状况因私定制治疗方案，还可以为客人提供医疗信息收集、医院选择与医生预约、医疗陪同、病历翻译、医疗养生、签证、交通住宿预订、休闲观光等配套服务。建立游客服务中心，建立游客投诉意见档，由专人负责处理并且能够做到及时反馈。另外，参加中医理疗等医疗旅游的时间一般较长，有的需要1至3个月，甚至有境外游客跑到海南"猫冬"避寒，停留时间就更长，目前针对境外游客免签入境后停留时间延长至30天的政策，停留天数依然显得不多，这就要求适当放宽签证政策，探索推出可长期居留海南的医疗旅游签证，适当延长国外医疗旅游游客在海南的合法逗留期限，方便患者有充足的时间在海南接受检查、治疗、康复和休养，以"医"带"游"或以"游"促"医"。2017年5月泰国就推出以治病为目的入境停留90天（需要多次入境可以续签，总时不超过1年）的中国居民（包括患者在内不超过4人）免签政策。可借鉴韩国、日本等国经验，实施医疗旅游签证制度，放宽旅游签证政策，推出适当延长和增加入境医疗游客居留海南的合法逗留期限和往返次数的入境医疗旅游签证。

同时，加强与目标客源市场的医疗旅游中介公司、医疗机构和保险公司沟通联系，促成其把海南医疗旅游治疗列入其医疗保险范围，出台相关国际保险政策和措施。有实力的医疗机构可以成立自己的国际医疗部，开设国际医疗保险定点病房，让外国人能够做到在海南治病、回本国报销。鼓励发展帮助来琼的医疗旅游者及其家属处理就诊预约、食宿、购物、观光、度假等事宜的第三方服务组织。借鉴日本、泰国、印度等国经验，与主要入境医疗旅游客源地公共保险公司协商便捷支付业务，在入境游客较多的地方给予保险等相关便利，吸引高端医疗旅游消费群体增加并延长入境次数和逗留时间。

探索建立健全医疗旅游风险解决机制，研究建立由第三方管理的医疗旅游风险解决机制，解决在疾病的复杂性、保健过程中的过错、治疗水平的不足、医疗纠纷等医疗方面，还有在旅途突发疾病、意外伤害以及旅游行程取消、更改和延误等旅游方面存在的各种风险。

三、推动民营医疗机构和房地产开发集团进入

中国政府为了保证民众基本医疗需求得以满足已经提出限制公立医院特需

服务的供应量，从而进一步拉大对于高端医疗的供需差距，因此民营医院有望保持快速增长。于海南而言，可改变公立医院作为医疗服务主体的处境，推动民营医院和私立医院共同发展医疗旅游业务，选取高端专科医疗服务的民营医疗机构发展国际医疗旅游；相关医疗机构抽调出部分医生参与中医康复保健工作，将这作为海南的医疗品牌专科来发展，助推医疗旅游。同时，制定优惠政策，吸引社会资本进入医疗养生行业，鼓励社会资本在海南举办有特色、高水准的专科医院，鼓励医疗机构多元化发展；鼓励和支持一些大型房地产开发集团依托自身雄厚的资金实力和与政府部门的密切关系，在一些大型房产基地实施"房地产＋医疗养生"模式，积极提供医疗服务，大力发展社区医疗。

四、加强与国内外优秀医疗机构的交流与合作

为了应对日趋激烈的国际医疗旅游市场竞争，海南各大医疗旅游机构应该与海外知名医疗机构建立合作联系，通过"走出去、请进来"相结合的方式，选派相关人员赴这些国家医疗机构学习医疗旅游服务和管理技术，聘请海外的专家、学者等来华专业授课和参与管理，积极开展国际医疗技术的交流与合作，提升我国医疗机构的实际服务水平和管理能力，从而确保更多的境外医疗旅游者把海南作为国际医疗旅游目的地。特别是当海外患者由于医疗费用等而无法在本国实施治疗，或者是由于手术需要等待很长时间才能实施，或者是所要实施的手术不在其医疗保险覆盖范围之内，等等，他们可能倾向选择海外医疗旅游机构接受治疗。此时，海外医疗合作伙伴就可为患者转介安排至海南的医疗机构，这会大大吸引更多的海外医疗旅游者，增加海南医疗机构的国际知名度。此外，还可以与海外医疗机构在教育、培训及人员交流等方面进行交流与合作。

具有良好声誉的外国医疗机构能更加快速地得到海外医疗者的认可，使他们相信在海南接受医疗服务可以得到与在海外同样质量保证的同时，还能更大限度地节省费用。2012 年，印度莫哈里的富通医疗旅游医院与美国联盟医疗体系（Partners HealthCare System）建立相互转介安排合作关系，即当美国的医疗消费者在医疗保险、医疗政策等方面受到限制，希望到海外医疗机构接受康复护理或手术治疗时，美国联盟医疗体系在征得医疗消费者的同意后，可

以把他们介绍到印度的富通医疗旅游医院接受康复护理或各种手术治疗。美国联盟医疗体系是一个综合性学术医疗保健机构，拥有世界著名的美国马萨诸塞州总医院和布里格姆妇女医院，与之建立转介安排合作关系，大大提升了印度医疗旅游医院在国际医疗旅游业的知名度。此外，印度阿波罗医院与毛里求斯、坦桑尼亚、孟加拉国以及也门的医院也建立了合作关系，还在斯里兰卡、阿联酋等国设立了医疗分支机构等[①]。

如今，许多世界知名的医院或是医疗机构，都有在中国设立医疗分支机构或在中国设立合作项目的愿望。如，2016年1月，中韩FTA（自由贸易协定）示范区国际医疗旅游合作洽谈会在重庆召开，实现建立双方长期合作机制，并开展多方面的友好协作。

海南应该抓住这样的机会，使医疗水平能够在技术、服务和人员培训上具备国际水准。当然，医疗机构的跨国合作涉及许多复杂的问题，例如医疗安全的法律法规、各国的医疗作业操作规范、药品使用规定以及常规的商业利益分割，这一系列都是需要合作双方或是多方商谈的。引进国外先进的专项医疗技术和优秀的医疗项目，既能增强海南国际医疗旅游的竞争力，同时政府还能在土地出让、税收、人才流入、就业环境改善上获得更多的间接利益，从中获得良好的经济效益和社会效益。还可确定一些定点医疗机构作为国外国际医疗旅游发达国家在琼企业定点健康管理服务合作单位，开展国际医疗旅游合作项目。就海南本地客户深度旅游体检、就医转诊等事宜与国外国际医疗旅游发达国家开展深度合作、互利共赢，并向全国服务网络推广。引进国内知名的大型综合或是专科的医院，或独立设院或与海南医疗机构合作，将其优秀的管理体制渗入海南的医疗管理中，全面提高海南医疗从业人员的素质和服务水平，使海南的医疗服务能够更好地满足境外医疗旅游者的要求。及时制定更加优惠的政策，扩大深化与那些具有全国领先的医疗领域和优势专科的医疗机构的交流与合作，从而为海南国际医疗旅游提供更为高端的医疗技术和养生保健技术。充分利用邻近泰国、印度、新加坡等亚洲医疗旅游发达国家和地区的优势，在

---

①任冲，费利群.印度医疗旅游业的全球竞争模式及启示 [J].河北经贸大学学报，2015，36（3）：76-81.

医疗产品开发、高端医疗设备引入、语言及医疗服务培训等方面与这些国家和地区开展合作。同时，开辟跨境医疗旅游线路，加强同泰国、菲律宾、新加坡、马来西亚、印度、韩国、日本等周边国家以及我国港、澳、台地区在国际医疗旅游产业方面的交流与合作。

五、营造良好的医疗旅游人文环境

加强医疗旅游行业诚信体系建设和制度建设，引导企业和相关从业人员增强诚信意识，自觉开展诚信服务，加强行业自律和社会监督。充分发挥行业协会、学会在业内协调、行业发展、监测研究，以及标准制定、从业人员执业行为规范、行业信誉维护等方面的作用。建立健全不良执业记录制度、失信惩戒以及强制退出机制，将医疗养生服务机构及其从业人员诚信经营和执业情况纳入统一信用信息平台。大力提高海南旅游行政主管部门人员和旅游企业从业人员的素质，包括提高公共服务水平（比如窗口行业服务员、出租车司机的道德修养和语言水平），以及建立旅游信息服务中心、改善城市医疗和旅游基础设施、医疗机构和路牌标识国际化改造、提高本地居民素质等，为来海南进行医疗旅游的境外游客提供一个良好的人文环境。

六、实施医疗健康信息化服务项目

顺应时代发展需要，海南国际医疗旅游产业需要借助互联网技术，加快产业信息化建设。互联网应该成为海南医疗旅游资源开发整合、产品宣传销售和医疗旅游服务实施的首选信息支撑平台。建立海南国际医疗旅游官方门户网站，设立不同语言版本，构建海南国际医疗旅游信息化网络体系，加快实现国际医疗旅游服务公共管理网络化、信息管理智能化、安全保障一体化，向境外游客展示中国传统医疗养生技术与海南特色旅游资源结合的独特魅力，加强国际医疗旅游的宣传和推广，扩大海南国际医疗旅游在国际上的影响。积极引入投资和加大财政拨款，大力实施医疗健康信息化服务项目，积极发展规范运作、公开透明、平等竞争的入境医疗旅游电子商务平台，推进医疗健康服务信息化建设。制定相关信息数据标准，加强海南医院、医疗保障等信息管理系统建设,充分利用现有信息和网络设施,尽快实现医疗保障、医疗服务、健康管理等信息的共享。在互联网上提供全方位的医疗服务,如虚拟参观医院、医生档案、视频会议、自我诊断、远程医疗,积极发展网上预约挂号、在线咨询、交流互动这类健康服务。逐步扩大数字化医疗设备配备,探索发展便携式健康数据采集设备,与互联网、物联网融合,不断提升智能化、自动化健康信息服务水平。经过一段时间的建设,使得其能够覆盖海南绝大部分医疗机构以及卫生局,保证全省的医疗资源得到充分共享,大幅降低居民的体检和医疗费用,同时增强国际医疗旅游的吸引力。

七、搭建数字化医疗平台

积极推进"互联网 + 医疗 + 旅游"的新业态,建立医疗旅游信息发布机制和远程医疗会诊机制。加快国际医疗旅游信息化建设,尽快搭建起网络交流平台,加大海南国际医疗旅游对外宣传力度和服务水平。引入投资和加大财政拨款,实施医疗健康信息化服务项目,积极公开国际医疗旅游的项目、价格、成效、优惠等相关信息,争取做到信息公开、透明,方便消费者的了解和选择,以此吸引更多的境外游客来海南参与医疗旅游。

数字化医疗平台可确保各项医疗数据和图像通过网络传输,并配有临床检验系统和电子病历系统。区域医疗协同平台主要是医疗联盟和远程会诊,实现就医绿色通道、医院病历共享、远程会诊等,减少患者重复检查等环节,从而也大大减少医疗时间,节约医疗费用。

八、建立养生健康体检中心

建立以养生体检为主要服务项目的健康体检中心,实行会员制模式,在成立健康管理公司或机构的基础上,服务境外高端消费人群或特殊人群,提供注册会员、办理会员卡、建立个人健康档案以及套餐式(包括飞机票、交通安排、住宿以及医疗旅游计划等)服务,如为老年人及有特殊需要的人群注册为会员,建立个人健康档案,提供整个冬季在海南疗养的保健项目。

九、发展国际医疗旅游中介机构

医疗旅游中介机构在国际医疗旅游体系中具有重要地位，其组织形式主要是旅行社和专门的医疗旅游公司两类。通过医疗旅游者与医疗机构的中间联络人——医疗旅游中介机构为潜在医疗旅游者提供信息并推荐本地的医院和医生，招徕接待境外医疗旅游者。医疗旅游中介在推广海南国际医疗旅游时除了强调医疗养生服务价廉质优以外，还应特别强调医疗养生机构拥有过硬的医疗养生技术、稳定的服务质量、医护人员的海外受训经历和高尚医德以及医疗机构的国际认证等。

十、完善和优化医疗旅游集散网络运营体系

优化海南的医疗旅游集散网络，全面提升网络配套功能。在海口、三亚建立一级旅游集散中心，在琼海、儋州建立二级旅游集散中心，在其他市县等建设三级旅游集散中心，形成结构合理的国际医疗旅游集散网络运营体系。

第四节　以改革开放为动力，提高医疗服务水平

要想发展国际医疗旅游产业，单单靠价格优势还远远不够，还需要有较高的医疗技术水平和特色品牌项目。需要在一定价格的基础上，争取以更为先进的医疗技术和更为优质的服务来赢得市场占有率。医疗服务水平是发展国际医疗旅游的重要条件。海南要发展国际医疗旅游，提高医疗养生服务水平和改善医疗养生环境应为当前最为重要和迫切的任务。从与国际接轨上考虑，海南在医院管理的标准化、制度化以及提高医疗服务质量、医疗体制改革方面还有相当多的工作要做。可见，医疗技术水平低和医疗服务质量差成为海南发展国际医疗旅游业的重大障碍。推行医疗体制改革，提高医疗技术水平和改进医疗服务条件，是海南国际医疗旅游发展的首要因素和前提条件，直接关系到海南国际医疗旅游产业发展的兴衰成败。尽管海南医疗旅游资源较为丰富，但是有规

模、有影响的医疗机构严重不足，能开展高端医疗服务的医疗机构更是缺乏，医疗服务条件还比较落后，医疗服务体系的应急能力、专业技术水平和救治质量、医疗服务水平和质量还不尽如人意，难以适应国际医疗旅游发展的要求。提高医疗服务水平和改善医疗环境已经成为海南国际医疗旅游发展的当务之急。

一、推进医疗体制的改革和开放

海南医疗水平的发展和提高，需要打破传统合作模式的条条框框，因地制宜，因情施策，不断探索实践独具特色的"海南模式"。近年来海南已经采取多种措施提高自身医疗水平，如通过人才培训、人才引进、建立国内知名医院与海南相关医院的合作帮扶关系、放宽港澳台资入驻医疗市场限制。在此基础上，可借鉴上海等地经验，推进医疗改革和开放，扩大深化交流与合作，进一步放宽对外资的限制，制定更加优惠的各项政策和放宽外资合资办医的比重，甚至允许外资独资办医等，引入著名国际品牌连锁医院和知名医疗机构进驻海南，或独立设院或与海南医疗机构合作，以便较快地、有效地提升海南的总体医疗水平和服务质量，逐渐解决海南国际医疗旅游发展技术条件较差的问题。规范服务流程和服务标准，要在医疗旅游设施设备、服务和管理水平上与国际通行服务标准接轨，提高海南国际医疗旅游服务的国际化、专业化水平。

改变传统的命令式管理，加快卫生行政管理体制和职能转变迫在眉睫。省内前来帮扶的各大医院都是国内一流的医疗机构，各自都有全国领先的医疗领域和优势专科，需要及时制定更加优惠的政策，扩大深化交流与合作。借鉴上海经验，与国际知名品牌连锁医疗机构合资办医，补强技术优势，以便为境外患者提供高端医疗服务。鼓励外国优秀私立医院进驻海南，引进国内知名的大型综合或专科医院，或独立设院或与海南医疗机构合作，将其先进的管理体制和服务理念渗入海南的医疗管理中，全面提高海南医疗从业人员的素质和服务水平。积极引进和有效利用境外高端医疗技术、医疗设备和经验丰富的从业人员，引进国内外一线医疗企业和健康机构，引进更多的毕业于医疗技术发达国家的医生从事入境医疗旅游服务。充分发挥医疗旅游第三方评估主体的作用，调动中介组织的积极性，政府应该引导并授权第三方组织充分发挥其在监管、促进国际医疗旅游市场健康发展中的重要作用。在医疗旅游过程中对游客的诊断、评价工作，前期可以由企业负责，随后应逐步交由中介组织等第三方组织并制定出相应的规范和工作细则，实现监管分离、考评分离，以推动医疗旅游市场的规范化发展[①]。

二、推进相关医院通过JCI等国际认证

为了确保医疗服务质量，吸引更多顾客光临，医院必须定期接受客观上衡量医院的医疗技术和服务品质的第三者的评鉴。国际认证是旅游者判断医疗机构资质最重要的标准之一，成为招徕高端国际医疗旅游者的有力竞争要素。通过相关国际认证可以使医院有资格更容易地获得外国保险公司的承保，这才更能为国际医疗旅游者所信任，是医疗机构走向国际市场、参与国际竞争的"通行证"。因此，从事国际医疗服务的医院也开始越来越重视国际资质认证。医疗旅游目的地医疗服务质量及效果是影响境外医疗旅游者做选择决策的重要因素，其选择的判断标准就是各国医疗服务国际认证程度的高低及医疗服务形象的好坏。而中国医疗服务受国际认证程度不高，也是制约中国医疗旅游快速发展的重要因素[②]。海南发展国际医疗旅游的观念和服务还较为滞后，医疗机构国际认证滞后。

目前，国际认可的医疗机构鉴定认证的标准主要是JCAHO、JCI，前者是美国国内实施医疗机构认证的专业组织，而后者则是JCAHO的分支机构，主要用于美国境外医疗机构资质认证。JCI 由医疗、护理、行政管理和公共政策等方面的国际专家组成，专门为美国以外的国际医院做国际医院质量资质认证，成为世界公认最高水平的医疗认证。在美国境外，要想获得JCI 认证，医疗机构不仅要在医疗服务及医疗管理方面做到高质量，还要付出几百万美元甚

---

①刘琼.浅议罗伊适应模式在医疗旅游中的应用［J］.中华灾害救援医学，2015，3（2）：102-104.

②侯胜田，刘华云.医疗旅游强国成功因素分析及启示［J］.医学与社会，2013，26（6）：7-9.

至上千万美元的认证费用，而且一次认证的有效期仅有3年①。其他的还有英国保柏质量评估体系（Bupa）和ISO9000系列质量管理体系认证。英国保柏质量评估体系（Bupa）除了对医疗机构进行评估以外，还会根据评估结果进一步为其提供个性化的改进建议方案，强调的是流程的规范与优化。ISO9000系列质量管理体系认证也是一个世界知名的认证系统。

JCI标准是全世界公认的医疗服务标准，也代表了医院服务和医院管理的最高水平。只有取得了国际标准认证，才能得到国际患者的信任。同时JCI标准也是商业保险机构支付医疗保险费的基本条件，只有获得认证的医疗机构才能获得国际医疗保险赔付。"当前，JCI认证是世界上公认的医疗服务标准，同时也是医疗机构进入国际市场的'通行证'，更是医疗机构获得国际医疗保险赔付的基本条件。"②亚洲各国都有很多家通过JCI认证的医疗机构。早在20世纪80年代我国一些旅游企业开始引入这一国际认证体系，近来也开始引起部分医疗企业的关注。公开资料显示，截至2022年3月11日，世界上共有934家医疗机构通过JCI认证，全国有99家医院通过JCI国际认证，而海南仅有3家，分别是海南现代妇婴医院、海南现代妇女儿童医院和海南瑞韩医学美容医院。

通过JCI认证是海南发展国际医疗旅游的重要条件，可以有效提升海南国际医疗旅游在国际上的知名度和美誉度，获取更多的国际医疗旅游者的认可和国际商业保险机构的医疗保险赔付认可。海南必须注重从硬件到软件全面与国际接轨，规范医疗市场秩序，鼓励和支持本地有条件的医疗机构尽快通过国际标准JCI认证，提高医疗服务管理的标准化、规范化和国际化水平，尤其是在国际医疗保险方面与国际对接，从而为国际医疗旅游产业发展提供强有力的保障，也为海南吸引更多国际医疗养生游客。还可聘请国外有着丰富经验的国际医疗旅游产业管理及专业人员来海南指导JCI国际医疗卫生机构认证工作。

同时，海南相关医疗卫生管理机构应当建立一套与国际标准接轨的医疗技

---

①高静，刘春济.国际医疗旅游产业发展及其对我国的启示［J］.旅游学刊，2010，25（7）：88-94.

②黄光海.海南国际医疗旅游发展中的问题和对策研究［J］.现代交际，2021（10）：221-223.

术标准和诊疗服务流程，建立一套符合国际标准的医疗设施设备、服务质量管理体系和医疗机构管理标准，以此吸引更多的境外医疗旅游者。

三、提高从业人员素质

人才建设是国际医疗旅游产业发展的根本，提高医疗人员的医疗和服务水平刻不容缓，必须加大对医疗旅游教育培训的投入力度，促进人才知识结构的更新和完善，注重培养既懂得旅游、医疗，又通晓外语以及掌握经济发展规律和旅游管理技能的复合型医疗旅游人才队伍。因此，需要加强导游、服务员等医疗旅游从业人员的培训与管理，不断提高其政治素质、业务水平、环保意识和服务质量，尽快培养出一支适应国际医疗旅游发展需要的从业人员队伍；建立健全继续教育制度，加强国际医疗旅游企业从业人员等的培训教育；加强医疗旅游从业人员必要的语言、医疗、保健等相关知识的培养和服务技能的训练，加强国际礼节礼俗的教育和培训，以便为世界各地的游客提供更佳的服务；加强国际医疗旅游从业人员外语交流能力培养和训练，消除医患之间的语言障碍；继续加强同海南省内各高校旅游院系和医学院系的合作，有针对性地开展以国际医疗旅游行业管理为主要内容的教育培训、业务技能培训等；科学制定培训计划，举办旅行社和饭店管理人员、旅游从业人员、景区管理人员等的培训班；加快培养适应国际医疗旅游产业发展的旅游管理高级专门人才和应用型人才，强化对旅游行业经营管理人员、导游服务人员的资格培训；派遣医疗人员到发达国家学习先进的医疗技术和发展经验，提升现有国际医疗旅游从业人员的整体素质；搭建医疗新技术、新器械、新药品的国际交流平台，引进国际医学组织落户海南，打造尖端医疗技术和高端医学人才的集聚区。

第五节　以融合发展为主线，加强产业部门合作

医疗旅游突破了传统旅游产业和医疗产业的边界，以医疗和旅游活动为核

心，融合了医疗服务和旅游服务，通过医疗产业和旅游产业的协同效应，拓展和延伸了传统医疗产业链和旅游产业链。医疗条件和旅游资源是发展国际医疗旅游业的两个重要因素，但还需两者的有效结合。一些国家就是利用自身丰富的旅游资源并与医疗养生产业结合起来，大力发展国际医疗旅游。例如，印度地处南亚次大陆，山川秀丽，自然资源丰富多彩，又是世界四大文明古国之一，拥有灿烂辉煌的古代文化，名胜古迹遍布全国，蜚声中外，还是享誉世界的宗教圣地，另外其民族风情多姿多彩，独具特色，这些都是吸引海外医疗旅游者的重要因素。

海南国际医疗旅游相关方面当前尚未能够形成有效整合，旅游观光、国际医疗法律、语言翻译等各自为战。"跨行业整合"缺失是制约海南国际医疗旅游发展的一个主要障碍。目前，海南很多医院依然没有看到国际医疗旅游未来发展的广阔前景，一些大医院甚至没有为外国客人提供服务的意识，很多医院缺乏英文标志的指示牌。另外，一些医院的个别医疗养生康体服务项目虽然治疗效果不错，却缺乏旅游部门的有效推介。海南的医疗和旅游有待于有机结合起来提供医疗旅游服务。互惠互利的双赢合作模式必定是医疗和旅游两个不同行业能够合作共同开发医疗旅游产品的前提条件。

海南应该充分发挥旅游业作为现代服务业龙头和对第一、第二产业的联动作用，凸显旅游业的战略性支柱产业的地位。带动海南医疗资源与旅游资源的深度融合，高起点规划、高标准打造世界知名的国际医疗旅游新品牌。通过深度挖掘、整合、联动相关产业资源，构建旅游与农业、工业、建设、林业等相关产业以及文化、体育、房地产、医药保健等相关行业融合发展大格局，延长医疗旅游产业链，拓展旅游产品价值链，发展壮大国际医疗旅游产业。

一、建立和完善部门长效协调机制

医疗旅游服务不是医疗事业和旅游产业的简单叠加。一方面，需要做好医疗旅游的内部协调，即医疗机构和涉及旅游六大要素相关行业的相互协调，沟通在合作过程中遇到的问题和矛盾。另一方面，还需要加强对外合作：要与目标客源市场的各类分销公司合作研究将医疗旅游产品最快最好地销售给目标客户；与医疗机构和保险公司沟通联系，说服其把已经开发出的医疗旅游产品列入医疗保险范围内；向行政职能部门申请推出可长期居留的医疗签证等，以满足广大医疗旅游者不同层次的需求，为他们提供系统而个性化的医疗旅游服务。这些都需要政府或政府认可的一个有效机构来担负起监督、协调和管理的责任，做到医疗和旅游的有机结合、无缝链接，才能使患者享受高品质的旅游医疗服务①。

建立部门协调机制是确保国际医疗旅游产业发展的组织保障。医疗旅游涉及旅游、卫生、药监、工商等多个部门，海南国际医疗旅游产业在管理上存在着条块分割严重、管理模糊等问题。因此，需要医疗机构、养生机构和旅游机构彼此主动相互融合，政府、行业和企业三方面加强协作，相互协调，及时化解在合作过程中遇到的各种问题和矛盾，从而实现医疗产业与旅游产业的共同发展。但这种整合也需要相关组织机构的有力推动、规范、管理和监督，协调解决国际医疗旅游产业在发展中面临的问题。

其一，海南医疗卫生系统与旅游系统之间建立协调机制，可将国际医疗旅游作为工作的创新点，尤其是在国际医疗旅游机构评级、医疗效果评定等方面进行试点，并在试点的基础上加以推广。成立加快推进海南国际医疗旅游产业发展领导小组，领导和指导国际医疗旅游业发展。其二，充分发挥海南省旅游和文化广电体育厅在国际医疗旅游产业发展中的作用，建立有效的工作机制，定期以海南省旅游和文化广电体育厅名义召开国际医疗旅游产业发展协调会，对国际医疗旅游产业的发展做出统一的统筹安排和组织协调，解决部门间各自为战的不协调因素。其三，建立由宣传、文化、旅游、养生、医疗等主要部门参加的定期联席会议制度，发改、财政、金融、国土、规划、环保、民族、医疗、卫生等部门充分发挥职能作用，积极支持国际医疗旅游业发展和国际医疗旅游项目建设，着实研究和解决海南国际医疗旅游产业发展的行动方案，整合人力、信息、技术等方面的优势资源，形成国际医疗旅游产业发展的主导力量，为发展国际医疗旅游业提供有效保障，搞好医疗旅游资源的保护、利用和

---

①杨梅，徐芝兰."医疗机构＋旅游团队"的新型医疗旅游跨行业合作发展模式探析[J].广西师范学院学报（哲学社会科学版），2013，34（1）：139-141.

开发，加强旅游运输、医疗安全、旅游商品和服务价格、旅游市场秩序、食品卫生等方面的管理。其四，海南省人大常委会和政协要围绕国际医疗旅游产业发展开展视察、调研、工作审查、监督检查等方面的工作。其五，建立健全国际医疗旅游产业发展的目标管理责任制，尤其是国际医疗旅游建设管理体制，形成分管医疗养生与分管旅游领导上下对口、左右一致的领导分工负责制，有利组织协调旅游与医疗养生建设结合的领导机制，打破部门分割、条块管理的格局。其六，海南可以与本地各大主要医院合作，共同开发医疗旅游资源，培育医疗旅游产品，进一步扩展海南医疗旅游产品和区域特色，以吸引更多的境外游客。其七，借鉴中国台湾、新加坡等地的经验，可以在海南省旅游和文化广电体育厅中设国际医疗旅游处，在海南省卫生健康委员会中设国际医疗旅游研究中心，在海南省医院协会中设国际医疗旅游专业委员会。在医疗和旅游两大系统内部协调机制建立的基础上，从政府、学术、产业3个维度，将国际医疗旅游提高到战略的层面进行学术研讨与产业发展。其八，可以借鉴新加坡、中国台湾等的做法，在海南省旅游和文化广电体育厅下设专门机构扶持、监管海南国际医疗旅游业的发展，并向海内外推广海南国际医疗旅游服务业。其九，加强医疗旅游机构与其他相关服务部门的协调与合作，如与机场协调，在美兰机场、凤凰机场、博鳌机场等设立国际医疗旅游接待室，由国际医疗旅游机构专门负责境外医疗旅游者的接送和其他相关服务；加强与各大银行和保险机构协调，为境外医疗旅游者在货币兑换和投保理赔等方面提供便利。

二、形成较为完整的医疗养生服务体系

医疗旅游主要跨越医疗和旅游两个行业，医疗机构只懂医疗服务，对于如何办理出入境手续、签证等则一头雾水，旅游行业由于不懂医疗，对于只能收取往返机票费、住宿费的客源兴趣不大。另外，医疗旅游由于涉及卫生、药监、旅游、工商等多个部门，存在着条块分割严重、管理模糊等问题，制约着其进一步发展。医疗旅游虽然跨界健康与旅游两个领域，分跨医疗和旅游两个行业，但是管理上则仅归属于旅游管理部门。目前我国法律法规并没有明确规定医疗旅游企业的资质，因此只要是正规的出境旅行社，即可作为中介机构，从事医疗旅游服务。

医疗旅游的综合性和专业性很强，要实现海南国际医疗旅游业的健康发展，必须建立健全行业管理体制，实现医疗和旅游的有效整合。需要出台相应的整合措施，形成较为完整的医疗养生服务体系。海南经营国际医疗旅游的旅行社可以尽情发挥其资源和客源优势，通过度假酒店、商务舱、休闲购物、SPA 水疗等旅游服务，让医疗与旅游二者更紧密地融合。

三、合作推出特色国际医疗旅游线路

面对当前国际医疗旅游庞大的市场需求，要把优质医疗养生资源开发成为具有良好吸引力的入境医疗旅游产品，需要海南旅游企业、医疗机构和旅行社进行有效对接和无缝合作，联合推出适合中国国情和海南实际的国际医疗旅游套餐，在相关行业政策的管理下，将现有的各种医疗旅游资源有机融合，通过医疗旅游促进相关产业发展。海南各大旅行社可以向国内外游客推出特色国际医疗保健旅游线路，在常规的海南旅游行程里加入医疗、就诊服务，旅游全程确保有医护人员陪同、照顾病人用药，为境外客人安排专人护理，并在下榻的酒店为客人安排中医保健按摩等服务项目。同时，通过国际医疗旅游促进其他相关产业发展。

医疗机构在进行专业诊断后，通过对入境医疗旅游者的病情和身体状况的分析，与合作旅游组织者一同为其量身定制出一套科学的治疗旅游方案，进行相关的行程安排。

四、合作推出特色国际医疗旅游景区

利用"一带一路"倡议给海南国际医疗旅游带来的机遇，加强同"21世纪海上丝绸之路"沿线国家（如泰国、新加坡、印度、马来西亚）的交流与合作，连接东南亚、南亚、俄罗斯和中亚的国际医疗旅游枢纽和集散地，创造最大的社会效益和经济效益。共同合作推出一些特色医疗保健旅游景区，整合医疗、旅游景点等资源；在旅游资源开发中，充分发挥景区的医疗养生作用，注意各个旅游景点的联系，使得景点的区位因素进一步优化，培育国际医疗旅游特色品牌。

第六节　以信息技术为依托，提供智慧医疗服务

侯胜田等（2019）利用关键技术、供应链数据平台等多种信息技术手段，提供个性化、定制化的旅游服务产品组合，从而提高吸引力和市场竞争力，形成独具特色的医疗旅游品牌[①]。国外学者基于前程序和后程序视角研究ICT（信息通信技术）在医疗旅游成功中的战略作用，提出利用ICT可以优化患者入院、电子病历等主要医疗服务。ICT也是支持卫生和旅游提供者综合服务所必需的。除治疗和护理服务外，ICT还具有很大的商业用途，如信息来源、简化支付流程、便利物流这类管理流程[②]。而区块链技术可以通过以下方面来协助增加脱媒、透明度和信任：优化时间和努力；优化解决争端所需的费用；自动支付款项，以及执行相互接受的协议等其他利益[③]。

随着我国人口老龄化趋势日益加剧，民政部等相关部门联合发布的《智慧健康养老产业发展行动计划（2017—2020年）》等智慧康养旅居产业发展政策相继出台，鼓励运用包括区块链等在内的智能技术来推进健康旅居产业发展也成为新时期产业发展的关键点和突破口。区块链技术被视为继云计算、物联网、大数据之后的又一项颠覆性技术。作为比特币的底层技术，区块链技术不仅在金融等领域应用日益广泛，而且在健康领域应用潜力巨大。当前，区块链技术的集成应用在新一轮科技革命和产业变革中具有重大意义，已成为社会共识，受到世界各国和社会各界的高度重视和广泛关注。在《海南自由贸易港建

①侯胜田，刘娜娜，杨思秋.不同消费群体出境医疗旅游需求差异与营销策略启示［J］.中国医院，2019，23（9）：37-41.

②Ayuningtyas Dumilah, Ariwibowo D A.The strategic role of information communication technology in succeeding medical tourism［J］.Enfermería Clínica, 2020, 30（6）：170-173.

③Jay Parekh, Azain Jaffer, Urvi Bhanushali, et al. Disintermediation in medical tourism through blockchain technology: an analysis using value-focused thinking approach［J］.Information Technology & Tourism, 2020（5）：1-28.

设总体方案》中，区块链成为一大亮点。方案先后6次提及"区块链"，从产权保护、高新产业社会治理、政府职能等多方面提供制度保障。区块链作为重要的前沿技术之一，在海南自贸港建设中不可或缺，也将会是实现海南数字经济弯道超车的重要抓手。在海南自贸区（港）区块链先行试验区政策指导下，随着2019年12月"链上海南""链六条"的相继出台，区块链已然成为海南省重点发展的战略产业之一。而省会城市海口实现弯道超车，区块链发展水平位居全国城市总体排名第9名，领先优势明显。

作为海南两大优势产业，区块链与国际医疗旅游产业融合发展符合海南产业融合发展趋势。

一、区块链对海南国际医疗旅游产业的影响机制

（一）提供运营数据的精准性

区块链技术目前尚处在理论阶段，尚未完全落地应用，但在国内外都已逐渐展开投入使用。区块链技术本质是一种互联网协议，能否得以真正落地应用已然成为区块链技术能否持续火爆的关键。通过区块链技术可以将国际医疗旅游游客和医疗康养机构的数据进行收集、总结、分析，实时存储与共享，从而形成医疗康养数据来源渠道，并以开放接口方式服务参与国际医疗旅游游客，实现将安全、匿名、开放、分布式、不可逆、可追溯和高度连续的康养数据运用于康养事业，通过建立国际医疗旅游游客的健康数据档案，成为未来对其进行行为分析和健康诊断的依据，从而为相关医疗康养机构提供精准的大数据服务。

（二）保障运营数据的安全性

由于医疗康养领域有着严格的国家行业法规，当前国际医疗旅游游客数据的连续性和安全性已成为社会关注的焦点和关键。区块链技术防篡改性可以增强上传系统康养信息的可信度，可以用于康养数据的追溯和防伪，能够有效解决数据追踪与信息防伪问题，信任机制可以用于康养数据认证和通用识别，其安全的信任机制可以有效解决现今物联网技术的核心缺陷。通过发展"区块链+国际医疗旅游"，积极动员社会力量，利用人工智能、区块链等技术服务

和助力国际医疗旅游产业，保障运营数据的准确性与安全性，保障国际医疗旅游游客的人身安全，改善其生活环境和情感陪伴。

（三）保证运营数据的共享性

区块链作为一种集体维护一个可靠数据库的分布式数据库技术方案，具有不可篡改、去中心化、时序数据、全程留痕、集体维护、可编程和透明安全可信等特点[1][2]，非常适用于解决各大康养旅居机构健康数据共享的难题。作为存储空间，区块存储数据，区块链就是约定各种数据管理规范的存储系统。以管理平台和智能硬件设备为基础，区块链技术能够帮助国际医疗旅游产业构建科学化、智能化、精细化的管理系统，打通跨界壁垒，从而对海量国际医疗旅游相关数据进行融合处理，这可以为管理者提供精准的大数据服务，为经营者提供全方位数据，为消费者提供可溯源数据，从而实现快捷、安全、精准、可靠的行业数据共享。

（四）实现运营成本的低廉性

区块链技术的信任机制建立在数学（非对称密码学）原理基础之上，这就使得区块链系统中的人们可以在不需了解对方基本信息的情况下进行可信任的价值交换，在保证信息安全的同时保证了系统运营的高效率与低成本[3]。区块链技术的应用过程本身就是一个权衡成本收益后让技术效用最大化的过程。作为一种全新的去中心化的分布式结构和数字支付系统，区块链技术随时随地货币交易、毫无障碍跨国支付以及低成本运营的特点应用于现实国际医疗旅游产业中都能迅速提高效率。区块链技术的分布式账本特点可以使得买卖双方直接交易，无需经过任何中介，从而能够节省大量中介成本，由此可以有效降低国际医疗旅游产业的运营成本。

（五）维护市场秩序的规范性

区块链技术通过专业高级人才、技术、消费者上链，实现信息存证、技能

[1]袁勇，王飞跃.区块链技术发展现状与展望［J］.自动化学报，2016（4）：481-494.
[2]何蒲，于戈，张岩峰，等.区块链技术与应用前瞻综述［J］.计算机科学，2017（4）：1-7+15.
[3]林小驰，胡叶倩雯.关于区块链技术的研究综述［J］.金融市场研究，2016（2）：97-109.

共享、不合规机构消除、技师和机构寻找等功能，形成国际医疗旅游产业良性发展的生态闭环。区块链技术灵活的可编程特性能够迅速扩展至实体运用和迅速升级各种应用场景，帮助规范国际医疗旅游产业现有市场秩序，从而保障国际医疗旅游产业的顺利运行。区块链技术有望将法律与经济融为一体，改变原有市场秩序的监管模式，从而更好地维护市场秩序的规范性。由于区块链技术要求建立完善的信息溯源体系，各方参与者均需进行登记、认证和授权，从而保证所有信息和记录都能追根溯源，这样就要求医疗康养电商平台必须遵循优质优效、市场认可的原则，宁缺毋滥，好中求优，方能在市场竞争中处于优势。

二、区块链与海南国际医疗旅游产业融合发展

（一）明确产业战略地位

由于区块链技术的信息透明性和隐私保护性受到卫生健康行业的重视，可用来着眼解决卫生健康行业面临的数据共享机制不完善和隐私泄露问题[①]。作为海南的两大优势产业，如果将区块链应用于海南国际医疗旅游产业领域，优势不言而喻。用足用好国家赋予海南的博鳌乐城国际医疗旅游先行区"国九条"，国外先进医疗器械、药品和疫苗等方面进口审批权，鼓励医疗新技术、新装备、新药品的研发应用和制定，以及支持境外患者到先行区诊疗等专有扶持和优惠政策，大力促进区块链技术与国际医疗旅游产业融合发展；应积极响应国家"一带一路"倡议和"健康中国"的国家战略，深刻认识到国际医疗旅游产业在建设国际旅游消费中心、自由贸易港国家战略中扮演的重要角色，以及区块链作为海南省重点发展的战略产业之一的战略地位，大力促进区块链技术与国际医疗旅游产业融合发展，通过技术手段提高产业质效，使其真正成为推动海南国际医疗旅游产业高质量发展的新动能。

（二）加强产业发展规划

加强对区块链技术与国际医疗旅游产业融合发展的扶持引导和监督管理，

---

①李静，单既桢.区块链技术在卫生健康领域的应用研究［J］.信息技术与信息化，2019（12）：210-212.

明确扶持奖励政策、发展优惠政策和规范管理标准；加强区块链技术与国际医疗旅游产业融合发展的顶层设计与发展规划，明确发展战略、发展定位、发展目标、发展思路、发展布局、发展措施等。在博鳌乐城国际医疗旅游先行区依赖先进的医疗技术和医疗药品，主要推动区块链技术与干细胞应用、肿瘤防治、再生与抗衰老医学等高端医疗服务融合发展；在其他地区主要加强区块链技术与医疗保健服务融合发展。根据医疗旅游资源的地域分布特点，实施区域功能差异发展策略，如探索将三亚市打造成"国际中医理疗旅游示范区"，将五指山市打造成"黎苗医药理疗国际旅游示范区"。充分发挥海口作为省会中心城市和国家历史文化名城的综合优势，按照建设"四宜"最精最美省会城市目标和加速城市转型发展的需要，大力发展医疗旅游产业，把海口基本建成国内外知名的富有特色的"中国医疗旅游名城"；充分利用博鳌亚洲论坛的品牌优势、"田园城市，幸福琼海"的战略效应和博鳌乐城国际医疗旅游先行区获批的政策优势，把琼海打造成为"中国医疗养生旅游名城"乃至"亚洲医疗旅游名城"；充分利用三亚作热带滨海旅游城市和入境医疗旅游产业已经得到一定发展的优势，把三亚打造成为国内外知名的富有特色的"亚洲医疗养生旅游名城"乃至"世界医疗旅游名城"。以博鳌乐城国际医疗旅游先行区和博鳌超级医院为海南区块链技术与国际医疗旅游产业融合发展的亮丽名片，利用国家赋予的允许试用国内未上市新药等优惠政策，为境外患者提供国际先进医疗技术服务。

（三）健全政策法规体系

海南区块链技术与国际医疗旅游产业融合发展，需要建立健全相关的政策法规体系，加强各类可能存在的区块链技术与国际医疗旅游产业融合发展的风险因素和限制因素的防控，制定切实可行的针对医疗康养信息泄露、医疗康养信息产权争议、区块链技术自身安全隐患、医疗事故处理、国际医疗旅游游客在琼参保、国际医疗保险合作等方面的政策和法规，切实保障国际医疗旅游游客的合法权益；建立健全外籍医护人员入琼执业等的法规和制度建设，放宽境外医师的执业时间，扩大和稳定国际医疗旅游产业人才队伍，保障国际医疗旅游优势项目得以长期持续开展；建立健全国际医疗旅游产业安全预警系统和危机管理策略体系，防范医疗纠纷和其他突发事故；从准入体系、评价体系、监管体系和效益评价体系等方面专门制定和出台关于促进区块链技术与国际医疗旅游产业融合发展的政策法规体系；鼓励和支持地方政府部门、行业协会和在琼健康服务领域龙头企业参与制定入境医疗旅游区块链技术与国际医疗旅游行业服务标准。

（四）加强行业监督管理

建立健全国际医疗旅游产业和区块链产业的行业监管机制，建立相应的行业准入和退出机制；优化国际医疗旅游产业和区块链产业的发展环境，促进国际医疗旅游产业与区块链技术资源的整合与协作，规范市场行为，加强国际医疗旅游产业和区块链产业的市场监管，结束政出多门、多头管理的混乱局面；加强海南国际医疗旅游产业和区块链产业的监督管理和服务指导，组建国际医疗旅游产业和区块链产业发展智库和产品研发中心，组建国际医疗旅游行业和区块链行业协会；在海南省旅游和文化广电体育厅成立"国际医疗旅游和区块链产业融合发展办公室"或"国际医疗旅游和区块链产业融合发展协调处"，实现国际医疗旅游产业和区块链产业资源的有效整合与行业的高效联动；加强国际医疗旅游产业和区块链产业的市场环境治理，改善国际医疗旅游产业和区块链产业的环境和形象，加强和完善国际医疗旅游产业和区块链产业的市场执法监督机制，严格规范执法行为，遏制行业无序竞争的混乱局面，采取切实有效的措施保障参与入境医疗旅游游客的合法权益，确保国际医疗旅游产业和区块链产业市场朝着规范、有序、健康的方向发展。

（五）注重提供配套服务

海南区块链技术与国际医疗旅游产业融合发展需要完善相关基础设施建设，注重提高相关配套服务，提高国际医疗旅游产业的接待能力和接待条件。依托海南旅游产业、健康产业和养老服务业等奠定的良好产业基础，整合和优化相关资源配置，稳步推进海南区块链技术与国际医疗旅游产业的发展；建立来琼国际医疗旅游游客个体健康大数据，利用区块链专属宝藏的利益回馈与有效隐私保护机制激励参与国际医疗旅游游客提供高度连续的、隐私保护的、全面的、匿名的、可追溯的、不可逆的、可扩展的个人康养数据，开发国际医疗旅游在线服务系统，打造智慧医疗健康服务淘宝平台，从而能够提供更为有效的国际医疗旅游护理服务；借鉴泰国经验，设立医疗康养机构和服务信息的相关网站和网页，与相关部门合作向游客提供借贷、保险等服务，对于部分进行助孕、干细胞治疗等本国禁止开展和一些较为私隐的疾病治疗的入境游客，注重其隐私的需要，可以根据其要求安排不同的医疗场所的出入口；充分利用区块链的特性，与物联网、云计算和移动互联网等信息化、智能化技术结合，实现线上线下全方位、综合性的国际医疗旅游服务。

（六）加强部门协调合作

促进国际医疗旅游资源与区块链技术的深度融合，通过深度挖掘、整合、联动国际医疗旅游与区块链技术相关产业资源，构建医疗、康养、旅游、区块链技术与工业、农业、交通、商业、文化等相关产业融合发展的格局。利用区块链技术优势，加强海南旅游企业、医疗机构、康养机构和旅行社的有效对接和无缝合作，把优质医疗康养资源开发成为具有良好吸引力的国际医疗旅游产品，联合推出适合中国国情和海南特色的国际医疗旅游产品套餐和旅游线路。加快推进海南国际医疗旅游产业与区块链技术融合发展领导小组的建设，建立医疗、养生、旅游、区块链、宣传、文化等主要部门参加的定期联席会议制度，对海南国际医疗旅游产业与区块链技术融合发展做出统一的统筹安排和组织协调。借助区块链技术，加强医疗、康养、旅游部门与其他相关部门的协调与合作，如与机场协调，在美兰机场、凤凰机场等设立参与入境医疗旅游游客接待室；与海南各大银行和保险机构协调，为参与入境医疗旅游游客的货币兑换和投保理赔等提供便利。

区块链技术融入旅游发展，走"旅游＋区块链"发展道路已成趋势①。当然，由于国际医疗旅游产业具有的独特性和复杂性，区块链技术与海南国际医疗旅游产业融合发展也面临着诸多挑战，而且区块链自身尚有不少技术瓶颈需要突破，与实体经济的深度融合仍然面临技术性因素、制度性因素和标准化因素等方面的制约，区块链技术与海南国际医疗旅游产业融合发展的未来成效还有待观察，区块链对实体经济发展而言既是难得的历史性机遇也是不可小觑的

---

①吴黎围，熊正贤.区块链视域下康养休闲特色小镇同质化问题及破解：以云贵川地区为例［J］.湖北民族大学学报（哲学社会科学版），2020（3）：64-72.

全新挑战[①]。总体而言，作为海南两大优势产业，区块链技术与国际医疗旅游产业融合发展有望成为海南发展旅游产业和健康产业的重要抓手，成为海南新时期经济社会发展的创新路径，发展优势显著、前景广阔。

①王博，魏晓.区块链创新赋能实体经济高质量发展研究［J］.理论探讨，2020（4）：114-119.

第九章　海南国际医疗旅游功能区划

　　我国医疗旅游资源的空间分布主要依托于气候条件、中药资源、中医医术及中医名家、旅游景区景点、高科技医疗技术等因素，但由于受到地域分异规律的影响，不同气候条件、不同地形地貌以及不同经纬度的医疗旅游资源呈现出不同的地域分布特点[①]。目前，我国对于医疗旅游的资源、产品以及市场都缺乏基本的调查研究，尤其缺乏系统的统计调查数据指标，为了合理利用医疗旅游资源，在综合考虑医疗旅游资源的空间分布、属性特征、区域规模和发展方向等基础上，依托区域旅游发展格局，并结合区域医疗设施和医疗水平，将我国医疗旅游业规划为现代高端医疗旅游区、民族特色医疗旅游区、历史人文景观医疗旅游区、养生休闲医疗旅游区四大功能区，确定各功能医疗旅游区的市场定位、目标市场、发展战略及其地域功能，以指导我国医疗旅游资源的开发，促进我国医疗旅游业的发展[②]。

　　根据各类医疗旅游资源的地域分布特点，海南可以把国际医疗旅游划分为现代高端国际医疗旅游区、民族特色国际医疗旅游区、历史人文国际医疗旅游区、养生休闲国际医疗旅游区四大功能区。

---

　　①李永文.中国旅游资源地域分异规律及其开发研究 [J].旅游学刊，1995（2）：45-48 + 60.

　　②张广海，刘佳.青岛市海洋旅游资源及其功能区划 [J].资源科学，2006，28（3）：137-142.

第一节 现代高端国际医疗旅游区

随着现代科学技术的迅猛发展，现代高新医疗技术在医学领域中得到更加广泛和深入的应用，如材料科学、电子科学、探测技术、计算机信息处理技术、精密机械加工技术、人—机可靠性工程方法、仿生学方法、仿真技术这类高科技手段；中医、西医技术与现代高科技医疗技术的结合，系统整合传统针灸技术和器械，实现中医针灸技术的现代化。这些高新医疗技术的发展为国际医疗旅游发展奠定了坚实的技术基础，提供了有力的技术保障。

一、现代高端国际医疗旅游区定位

现代高端国际医疗旅游区主要定位在三亚、海口、琼海、万宁和陵水等海南东部旅游发达地区。海口市是中国海南省省会城市，地处海南岛北部，北濒琼州海峡，是全省政治、经济、科技、文化中心和最大的交通枢纽。海口市拥有"国家环境保护模范城市""中国优秀旅游城市""国家园林城市""国家历史文化名城""全国创建文明城市工作先进市""全国城市环境综合整治优秀城市"等称号，曾获2004年度"中国人居环境奖"，2012年入选中国特色魅力城市200强。三亚市位于海南岛的最南端，是中国最南端的热带滨海旅游城市和对外贸易重要口岸，是海南省南部的中心城市和交通通信枢纽，是中国空气质量最好的城市。三亚别称"鹿城"，又被称为"东方夏威夷"，位居中国四大一线旅游城市"三威杭厦"之首，拥有全岛最美丽的海滨风光。琼海市旅游资源丰富，风光旖旎，以举世闻名的万泉河为主线，包括万泉河、白石岭、官塘温泉、沙洲岛、万泉河出海口、博鳌海滨玉带滩与博鳌亚洲论坛国际会议中心，构成了海南东部大琼海的旅游体系，被海南省列为全省重点旅游区之一对外开放。另外，琼海还拥有"海南侨乡第一宅"——蔡家宅、乐城古道、逢龙老屋、聚奎塔等历史文化遗迹和海南省级重点革命纪念建筑物保护单位——红色娘子军纪念园、龙湾港国际旅游岛先行试验区等；琼海侨乡每月都有传统节日，民俗风情绚丽多姿，土地公节、军坡节、"三月三"节、灶公节等富有本地特色的节日和万泉河赛龙舟等民间传统节庆活动引人瞩目。万宁市素有"长寿之乡""咖啡之乡""槟榔之乡""温泉之乡""书法之乡""华侨之乡""海南美食天堂""中国冲浪之都"等美誉，是中国唯一被授予"槟榔之乡"称号的市县。陵水黎族自治县位于海南岛的东南部，是个以黎族、汉族、苗族人口居多的"大杂居，小聚居"的市县，自然资源十分丰富，矿产、热作、旅游和海洋资源尤为得天独厚。陵水具有丰富的自然和人文旅游资源，主要旅游景点有分界洲岛、南湾猴岛、吊罗山国家森林公园、香水湾、清水湾、陵水县苏维埃政府遗址、日本军队侵陵刻石、三昧寺、椰子岛、土福湾、高峰温泉等，其中南湾猴岛是著名旅游景点，也是全世界唯一的岛屿型猕猴自然保护区。

作为海南代表性的城市，这些地方的养生资源各有特色：海口拥有独特的滨海温泉和药物资源，琼海依托珍贵的滨海、滨河资源，三亚别具天然雨林温泉资源，万宁拥有天然氧吧、热带花园资源……这些地方人口密集、经济相对发达、交通便捷、旅游基础设施完善，集聚了大量适宜疗养度假的旅游景区资源、拥有现代高科技中医技术的大型医疗服务机构和研究机构，是海南医疗旅游业的对外窗口和重点开发区域。例如，三亚以半岭温泉项目为依托发展特色温泉医疗康养旅游，以海棠湾医疗聚集区和南田温泉为依托发展医疗康养旅游，同时，发挥中医药特色优势，大力发展国际中医养生旅游和中医服务贸易。

二、国际医疗旅游发展策略

以黎村苗寨、黎族织锦、扁担舞、叮当舞、草笠舞、舂米舞、狩猎舞、捉鬼舞、黎家海猎等开发民族特色养生休闲旅游产品；以巴戟、槟榔、益智、白豆蔻、香草兰、草豆蔻、沉香等南药资源开发南药医疗旅游产品；以有着"三亚归来不看海，除却亚龙不是湾"的亚龙湾国家旅游度假区、大东海、海棠湾、三亚湾、蜈支洲岛度假中心、三亚国家级珊瑚礁海洋自然保护区、西沙群岛、分界洲岛、石梅湾、神州半岛、大花角、大洲岛、南燕湾、日月湾、香水湾、清水湾、假日海滩、西秀海滩、白沙门海滩等为中心开发湖泊、滨海休闲旅游产品；以观澜湖温泉、南田温泉、兴隆温泉、尖岭温泉、高峰温泉为重点开发温泉养生旅游产品；以东寨港国家级自然保护区、海南热带野生动植物园、椰梦长廊、三亚热带天堂森林公园、吊罗山国家森林公园、兴隆热带植物园、兴隆热带花园、东山岭风景区等开发森林养生旅游产品；以三亚南山佛教文化苑、大小洞天，万宁潮音寺、华封寺、东灵寺，琼海博鳌禅寺以及海口泰华庵、广济庵、洗夫人庙等开发宗教养生旅游产品；以三亚崖城镇保平村、三亚回族村、崖州古城水南村、琼海龙寿洋、塔洋镇、潭门镇，海口云龙镇、演丰镇、上丹村、东谭村、美社村、龙鳞村、田心村、墩插村、文山村、陈家大院以及三亚的槟榔河国际乡村旅游区、三亚田园温泉、田独兰花基地，海口的开心农场、绿枫农业庄园、田心生态农业园、文山休闲观光农业园、南海休闲农庄、火山泉休闲农庄、秀英乡村钓鱼台、三门坡龙连休闲农业园、甲子东坡农庄等休闲农业点开发乡村养生休闲旅游产品；以冯小刚电影公社（获第十届全球人居环境论坛"全球文化旅游产业范例"荣誉）、洗夫人纪念馆、李硕勋烈士纪念亭、千年曙光全球直播点、西沙海战烈士陵园、万宁首创奥特莱斯等开发社会民俗景观养生休闲旅游产品；以五公祠、海口骑楼老街（荣获首届"中国历史文化名街"称号）、府城鼓楼、海瑞墓、丘濬故居、秀英炮台、琼台书院、琼崖"一大"旧址、天涯海角风景区、鹿回头、落笔洞、伊斯兰教徒古墓群、崖州古城、陵水苏维埃政府旧址等开发历史人文景观养生休闲旅游产品；以东山羊、和乐蟹、兴隆咖啡、清补凉、抱罗粉、海南粉、老爸茶、后安粉、陵水酸粉、琵琶蟹、鸡腿螺、苗寨"五色饭"、潭门海鲜、粗粮小食、温泉鹅、嘉积鸭等特色美食以及胡椒、菠萝、槟榔、芒果、龙眼、荔枝、香蕉等热带瓜果开发美食养生旅游产品；以雷琼海口火山群世界地质公园、南湾猴岛（世界唯一的岛屿型猕猴自然保护区）、东山岭、六连岭等开发山地养生度假旅游产品；充分发挥大小洞天"二月二"龙抬头节、"放寮"、"三月三"、万宁龙滚军坡、港北赛龙舟等节庆旅游品牌效应，提高本区域国际医疗旅游的知名度和美誉度。

发挥区域旅游资源优势和医疗资源优势，发挥区域旅游集散功能，凭借其相对发达的经济、方便快捷的交通、丰富的旅游资源、先进的医疗设施、高超的医疗技术水平、优良的医疗服务以及沿海丰富的度假疗养胜地、滨海旅游景区等，开发疗养度假、中医诊断治疗、中医美容瘦身等医疗旅游产品，加强医疗旅游机构国际资格认证，建立相对完善的医疗旅游资源系统。依托博鳌乐城国际医疗旅游先行区形成国际健康管理、美容整形和抗癌产业区。依托三亚市中医院形成中医保健理疗产业区，将该区域打造成为海南医疗旅游业的前沿阵地和重点区域，率先培育和打造海南乃至我国疗养度假的医疗旅游品牌，提高海南医疗旅游的核心竞争力。依托万宁"世界长寿之乡"金字头衔，利用当地的富硒环境加大富硒农产品美食的开发，大力发展国际高端养生产业，着力引进并大力扶持国际爱晚养生基地、东山康城、六连岭国际旅游（康体养生）度假胜地等休闲疗养房地产项目，力争用3年至5年时间建设一批各具特色的高水平现代养生产业集群，全力打造国际康体养生旅游目的地。

第二节　民族特色国际医疗旅游区

一、民族特色国际医疗旅游区定位

民族特色国际医疗旅游区主要定位于五指山、琼中、保亭、乐东、屯昌、昌江、东方、白沙等中西部民族地区，凭借中西部原生态的自然风光、丰富多彩的民俗风情以及黎苗民族独具特色的民族药材、民族药方和民族医药传承人，依托黎药、苗药等少数民族医药学，打造中西部民族特色国际医疗旅游区。

五指山市有着"天然别墅"和"翡翠山城"的美誉，冬暖夏凉，气候温和，不受寒潮侵袭，也不受台风影响。由于海拔高、纬度低，独特的地理区位和气候条件使得五指山光、热、水资源丰富，森林密布，生物种类繁多，植被分布为热带自然景观。保亭黎族苗族自治县先后荣获"国家卫生县城""国家园林县城""全国文明县城""中国民间文化艺术之乡"称号。乐东黎族自治县是海南省少数民族自治县中人口最多、土地面积最大、文化较为发达的县份，素有"天然温室""热作宝地""旅游胜地""绿色宝库"和"腰果之乡"等美称。屯昌县位于海南岛中部偏北，地处五指山北麓、南渡江南岸，著名景点有卧龙山、洪斗坡、银岭、木色湖、深田湖等。昌江黎族自治县位于海南的西北部，依山面海，是"中国芒果之乡"，生态环境好，土地肥沃，水源充足，发展名特优水果、反季节瓜菜等热带高效农业具有得天独厚的条件。琼中黎族苗族自治县地处海南岛中部、五指山北麓，著名景点有黎母山森林公园、百花岭瀑布、长兴飞水岭瀑布、百花廊桥、白沙起义纪念园等。琼中植物资源和动物资源都十分丰富，种类繁多，其中林产资源非常丰富，是全省森林林木蕴藏量最大的县份之一。槟榔、益智等南药是琼中传统支柱产业。东方市地处海南省西南部，西临北部湾，与越南隔海相望，北靠黎母山脉，是海南西南部的经济中心，是海南重要的能源基地和重化工业基地，是海南第三大真正意义上的滨海城区，对越贸易历史久远，是海南唯一拥有边贸政策的城市口岸。东方市历史悠久，物华天宝、奇珍异禽较多，有沉香、花梨等珍奇林木数百种，素有"世界花梨看中国，中国花梨在海南，海南花梨数东方"美誉。东方的著名景点有天南第一泉——汉马伏波井、大田坡鹿保护区、海南"三月三"发源地——俄贤岭、感恩学宫等。白沙黎族自治县位于海南岛中部偏西，地处五指山腹地，是海南的生态核心区，南渡江、珠碧江、昌化江均发源于此，素有"水之源，绿之海，云之乡"的美称和"山水白沙，养生天堂"的美誉。白沙是海南野生动植物王国，珍稀动植物种类繁多。白沙著名的旅游景点有鹦哥岭红坎瀑布、松涛水库、阜喜温泉、白沙冷泉、邦溪坡鹿、南开石壁、白沙陨石坑、江排水域、南渡江源、向民蝙蝠洞、印妹遗址、什才遗址、新村新石器遗址……白沙还有极富本土特色的原生态美食竹筒饭、南开五脚猪、醉鹅、山林阄鸡、山兰米酒、松涛水库鳙鱼、白沙野菜等。

二、国际医疗旅游发展策略

民族特色国际医疗旅游区自然环境优美，生态环境优越，中药资源种类多、产量大、质量优，其中黎苗民族药材大量集聚，特色鲜明。应以黎苗民族药材、民间珍贵药方、中医名家以及丰富的医疗药材和旅游资源等自然资源为主要特征，以中医治疗旅游（包括黎苗民族医药治疗养生）为主要方向，以观光、娱乐、体验与度假为辅助功能，将区域打造成为民族特色国际医疗旅游目的地。

针对以中医诊断、康复治疗以及生态养生等为目的的旅游者，设计中医治疗型旅游产品，传承中医医疗技术，挖掘中医资源的旅游价值，尤其是黎苗特色医药资源的旅游价值，将本地优越的自然人文景观与医疗资源相结合，特别突出国家级森林公园、自然保护区、风景名胜区等各类品牌旅游景区的资源优势，提升医疗旅游资源价值，创新医疗旅游产品设计（如中药资源博览馆、中药资源种植基地等体验类中药旅游产品；药枕、药茶等保健类中药旅游产品；药酒等治疗型医疗购物旅游产品），完善医疗旅游产业链条，打造医疗旅游品牌，建立集诊断、治疗、康复、疗养、观光和度假为一体的具有鲜明独特的民族特色的中医康复治疗型旅游区。例如，在海南中南部腹地五指山市，康体养生旅游也成为这个地方最看重的产业之一。近几年，五指山市以"康体健身、颐养天年"为主题，不断优化人居环境，精心打造了亚泰雨林度假酒店、怀特大酒店等一批融健身康体、休闲度假、居住养生为一体的高等级养生乐园和森林湖、卓达·山水青城等一系列高端疗养养生地产。如今的五指山市已成为避寒避暑、旅游观光、休闲度假、康体养生、绿色生态旅游和回归大自然的理想旅游胜地和康体养生福地①。

以打竹舞、打碗舞、打柴舞、八音舞、双刀钱铃舞、逗娘舞、黎族织锦、苗族斗牛、黎族船形屋等开发民族特色养生休闲旅游产品；以槟榔、益智、巴戟、砂仁、玉桂、金银花、沉香、杜香、藿香、草机子、大风子、牛大力、大青叶、良姜、樟木、儿茶、钩藤、夏枯草、鸡血藤、金钱草、海风藤、络石藤、川楝子、百部、牛藤、狗脊等南药资源开发南药医疗旅游产品；以棋子湾、滨海沙漠、木色湖、深田湖等为中心开发湖泊、滨海休闲旅游产品；以七仙岭温泉、南田温泉（中国南方第一温泉）为重点开发温泉养生旅游产品；以阿陀岭森林公园、五指山（海南第一高山）热带雨林风景区、甘什岭自然保护区、呀诺达雨林文化旅游区、黎母山森林公园、七仙岭温泉国家森林公园、霸王岭自然保护区、鹦哥岭旅游区、七指岭热带雨林、尖峰岭国家森林公园、斧

---

①张茂.海南获评"世界长寿岛" 康体养生游迎来新的春天［N].海南日报，2014-10-15（8）.

头山国家级重点自然保护区、卧龙山热带雨林等开发森林养生旅游产品；以屯昌西仁寺、福庆寺和昌江治平寺等开发宗教养生旅游产品；以五指山初保村（中国保留最完整、最美丽、最独特的黎族民居群）、琼中什寒村、东方白查村等开发乡村养生休闲旅游产品；以甘什岭槟榔谷原生态黎苗文化游览区、海南民族博物馆、仿古黎村、中华民族文化村、百花廊桥、黎苗民族歌舞长廊等开发社会民俗景观养生休闲旅游产品；以古昌化城、海瑞祖居、琼崖公学纪念亭、海南琼崖纵队司令部旧址观光园、白沙起义纪念馆等开发历史人文景观养生休闲旅游产品；以马鲛、鲳鱼、石斑、青鳞等海鲜产品，竹筒饭、水满茶、黎族山兰酒、椰子船、清补凉、乌烈乳羊、罗氏沼虾等民间美食，昌江芒果、馒头果、山石榴、山竹子、乌墨、青果榕、山橄榄、毛牡丹、屯昌珍珠石榴和野荔枝等热带瓜果，等等，开发美食养生旅游产品；以毛公山、黎母岭、燕窝岭、仙安石林、仙龙洞、皇帝洞、银岭山洞、古海遗迹、西山岭石景山、排齐古榕群、南巴河龙椅、长兴飞水岭瀑布、百花瀑布、太平山瀑布、南吕岭等开发山地养生度假旅游产品；充分发挥黎族苗族"三月三"、七仙温泉嬉水节等节庆旅游品牌效应，提高本区域国际医疗旅游的知名度和美誉度。

这些地方由于交通基础设施、旅游接待设施、医疗设施条件和医疗服务水平相对较为落后，国际医疗旅游产业优质从业人才十分匮乏。因此，还要进一步完善交通基础设施和旅游接待设施，改善就医环境，培养和引进优秀从业人才，提高国际医疗旅游服务质量和接待能力。

第三节　历史人文国际医疗旅游区

一、历史人文国际医疗旅游区定位

历史人文国际医疗旅游区主要定位于儋州、文昌等历史文化景观相对丰富的地区。作为千年古郡，悠久的历史给儋州市留下了众多古迹，且多为宋代以前的，如汉代伏波井、中和古镇、东坡书院。儋州古城有"粤南名镇""诗乡歌海"美誉，民风淳厚粗犷，古风犹存。此外，儋州荣获"全国诗词之乡""中国楹联之乡""中国民间文化艺术之乡"和"中国书法之乡"的称号，儋州调声入选第一批国家级非物质文化遗产名录。文昌市为海南三大历史古邑之一，是海南闽南文化发源地，有着"中国椰子之乡""华侨之乡""排球之乡""文化之乡""国母之乡""航天之乡""将军之乡""书法之乡"以及"长寿之乡"等"九乡"的美誉，自然风景优美，文化底蕴深厚，是海南重点旅游城市，被誉为"阳光东海岸上的明珠"。

二、国际医疗旅游发展策略

以松涛水库、光村银滩、七洲列岛、月亮湾、云龙湾、白金海岸、石头公园、"中国大堡礁"——云龙湾海底自然公园、椰林湾、高隆湾等为中心开发湖泊、滨海休闲旅游产品；以蓝洋温泉、官新温泉为重点开发温泉养生旅游产品；以幽静闲适的海南热带植物园、东郊椰林、"稀世海上森林公园"——八门湾红树林国家湿地公园等开发森林养生旅游产品；以莲花寺、老关岳庙、文昌孔庙、圣母龙王庙、文昌帝君庙等开发宗教养生旅游产品；以鹭鸶天堂、龙门激浪、会文古十八行村、松树大屋符家宅、韩家宅、葫芦村、定安县龙湖镇高林村、名人山白鹭湖鸟类自然保护区等开发乡村养生休闲旅游产品；以文昌航天城、潮滩鼻风车海岸、清澜大桥、洋浦开发区等开发社会景观养生休闲旅游产品；以儋州的石花水洞地质公园、观音洞开发地质观光科考养生休闲旅游产品；以东坡书院、洋浦千年古盐场、桄榔庵、白马井古迹、文昌文南路骑楼老街、文昌孔庙、溪北书院、文昌胜利街骑楼老街、海底村庄地震遗址、宋氏祖居、七星岭斗柄塔、木兰灯塔、文城三古（文庙、虎拉、攻关桥）等开发历史人文景观养生休闲旅游产品；以文昌鸡、抱罗粉、糟粕醋、龙楼海鲜、洛基粽子、长坡米烂、松涛鳙鱼、光村沙虫、煎堆等开发美食养生旅游产品；以有"琼东第一峰""奇峰秀天下"之称的铜鼓岭国家级自然保护区开发山地养生度假旅游产品；充分发挥海南欢乐节、传统节庆"公期"、儋州中秋歌节、东坡文化节、雪茄文化旅游节、国际马拉松赛、国际象棋超霸赛等节庆旅游品牌效应，提高本区域国际医疗旅游的知名度和美誉度。

例如，近年来，连续举办"海南国际养生论坛"的定安以此为契机，打造南丽湖养生风情小镇，做大做强养生产业。定安可以依托本地资源优势，发展养生产业，从道家养生、湖居养生、富硒养生、退休社区养生、生态养生、医疗养生6个方向打造成为海南国际旅游岛养生基地。

第四节　养生休闲国际医疗旅游区

一、养生休闲国际医疗旅游区定位

养生休闲国际医疗旅游区主要定位于定安、澄迈、临高等养生休闲旅游资源相对丰富的地区。该区养生休闲旅游资源丰富，因而应以养生休闲旅游功能为主。该区域人文历史悠久、居住环境山清水秀、空气清新自然，2012年11月，中国第一个将区域长寿指数测算与自然环境、社会人文状况现场调查、定量分析相结合，经国际人口老龄化长寿化专家委员会确认的"世界长寿之乡"花落澄迈。可以利用"世界长寿之乡"这一品牌，依托澄迈长寿研究会、一龄博士（澄迈）健康管理咨询服务有限公司、海南波尔健康职业学院、海南国际养老医院和海南国际老年养护中心项目，以及海南颐康凯尔海景大酒店、医院和养老等一大批具有澄迈特色的康复康体养生项目，等等，建立长寿养生文化基地，发展长寿产业，开发休闲长寿国际医疗养生旅游度假项目。

二、国际医疗旅游发展策略

依托这些地区丰富的森林、滨海、湖泊、湿地、温泉、冷泉、宗教、长寿文化等养生休闲资源，打造温泉养生、森林养生、湿地养生、美食养生和湖泊、滨海休闲旅游产品，打造养生休闲医疗旅游区。以南丽湖名胜风景区、盈滨半岛、太阳湾旅游区、临高角风景名胜区为中心开发湖泊、滨海休闲旅游产品；以澄迈九乐山温泉、久温塘火山冷泉（中国最大热带富硒冷泉）为重点开发温泉、冷泉养生旅游产品；以幽静闲适的母瑞山红色旅游景区、海南热带飞禽世界、加笼坪热带季雨林旅游区、高山岭、后水湾彩桥红树林保护区等开发森林养生旅游产品；以定安文笔峰道家文化旅游区、普济寺，澄迈永庆寺、金山寺以及临高文庙等开发宗教养生旅游产品；以澄迈的老城老街、南轩石照壁、美榔姊妹塔以及定安的"百里百村"、定阳古城（定城）见龙塔、太史坊、八角殿、张岳崧故居等开发乡村养生休闲旅游产品；以海藻（江蓠）、海参、虾、蟹、马鲛鱼、鲳鱼、鱿鱼等海鲜以及福山咖啡、临高乳猪、加乐油茶、南药、苦丁茶、南宝鸭、多文空心菜、香蜜杨桃、无核荔枝、瓜菜、清蒸南宝芋头、葱煮临高小芋头、油膏虾米韭菜饼、临高煎堆、临高粉、毛薯葱蒜油膏等开发美食养生旅游产品；以济公山旅游度假区开发山地养生度假旅游产品；充分发挥海南欢乐节、定安军坡节（国家级非物质文化遗产）、端午美食文化节、澄迈盈滨龙水节、国际咖啡师冠军赛、人口老龄化长寿化国际研讨会等节庆旅游品牌效应，提高本区域医疗旅游的知名度和美誉度。例如，拥有"世界长寿之乡"美誉的澄迈，以当地特色的生态富硒农产品为切入点，打响"养生栖息之城"品牌，荣获由《中国国家地理》等评选出的"中国最美养生栖居地"称号。

海南应该注重"短抓工业，长抓旅游业"的可持续发展战略，不断优化产业结构，大力发展生态产业，促进养生旅游发展，走绿色经济、低碳经济、循环经济的发展道路。应以"长寿资源与文化"为切入点，以"世界长寿岛"为品牌，以澄迈、万宁的"世界长寿之乡"和文昌的"中国长寿之乡"为依托，以点成线，由线成面，点、线、面相结合，进一步融入大三亚旅游圈、海南省会旅游圈和海南东部黄金旅游带。加强旅游规划管理、基础设施建设、生态环境保护、流动人口管理、养生旅游宣传，健全社会服务体系，提高旅游服务水平，把养生旅游资源开发利用与保护整治结合起来，走可持续的旅游产业发展道路。尽快通过并实施《海南城市流动人口管理暂行办法》，建立流动人口管理服务中心，做好相关流动人口登记和存档工作。同时，整合公安、卫健、旅游等管理部门职能，加强对流动人口的宣传教育和监督管理，使其明确自身的权利和义务。积极发展外地长居游客的自治组织，让其实现自我管理、自我约束、自我服务，有效减轻地方政府负担，提高管理和服务水平。同时，加强对自治组织的管理和监督，使其平稳有序健康运行。

第十章　海南国际医疗旅游产品开发

医疗旅游产品是利用医学人才和器材集中或者医疗费用低廉等优势，吸引患有某些疾病的旅游者前往获取医疗的吸引物，是许多国家增加其旅游吸引力的重要手段[①]。国际医疗旅游产品主要针对人群为境外富裕老年、白领女性及有治疗疾病和康复保健需求的特殊人群，主要有医疗手术类旅游产品（为需要疾病治疗与旅游的旅游者提供的综合性服务与商品）、休闲度假类旅游产品（包括森林浴、日光浴等以休闲、放松、娱乐为主的综合产品）、康复疗养类旅游产品（包括药物调理、温泉疗养、瑜伽等满足不同旅游者对养生保健追求的产品）、美容整形类旅游产品（为需要美容与整形的旅游者提供具体的产品与配套服务）和科普购物类旅游产品（以科普的形式来为旅游者灌输养生与疾病危害知识并提供保健产品和有益性药材的医疗产品）。

在当前旅游市场日新月异、瞬息万变的时代，产品的新颖性是持续吸引医疗游客的关键所在。特色医疗项目往往能够吸引外地游客慕名前往，而且也会形成独特的竞争优势。世界上医疗旅游发达国家都有自己的特色优势项目，如美国的肿瘤治疗、英国的肝移植、日本的癌症早期风险筛查、新加坡的高端体检、瑞士的抗衰老、匈牙利的牙科、韩国的整形美容、印度的瑜伽。

海南不能采取与周边同质化的产品竞争策略，而应紧追世界潮流，发挥优势，避开劣势，扬长避短，尽快确立自身比较优势，占据有利的市场份额，从而在竞争激烈的周边市场中占据一席之地。否则将很难与这些国际上医疗旅游著名的、起步较早的国家和地区展开竞争。2014年12月，俄罗斯多家旅行社

---

①吴必虎.区域旅游规划原理［M］.北京：中国旅游出版社，2001：282-285.

破产事件促使三亚健康旅游行业重新洗牌，服务内容单一、技术含量低且存在恶性竞争的低端保健机构将逐渐淘汰，发展高端市场尤其是高品质的中医健康旅游项目势在必行。目前，海南医疗旅游产品的开发依然处于初期探索阶段，停留在简单的大众的"温泉"和"森林"等产品层次上，一些医疗旅游产品或是项目，游客参观、休闲、娱乐的内容较多，而真正能够让游客亲身体验海南医疗服务、在旅游过程中达到医疗养生效果的较高层次的内容则比较少，产品开发的力度和深度都不够，并且缺乏特色和优势，导致海南医疗旅游产品发展缓慢。缺乏特色和优势的医疗养生服务产品将是影响海南医疗旅游业发展的重要因素。

虽然海南目前难以发展高端医疗旅游并与其他医疗旅游先进国家或地区抗衡，但可以扬长避短，利用海南得天独厚的自然生态环境和优越的医疗养生资源，结合中国传统养生文化，开发与周围竞争对手差异化的特色医疗养生项目，丰富海南医疗旅游活动内容，打造"医疗养生在海南"特色品牌，使其成为吸引部分高端消费游客从境外回流的消费新热点。需要结合海南的特色和优势的医疗资源、特色和优势的旅游资源、医疗旅游目标人群、医疗服务特点等因素，建设康复疗养中心、养老康复中心、黎苗医疗保健中心、温泉养生度假区、养生健康中心等，开发建设休闲养生、环境养生、保健理疗、特色医疗等养生旅游项目。针对境外医疗游客，重点挖掘海南本土特色文化内涵和优势医疗旅游资源，丰富入境医疗旅游产品体系，增强海南国际医疗旅游产业的吸引力和竞争力。

第一节　森林、温泉、滨海、田园医疗养生产品开发

为了顺应当前国际旅游产业发展趋势，许多地方加大开发养生旅游的步伐。

海南号称"东方夏威夷"，旅游资源丰富，生态环境优美，健康资源优质，既有洋溢热带风情的"椰风海韵"东郊椰林、"天下第一湾"亚龙湾、"国家海岸"海棠湾和"海上乐园"大东海等海滨旅游度假区，又有官塘温泉、兴隆温泉、南洋温泉、南田温泉、观澜湖温泉等温泉旅游胜地，还有通什旅游山庄、太平山度假村和龙寿洋国家公园等热带田园风光，是发展养生保健旅游的乐土。海南是全国第一个生态示范省，岛上对人体具有良好治疗康复作用的山地、森林、温泉、滨海等自然资源得天独厚，具有发展医疗旅游的良好的资源条件和开发潜力（见表10-1）。因此，海南应该充分发挥长寿养生、自然环境、滨海风光、黎苗风情等资源优势和特区政策优势，提升旅游文化内涵，彰显区域本土特色，培育一批新的主题突出、特色鲜明、具有国际水准和本土特色的精品医疗旅游产品，全面提升海南旅游产业核心竞争力。大力开发以温泉康体理疗为主，以中医养生、疗养保健、整形美容为辅的康体养生产品，大力发展森林氧吧康复疗养、温泉康体疗养、滨海度假疗养等医疗旅游服务项目，打造休闲养生旅游品牌，致力于将海南打造成为世界的度假村、中国内陆的后花园、理想的第二居住地。

一、森林氧吧疗养旅游

海南热带雨林空气清新自然，环境洁净幽雅，景色优美动人，是度假养生的绝佳去处。可开发的森林氧吧康复疗养旅游项目有："呼吸养生"——负氧离子浴；"食物养生"——品尝山珍野味；"休闲养生"——森林漫步，聆听鸟语嗅闻花香，采摘野菜、野果、野蘑菇等，以及林区避暑；等等。海南热带雨林适宜开辟森林疗养基地或休闲养生旅游度假区，发展森林疗养医药，开发森林空气浴、绿色食品、绿色有机茶和药膳等具有森林资源特色的休闲养生项目。

二、温泉康复理疗旅游

温泉可促进机体的免疫功能，有强身健体、延年益寿作用。温泉疗养是当今世界医疗旅游市场的主流之一，在欧洲、北美以及东南亚的许多国家得到蓬勃发展。海南温泉资源优质丰富，适宜建立温泉度假疗养基地，可开发的产品有：利用温泉中丰富的矿物质和微量元素，治疗皮肤病、保健、美容、护肤、疗养等；以矿泉、中草药为基础，开展温泉浴、药浴、醋浴、酒浴、花瓣浴、土耳其小鱼浴等洗浴项目；开发汗蒸、香薰、中医按摩、温泉SPA等温泉中药理疗产品和美容瘦身产品，并与其他中医药保健、药膳养生、山地高尔夫、保健按摩、森林拓展、温泉美食等医疗养生产品结合起来，打造医疗旅游产品链；开发中医药温泉医疗，把中医药理疗和温泉结合起来。

三、滨海医疗保健旅游

海南滨海气候资源、日光浴资源、沙滩、海水优质丰富，适宜开辟海滨休闲度假疗养基地，开发各种具有滨海特色的海水浴、日光浴、沙浴、泥浴、鱼疗、按摩、针灸等项目，开发与海水相关的美容、瘦身产品，等等。

四、田园休闲养生旅游

利用海南独特的热带田园风情，可开发的养生旅游项目主要有：踏青游，欣赏绿色的稻田、黄色的油菜花，呼吸田间清新的空气，享受春日温和的阳光；春季赏花养目，观赏桃红、梨白等，享受芳香空气浴；果园采摘，体验采摘草莓、荔枝、黄皮等各种果实；农田收获，体验掰玉米、刨花生、摘豆角等。

表10-1　各种类型环境养生适宜选择一览

类型	资源特色	保健原理	适宜人群
热带气候	空气质量；气候资源；光照资源	紫外线杀菌、促进维生素D的吸收、增强免疫力	哮喘、喉炎、鼻炎等呼吸道疾病和关节类疾病患者
高山	空气质量；气候资源；光照资源；绿色食品；药品资源	富含臭氧、负离子、过氧化氢等杀菌消毒性气体	贫血、哮喘病、高血压、动脉硬化、肺结核患者
森林	空气质量；气候资源；绿色食品；药品资源	富含臭氧、负离子、过氧化氢等杀菌消毒性气体和生态药品食品	失眠症、神经衰弱、慢性疲劳症、心脏病患者

续表

类型	资源特色	保健原理	适宜人群
海滨	海滨气候资源；光照资源；海水资源；沙滩资源	富含阴离子，水域有较大热容量	哮喘病、神经衰弱、高血压、肺气肿、喉炎、鼻炎、贫血、神经症、过敏性皮肤病患者
温泉	特效矿物质；温泉水资源	特殊疗效的矿物质和水温	消化系统疾病、心血管疾病、皮肤病、糖尿病、高血压患者

第二节　中医药康体疗养产品开发

医疗旅游强国在发展过程中，往往是通过突出自身的特色医疗资源来推出自己的医疗旅游服务，同时，进行准确的市场定位，明确服务目标群体，吸引消费者①。从医疗旅游发展较早、较成熟、较先进的国家来看，韩国擅长整形手术，新加坡擅长牙科，印度擅长瑜伽，等等，这些国家大多有自己的特色和独到的医疗养生项目。

一、中医概述

传统中医是中国三大国粹之一，它是我国各族人民在生产、生活以及同疾病斗争过程中实践经验的总结，有其独特的理论体系和丰富的内容，是中华民族宝贵文化遗产的重要组成部分。

通过中医诊治、治疗和预防疾病已经有2000多年的历史，在国际上享有广泛声誉。由于世界卫生组织的积极推动和我国综合国力的增强，人们对传统

---

①侯胜田，刘华云.医疗旅游强国成功因素分析及启示［J］.医学与社会，2013，26（6）：7-9.

中药的认识越来越深刻，中医药文化为越来越多的国家和民众所接受；由于治愈率高且不含任何化学药品，中医疗法越来越受到国际社会的认可和全球患者的青睐，为越来越多的国家和民众所接受。近些年我国中医在海外的影响也不断增强，世界卫生组织在其报告《全球传统医学发展战略》中特别强调了针灸、中草药等传统医学在人类保健中的作用①。早在1982年，世界卫生组织就把中西医结合治疗急腹症定为中国5项世界领先医学项目之一。目前，全世界至少有140个国家和地区建立了各类中医治疗机构。在美国，中医已被正式定为"补充和替代医学"。2009年的美国国民健康问卷调查显示，大约有310万美国人接受针灸治疗，17%的美国人使用过中草药②。日本、马来西亚、新加坡、泰国等亚洲国家十分信任中医，在英国、德国、荷兰、意大利、阿联酋等国家的中医也非常受欢迎。中医、中药、中国传统健身方法和中医新成就在世界上都有深刻影响，每年都有众多外国人和港澳台同胞来中国大陆就医、参观考察、洽谈中药材贸易③。针灸、针刺麻醉、气功医疗、治疗脱发病、学习太极拳等更是热门项目④。仅为治疗脱发，日本就曾先后组织了1000多人的旅游团队来华。一些知名的中医药单位已经在满足旅游者需要的同时形成了旅游品牌⑤。300多年的老店同仁堂更是成为外国人游览和购买中草药的首选之地。

水文气候条件、地形地貌、土壤地质等因素，特别是热量和水分，是决定中药资源分布的主要因素，其地域差异性特点决定了我国中药类医疗旅游资源具有显著的地域性，集中分布在大兴安岭、小兴安岭、长白山、中条山、大别山、伏牛山、神农架、秦岭、大巴山、天山、内蒙古高原、云贵高原、南岭山地等山地与高原地貌类型区，其种类从东北向西南呈逐渐递增的趋势⑥。

---

①罗艺文.中国医疗旅游发展现状与分析 [J].海南医学院学报，2012（11）：5.

②Traditional Chinese medicine: an introduction [EB/OL].[2010-06-08].http: //nccam. nih.gov/health.

③田广增.我国医疗保健旅游的发展研究 [J].安阳师范学院学报，2007（5）：93-96.

④梁湘萍，甘巧林.国际医疗旅游的兴起及其对我国的启示 [J].华南师范大学学报（自然科学版），2008（1）：130-136.

⑤任应秋.中医各家学说 [M].上海：上海科学技术出版社，1986.

⑥袁昌齐，张惠源，毛发和.中国的中药资源分布 [J].中国中药杂志，1995（8）：451-452.

中医医术及中医名家类医疗旅游资源的分布具有分散性，主要散布在两大类区域：一类是经济发达的一线城市，拥有全国知名的中医药大学，许多中医技术在此得到传承、突破与创新，出现了一大批优秀的中医名家，如在北京、天津、上海、广州、江浙一带，这些地区拥有全国知名的中医药大学和医院，集聚了众多中医技术和中医名家等；另一类则是在少数民族聚集区，特别是在藏、蒙、维、傣、壮等少数民族地区广泛分布，这些地区的少数民族拥有传统独特的医疗手段、医术高明的中医大师以及疗效显著的中医配方，治愈了各种疑难杂症、慢性疾病等①。

中医疗法主要包括中草药治疗、针灸治疗、拔罐、食疗、气功以及推拿按摩等，注重人体调节，以预防、休养、保健为主要目的，着眼于长久的调理以求得身心健康，非常符合当前旅游发展趋势中的休闲理念。传统中医养生主要包括食养、食节、食忌、食禁的饮食养生和利用药养、药治、药忌、药禁等的药物保健养生，以及针灸、按摩、推拿、拔火罐等医疗养生技术。中医药在疾病治疗方面疗效独特，在疾病预防、养生康复等方面优势明显，针灸、刮痧、拔罐、气功、太极拳、推拿、按摩、药膳等都具有巨大的医疗旅游发展潜力②。中医大多采用物理的、天然的中草药治疗，人体副作用小，在疏通经络、解除疲劳、调节内分泌失调方面疗效显著。对于一些西医无法治疗的疾病，如肥胖症、抑郁症、不育症、阿尔茨海默病、骨质疏松症、帕金森、消化道疾病、癫痫、更年期综合征以及哮喘，传统中医的治疗效果极佳。

作为中华民族传统医学，中医保障人类健康已被世界广泛关注，中医"防未病"与"治已病"契合了现代文明社会健康需求。但有一个现象值得我们警惕和深思，"世界需要包括针灸技术在内的中国传统医药，但海外游客不需要到中国，就可以获得由大量海外移民直接为之提供的该类医疗服务。而马来西亚、泰国、菲律宾还有许多国家都在研究中医药，并已经成功地将这种中国传统技艺与高技术医疗服务结合在一起"③。美国有线电视网（CNN）近来在

---

① 张广海，王佳.中国医疗旅游资源及功能区划研究［J］.资源科学，2012（7）：1329.

② 侯胜田，刘华云，张永康.中国医疗旅游的发展前景与挑战［J］.中国医院，2013，5（17）：27-29.

③ Milica Z B, Karla R B. Medical tourism in developing country ［M］. New York: Palgrave Macmillan，2007：21-138.

"20个来华旅游推荐"中，将中医诊疗列入榜单，并推荐了上海中医药大学附属龙华医院的特色诊疗服务。传统国粹中医成为中国旅游"推荐名片"，既是对中医文化的肯定，也是中医迈向世界的良好契机。

二、中医药健康旅游

中医药健康旅游是以中医药的文化、健康理念及养生、康复、医疗技术方法体验为核心，通过多种旅游活动的方式，达到健康促进、疾病防控、文化传播目的的专项旅游。从游客体验方式的差异，将中医药健康旅游分为中医医疗类、养生保健类、文化教育类和健康产业类等类型[①]。

当前，随着经济全球化深入发展，在国家"一带一路"倡议的指导下，中医药国际合作事业也迎来了前所未有的发展机遇。发展中医药健康旅游是大势所趋，发展潜力巨大，前景广阔。2013年，国务院在《关于促进健康服务业发展的若干意见》中明确指出要整合中医药发展的特殊资源，发展中医药养生保健健康旅游。2014年，国务院在《关于促进旅游业改革发展的若干意见》中提出要发挥中医药优势，发展特色医疗、疗养康复、美容保健等医疗旅游。同年，国家旅游局和国家中医药管理局在《关于推进中医药健康旅游发展的合作协议》中明确提出双方将把中医药健康旅游纳入各自发展规划，建立工作磋商机制，协调和制定相关政策意见，制定出台相关的行业标准，在推动实现资源共享、打造特色旅游产品、促进示范发展、加大宣传推广力度、加强人才队伍建设等多方面展开合作，推进中医药健康旅游发展。2015年，国务院在《中医药健康服务的发展规划》中重点提到大力发展中医药健康旅游。同年，国务院在《关于进一步促进旅游投资和消费的若干意见》中提出要积极发展中医药健康旅游。同年，国家旅游局和国家中医药管理局在《关于促进中医药健康旅游发展的指导意见》中提出要积极推进中医药健康旅游的发展。这些政策文件的出台，都从国家层面为医疗旅游产业发展提供了政策支持。

中医药旅游是我国特有的医疗旅游产品，具有文化性、生态性、交融性、

---

①刘思鸿，张华敏，吕诚.中医药健康旅游的概念界定及类型探析［J］.中医药导报，2019，25（19）：9-12.

经济性和保健性的特点①。中医医疗旅游产品开发主要是以中药材基地、中医院和中医药博物馆为依托。当前，我国主要在以下几个方面推进中医医疗旅游。一是依托传统中医术。传统中医术手段包括针灸、按摩、拔罐等，这是我国中医治疗的重要手段，是通过调整经络、刺激腧穴等方法，激发营卫气血的运行，从而起到和阴阳、养脏腑的作用。二是依托中医名家。我国中医医术源远流长，经过世代的传承演化，诞生了许多具有高超中医医术的名医和中医世家，如吴氏医宗、孟氏拔罐，这些著名的中医名家以其高超、独特的医术和治病救人的高尚品质吸引了许多国内外患者慕名而来，成为我国发展医疗旅游业的宝贵资源。三是依托中药。中药是我国人民防病治病的传统药物，被视为宝贵的文化遗产，因其独特的疗效，日益受到世界各国的重视，成为医疗旅游资源的重要组成部分。我国利用中药防病治病有着悠久的历史和丰富的经验，形成了多种类型的中药资源，目前我国中药资源主要包括中药材、民间药和民族药3种类型②。广西南宁市郊有亚洲最大的药用植物园，游客到此不仅能观赏药园，还能喝中药保健茶、吃药膳、洗药浴、购买特制的中草药配方。

三、海南中医健康旅游

据一份调查，绝大多数游客对中医持肯定态度，这对于发展传统医学的康复保健服务非常有利。在问到"您对中医的态度"时，有83%的人认为"得看具体病情，中医对慢性病和亚健康的康复有效，西医对急性病治疗有效"，另有6%的游客表示"中医能治病，只看中医"，只有11%的人表示"中医不能治病，只看西医"。在问到"如果海南发展医疗旅游业，您认为应该发展哪种服务"时，有85%的人选择了"中医养生康复保健"，有15%的人选择"西医重大疾病治疗"。这表明了随着亚健康人群和罹患慢性疾病人群的增多，越来越多的人希望通过中医医疗服务改善身体状况。可见，相对于西医重大疾病

---

①张群.我国中医药专项旅游开发初探［J］.北京第二外国语学院学报，2002（6）：77-80.

②任冲，费利群.印度医疗旅游业的全球竞争模式及启示［J］.河北经贸大学学报，2015（5）：76-81.

治疗，外地游客更期待海南发展中医养生康复保健服务。如果海南开发出一些特色的中医医疗服务项目，则海南医疗旅游市场前景将很广阔①。

中医医疗养生服务是周边国家或地区所不具备的，是海南的特色和优势。三亚中医院推出了医疗保健旅游的服务项目，取得不错的经济和社会效益。充分发挥中医药医疗、预防、保健、康复的特色优势具有广阔前景。可将中医药养生与海南的热带风情、滨海风光、海水浴场、热带雨林和温泉等优质资源结合，开发观赏中药种植园、喝药茶、洗药浴、品药膳、购买特制的中草药配方等中医药康体疗养旅游项目。也可利用中医药文化元素突出的中医医疗机构、中药企业、老字号药店以及中药材种植基地、药用植物园、药膳食疗馆等资源，开发中医药养生特色旅游线路。可以通过发挥长处来实现差异化，利用价格差赢得医疗旅游市场，重点发展以中医、中草药等为主题的养生康复休闲游②。可以种植有关中药材（如四大南药——槟榔、益智仁、砂仁、巴戟天这类传统地道药材），研发养生保健酒（如鹿龟酒、海马贡酒、牛大力酒）、养生保健菜肴食品（如槟榔花炖鸡、椰子鸡汤、鸡屎藤粑），等等。中医院是就医保健的重要场所，各种中医技术和中药展示集中于此，可以开发一些游客亲身体验中医"望、闻、问、切"的诊病技法和针灸、推拿疗法的特色体验式项目，如用中医渗透疗法治疗酒精依赖。可以采用传统的医疗康复方式，如推拿按摩、针刺、艾灸、点穴、拔罐、刮痧、敷贴、熏蒸、热熨、药浴、服饵（中药）、食疗食养、导引气功、自然理疗和香草治疗这类充分体现传统东方文化的方式。还可以开发有关中医理念的考察学习的旅游产品和中草药、黎苗药材等保健品的旅游纪念品。

四、海南中医健康旅游发展策略

海南发展中医康复疗养项目，可瞄准国内外中高端消费市场，开展医疗、

---

①罗丽娟.关于海南医疗旅游市场的调查报告［J］.中国市场，2012（5）：5-7.
②梁湘萍，甘巧林.国际医疗旅游的兴起及其对我国的启示［J］.华南师范大学学报（自然科学版），2008（1）：130-136.

健康体检、康复疗养等服务。当前，海南已经成为国内高端旅游和房产的主要目的地之一。因此，这些现有的中高端消费旅行者群体可以发展成为海南中高端医疗旅游的实际顾客。可建立高端医疗保险市场体系，鼓励发展第三方服务组织，积极瞄准中高端消费人群。在运行方式上可借鉴孔子学院的办学模式，培养外籍中医医师，建立一批符合西方文化和民俗习惯的中医诊所，构建集治疗、养生、休闲和旅游于一体的基地，并做大做强，形成中医保健旅游的国际潮流，吸引更多国外旅游者的目光[①]。鼓励社会资本和名老中医举办中医医疗养生机构，增加医疗卫生资源供给，充分发挥医疗资源和社会资本结合的叠加效应；建立健全公平竞争机制，建立具有竞争性和活力而不是公立医院垄断的医疗服务市场，倒逼公立医院提高服务效率和质量。

另外，支持海南中医药医疗养生知识传播机构发展，加强中医药康体养生文化的宣传，培育中医药康体养生文化产业。积极推广科学有效的中医药康体养生保健方法，鼓励开办专门的中医药康体养生的节目或栏目，倡导健康的生活方式。规范中医药药品、保健食品、医疗机构等方面广告和相关信息发布行为，严厉打击虚假宣传和不实报道，积极营造良好的健康消费氛围。

在有条件的地方建设中医药康体养生旅游产业示范园区，推动中医药产业与旅游市场深度结合，在业态创新、机制改革、集群发展方面先行先试。结合海南的资源优势，开发推出一批以中医药养生保健文化传播为主题，具有浓郁中国风情和海南本土特色的，融中医药种植技术传授、中药材和黎苗药材种植体验、中医药常识宣传与教育、中医养生知识普及、中医康体养生体验、中医药康复理疗、养生保健、文化体验、健康休闲娱乐于一体的入境中医药健康旅游项目。将中医与滨海度假、温泉资源、海岛阳光、清新空气、热带雨林、体育运动、宗教养生结合开发出一些特色的中医药医疗保健服务项目，如中药种植观赏、中药种植体验、中药治疗体验、中药养生体验、品药膳、喝药茶、饮药酒、洗药浴、中药商品购物。除了中医药外，结合本地特色开发按摩、刮痧、敷贴、熏蒸、热熨、药浴、针灸、艾灸、拔罐、温泉、太极、气功等充分

---

①杨阿莉.构筑入境旅游新高地："十三五"中国医疗旅游发展思考〔J〕.旅游学刊，2015（4）：8.

体现传统东方文化风情的医疗保健产品。

规范中医药康体疗养旅游市场，加强行业标准制定和质量监督管理。大力改进中医医疗条件，提高中医医疗技术水平，增加宣传力度，扩大中医药康体养生旅游的海外宣传，加强中医药康体养生旅游的国际交流合作，推动传统中医药康体养生文化通过旅游走向世界。例如，黎族独特的保健食品（如"三色饭"、槟榔酒）和医疗保健方法，对于风湿类、妇科、肝炎、肿瘤等疾病的治疗具有显著疗效。独特的传统中医疗法与旅游产业相结合，一定会显示出其强大的生命力，将成为吸引海外医疗旅游者选择海南的重要因素之一。

通过大力发展具有海南独特风情和鲜明特色的中医康体疗养项目，打造具有自身比较优势和鲜明特色的国际医疗旅游品牌。

第三节　老年医疗康复保健旅游产品开发

一、老龄化社会发展的需要

中国是世界上老年人口最多的国家，60岁以上的老年人口约占全世界的1/5。据国家统计局数据，2019年末，我国年龄在60岁及以上人口25388万人，占总人口的18.1%，而65岁及以上人口17603万人，占总人口的12.6%，预计到2030年，65岁及以上人口占总人口的比重或将超过20%[①]。随着我国社会老龄化步伐的加快、国民经济水平的提高以及医疗保健技术的不断改善，医疗旅游作为一种休闲和保健兼具的健康生活方式备受老年人的青睐和推崇。"夕阳人群"和"银发消费"催生了医疗旅游这一"朝阳产业"。

老年医疗康复保健旅游产品主要可以分为两个方面：一是对于体质较好的老年人，可以适当安排徒步、登高、垂钓、温泉浴、森林浴等活动方式，达到运动健身的效果；二是对于年老体衰的老年人，在对其病情进行科学分析以

---

①2018—2024年中国人口老龄化行业市场分析及发展趋势研究报告［R/OL］.https：//www.chyxx.com/research/201802/612960.html.

后，由医务人员、导游和其他相关服务人员共同带领和陪伴，一边游览观光，一边配合使用中医保健和药膳等医疗保健方法，对其进行医疗康复保健服务。

1999年，世界卫生组织倡导老年人保持健康，参与社会活动、提高生活水平，提出积极地应对老龄化的"积极老龄化"口号。"积极老龄化"为海南老年人医疗旅游带来了新的发展契机，推动海南开发老年人医疗康复保健旅游产品的步伐。

海南地理位置和气候条件优越，属于热带海洋性气候，长夏无冬，四面环海，岛上森林覆盖率高，被誉为天然氧吧、康复中心，是中国最佳养生地之一，是中国首选度假过冬及疗养观光旅游、休闲度假目的地。椰树、海风、蓝天、碧海、阳光、沙滩……独特的气候条件、良好的生态环境和优越的自然资源，是吸引外地老年人来海南的主要原因，使海南成为越来越多"候鸟"老年人越冬的最爱和首选，一些患有风湿、类风湿、肺气肿、气管炎等慢性疾病的体弱多病老年人更是把海南当作"天然氧吧""康复疗养天堂"。得天独厚的自然环境和气候条件，使得海南特别适合发展医疗养生养老产业。养老医疗旅游将成为海南的一大特色和优势。

在一项调查中，当问到"海南发展医疗保健旅游需做好哪些工作"时，36%的人认为应提高医疗保健技术水平，21%的人认为需完善异地医保报销问题，18%的人认为要加大开发黎医苗药的医疗保健价值，16%的人认为应提供多种老年人医疗保健旅游路线选择，9%的人有其他的想法。海南现有医疗保健水平和旅游项目还不能满足老年人的需求，需做好的工作还有很多。当问及"希望在旅游中增添哪些项目"时，17%的老年人选择增添食膳调理，44%的老年人选择增设中医医疗保健服务，20%的老年人选择增添医疗体育项目，19%的老年人选择山水观光[1]。

二、老年人医疗康复旅游产品开发

努力解决目前海南发展老年人医疗旅游所面临的困境，逐步完善老年人医

---

[1]孙苗苗，齐殿东，张新定.探析国际旅游岛建设中老年人医疗保健旅游的发展［J］.管理观察，2013（33）：131-133.

疗旅游的各项保障；建成先进、科学的养老、医疗、旅游三位一体养老模式，吸引世界各地老年人前来参观和体验，增强海南对老年人群的吸引力；可以通过社会化、市场化等手段来探索养老产业的发展，积极引入市场竞争机制，增加社会资本的投入，建立一个政府倡导、社会参与、企业主导、股份合作、市场运作、产权明晰、转让灵活、保障健全的新型养老、医疗、旅游融合发展的综合型产业；抢抓海南国际旅游岛建设的国家战略机遇，促进养老和旅游的深度融合，使养老与旅游两者紧密结合起来，相得益彰；积极推进医疗卫生体制改革，因地制宜地利用海南医疗资源开展养老服务，创新"医养结合"模式；促进养老机构与医疗机构的密切合作，加强健康管理、养生、医疗方面的人员配置；出台保障老年人医疗旅游相关合法权益的相关政策和法规，制定行业管理规范，加强行业监管，建立健全老年人医疗旅游相关法律法规；借助海南最大的经济特区和唯一的热带岛屿省份的区位优势，促进社会化养老的开放发展，发展异地养老服务，实现养老机构跨区连锁发展；鼓励异地式、"候鸟"式、连锁式养老模式经营，加强养老机构相互协作，通过协议等方式进行联合经营，实现海南养老资源优化调配和共享；构建"候鸟"养老服务平台，满足外地老年人来琼休闲度假、旅游观光、医疗治病、保健养生、康复理疗等要求；逐步建立和积极完善以居家养老为基础，以社区养老为依托，以机构养老为支撑的社会养老服务体系；积极与外地的养老机构或者旅游机构建立合作伙伴关系，实现两地养老机构的无缝对接；针对海南本省人口老龄化、岛外人口前来越冬养老等突出问题，加快制定实施医疗旅游发展纲要，加大政策扶持力度，健全养老机构或社区中医疗费用异地报销办法；大力发展医疗养生养老服务产业，鼓励民间资本依法使用农村集体土地开发多层次、多样化的针对老年人群体的医疗康复养生旅游项目。

依托海南的各种优势和特色的资源，开发以温泉康体疗养为主体，开设太极、瑜伽、茶道、花艺等课程，以中医养生、疗养保健、整形美容为辅的康体养生产品。尤其是通过优质生态环境和气候条件，针对老年群体各种肿瘤疾病进行康复治疗。对于不同体质的老年群体设计各种针对性的医疗旅游方案，如依托热带雨林资源，针对有心脏病、失眠症等疾病的老年群体开展天然森林氧吧疗养康复游；依托温泉资源，针对有皮肤病、关节炎等疾病的老年群体开展温泉保健疗养游；依托医疗保健康复中心，针对有慢性疾病的老年群体提供气功瑜伽、食疗药膳、针灸等医疗旅游产品。根据来琼老年群体的体质情况，安排他们适当参加医疗体操、医疗运动和适应性体育活动等医疗体育活动，促使老年群体增强体力，改善心、肺等器官的功能。向老年群体传授中华养生保健气功，并合理安排锻炼时间、活动内容、运动强度以及准备活动，对其进行医务监督，促进老年人的慢性疾病康复，提高老年人的健康水平。

鼓励开发完善适合老年医疗康复养生项目的商业保险产品；积极发展中医药和黎苗医药康体养生特色养老机构，促进中医药和黎苗医药康体养生与养老服务结合；积极发展以"个性化定制"为特色的医疗美容项目和抗衰老服务，形成体检、健康管理、医疗服务、康复、养老（养护）等服务的完整医疗产业链；丰富和完善老年旅游产品，将热带海岛观光游和休闲度假养生游结合起来，开发"观光＋疗养"类型的短期短途疗养旅游产品和长居养生旅游产品，提供全方位立体服务。这种旅游产品中观光行程主要安排一些舒适度较高、观赏性较强的旅游景点，比如文笔峰、槟榔谷、椰田古寨、南山寺，入住以品质较为高端、温泉疗养项目齐备的酒店为主，不要让老年人因太多太紧的观光行程而产生劳累感；针对身体行动不便的老年人，提供"一对一"个性化服务；为了解除外地子女对旅琼老年人的担忧，旅行社可以给参团的老年人子女建立微信群，随时将老年人的旅行情况拍成小视频发给老年人子女，使其放心；对于长居养生旅游产品，安排丰富多彩的文娱活动，如安排专业老师带领老年人参加广场舞、太极剑一类的晨练，在老年大学教授歌唱、舞蹈、书法、绘画、戏曲等，消除老年人因长居旅游带来的无聊和孤独。

第四节　海洋医疗旅游产品开发

当前，海南海洋医疗旅游产品开发的力度和深度都不够，并且缺乏特色和优势，这是影响其发展的主要因素。

世界医疗旅游最为发达的一些亚洲国家大多地处热带和亚热带，而且都是濒临海洋，有着与海南较为相近的气候条件和地域特征。这些国家在发展传统医疗旅游的同时，也在积极利用本国丰富的海洋资源，与国际医疗旅游结合起来，大力发展集医疗保健服务和海洋旅游资源于一体的海洋医疗旅游，在其长期发展过程中积累了大量的发展海洋医疗旅游产业的成功经验。海南可以借鉴医疗旅游发达国家的先进经验，扬长避短，找准自身发展的定位与策略，利用丰富的海洋旅游资源、得天独厚的自然生态环境和独特的医疗资源，结合中国传统医疗养生文化，开发与周围竞争对手差异化的特色海洋医疗旅游项目，积极发展海洋医疗旅游，打造海洋医疗旅游特色品牌。海南要加快海洋医疗旅游发展，首先需要加快包括滨海港口、温泉、酒店、度假村、医疗保健机构、邮轮母港、游艇码头以及海上运动相关设施设备等基础设施的建设，从而为海洋医疗旅游发展提供物质保障。同时，注重提高配套服务水平。积极为来琼参加海洋医疗旅游的游客提供各种配套服务，在高端旅游体检、慢性病治疗康复、度假养生和滨海休闲度假等方面提供全套专业解决方案。加强海洋医药等海洋医疗旅游产品的开发，以特色和优势产品为突破口，吸引更多的境内外高端消费游客。

一、滨海医疗保健旅游产品

泰国岛屿众多，风景优美，环境良好，宗教文化氛围浓厚，每年都吸引了大量的国外游客。在"亚洲最佳岛屿"评选活动中，前10名里泰国占据5个席位，其中龟岛更是力压印度尼西亚巴厘岛，荣获第一名。泰国利用这些优美的岛屿积极发展海洋医疗旅游，使得游客在泰国接受心脏、牙科、美容整形、变性手术的同时，可以到海边参加观光、休闲、度假和娱乐等旅游活动。新加坡被世界卫生组织列为"亚洲拥有最佳医疗系统国家"，近年成为周边国家富商喜欢前来看病的地方。新加坡位于马来半岛南端，是天气晴朗的热带岛屿，海滨风景秀美，很多患者一边在新加坡接受健康检查、尖端手术疗程、癌症治疗与各种专业护理的同时，一边陶醉在其美丽的海滨风光之中。马来西亚政府积极推动医疗旅游，将医疗、健康检查与海滨观光、度假结合起来，提出"放松的时候就是做健康检查的最佳时机"的口号。印度主要是以良好的医疗条件、优质的医疗服务和低廉的医疗价格参与国际竞争，并以本国的特色（如传统瑜伽）和优势发展国际医疗旅游。孟买在印度被称为"印度城市中的皇后"，其环绕贝克湾的闻名遐迩的海滨大道则被称为"皇后的项链"。外地游客在孟买接受印度医疗旅游的同时，海滨大道也是一个消闲、度假的绝佳去处。

海南海滨良好的生态环境可以使人心旷神怡、排解忧愁，对神经衰弱、贫血、偏头痛等患者有一定的助疗效果。海南非常适宜开辟海滨休闲度假疗养基地，开发各种具有滨海特色的海洋观光、沙滩浴、海水浴、日光浴、泥浴、鱼疗、按摩、针灸和体验捕鱼等特色项目，开发与海水相关的美容、瘦身产品等滨海度假康复疗养服务项目。

二、温泉医疗保健旅游产品

泰国滨海不但风景优美，而且温泉资源丰富，SPA是滨海旅游业的一大特色。泰国积极利用本国丰富而优质的温泉资源兴建滨海温泉度假地，开发温泉洗疗等项目，发展温泉医疗保健旅游。比如有着椰林、海滩、银浪、阳光、宫殿和"SPA天堂"美誉的华欣成为泰国SPA业中的翘楚，手法高超的泰式SPA吸引了众多游客前来体验。新加坡利用本国先进的医疗技术、发达的旅游产业、丰富的温泉资源和优美的海滨风光，大力发展滨海温泉医疗保健旅游。外国游客在新加坡除了欣赏其海滨风光和都市风情以及娱乐、购物以外，还可以尽情享受泡温泉、做SPA带来的乐趣。印度尼西亚巴厘岛上温泉众多，分布广泛，利用丰富而优质的温泉资源，巴厘岛开发了众多的温泉酒店、度假村等，建设了许多别致的海景温泉客房，提供泡温泉、做SPA和按摩等医疗保健项目。菲律宾的医疗旅游主要提供体检、医疗和观光等服务内容，游客在接受体检、康复、疗养等医疗服务的同时，利用空暇时间参与海边的日光浴、沙浴、温泉洗浴和高尔夫球等娱乐活动。

海南滨海温泉资源丰富，温泉度假酒店和度假村遍布沿海各大海滩。海南大多温泉资源富含硫黄等矿物质和氡、硒等微量元素，分布广，数量多，质量优，种类全，医用价值很高，而且开发已成规模，是开展滨海温泉康复疗养的胜地，适宜开发温泉SPA、温泉中药理疗产品、温泉药膳和美容瘦身产品等滨海温泉度假康复疗养产品。

三、海洋运动康复旅游产品

亚洲医疗旅游发达国家大多濒临海洋，海洋资源也被很大程度用于医疗旅游开发，除了滨海休闲度假、温泉医疗保健外，海洋运动康复旅游项目也是开办得异彩纷呈。丰富多彩的体育专项活动使海滨度假充满了活力，增强了旅游吸引力。享有"珍宝岛""金银岛"美誉的泰国南部的普吉岛，拥有众多海水清澈湛蓝、沙滩洁净细白的海湾，医疗旅游者可以在此体验拖曳伞、摩托艇、皮划艇、捕鱼、潜水等丰富多彩的海上运动和沙滩足球、沙滩排球、泰拳表演等活动，从而接受身心均衡疗法及康复保健。新加坡海洋旅游开展得有声有色，海边建有大量的海上运动场所、高尔夫球场和度假休闲中心。在新加坡圣淘沙海洋生物园，游客可以近距离接触海洋生物，感受丰富多彩且充满奇趣的海洋之旅，从而能够有效地放松身心，消除烦恼忧愁。马来西亚被称为"水下天堂"，依托自身优越的水下资源，积极发展运动康复项目，比如海洋公园的潜水观鱼、沙巴和诗巴丹的海洋潜水之类的知名旅游项目。

海南结合得天独厚的海洋资源，适合大力发展滨海度假、海洋观光、海岛观光、邮轮游艇、海上运动等海洋运动康体健身项目，积极引导和规范发展海洋垂钓和休闲渔业，使得游客在领略热带滨海浪漫风情的同时，尽享潜水、冲浪、摩托艇、快艇环岛、帆船帆板、空中悬挂滑翔、快艇海钓、水上飞机、香蕉船等海上运动项目的魅力。海南具备开发海洋体育旅游产业的先决条件和巨大潜力，可以大力建设水上体育运动中心，积极举办各种大型水上运动比赛。

四、海洋生物医药医疗旅游产品

海南热带海洋生物资源优质且丰富，可资开发的海洋医疗旅游资源非常丰富，具有发展海洋医疗旅游的良好的资源条件和开发潜力。其中不乏丰富的海洋医药资源。可以加大科研攻关的力度，提高海洋药物的自主研发能力，开发系列热带海洋生物医药保健产品，实现资源优势向产品优势、经济优势的转变。

五、特色海洋保健旅游产品

亚洲医疗旅游发达国家大多能结合本国的资源特色和优势，积极发展特色海洋保健旅游项目。泰国潭克拉布寺建立戒毒中心使用天然药物康复计划对戒毒者进行多阶段治疗成为泰国最早的医疗旅游项目。目前，泰国以健康检查、器官移植整形、牙科治疗、心脏治疗及骨科治疗闻名。同时，特色治疗包括水疗也享誉世界。泰国很多企业把这些特色医疗项目与本国丰富的海洋旅游资源结合起来，实施"特色医疗＋海洋保健"发展模式。印度正在积极以传统瑜伽、阿育吠陀医学和悉达医学等特色优势与海洋旅游结合起来，发展骨髓移植、心脏搭桥、眼科、矫形和骨科手术等闻名于世的海洋康复保健类国际医疗旅游。韩国济州岛政府积极推广健康体检、美容整形、皮肤美容、牙科、韩方等5个医疗旅游代表品牌，并与济州岛的滨海旅游资源结合起来，使得游客在接受医疗旅游的同时，也能欣赏韩国优美的滨海风光和浓郁的民族风情。马来西亚则结合本国的海洋休闲度假旅游发展胸部透视、血压测试、肝脏扫描等健康检查医疗旅游项目。

海南可以依据自身的海洋资源优势，将热带风情、滨海风光、海水浴场、海滨温泉、滨海雨林等优质海洋旅游资源和中医保健等传统医疗项目结合起来，开发针灸、刮痧、拔罐、气功、太极拳、推拿、按摩、药膳等结合滨海休闲度假的"中医保健＋海洋旅游"特色海洋医疗旅游产品，发展中医康复滨海度假理疗旅游服务，打造具有自身比较优势和鲜明特色的医疗旅游品牌；结合自身拥有丰富的黎苗医药资源的独特优势，开发"黎苗医药＋海洋旅游"特色产品；利用心脑血管、器官移植、口腔、心脏科、硅肺病治疗、骨科、神经内科和干细胞治疗等中国优势医疗项目，以及干细胞或胚细胞等一些国家由于其法律限制还不允许开展的特色治疗，开发"优势医疗＋海洋旅游"的特色海洋医疗旅游产品。

第五节　针对性医疗旅游产品开发

一、创新旅游产品开发

旅游产品丰富化是旅游产业国际化的基础，开拓境外市场必须致力改善旅游产品结构，尽快改变原有的旅游产品单一的不良局面，挖掘本土文化内涵，转向开发与文化结合的多元化旅游产品，创新旅游产品开发，丰富旅游产品体系，延长游客逗留时间，提高旅游综合消费。海南不能总是靠着"天涯海角"这类传统的旅游产品吸引游客，迫切需要创新。针对境外游客，结合海南旅游资源的特色和优势，鼓励创新旅游产品，促进旅游业特色化、差异化发展。有序进行中西部旅游开发，支持发展邮轮游艇、低空飞行、房车露营等旅游新业态，积极开发生态旅游、乡村旅游、红色旅游、健康旅游，推动旅游产业转型升级。主要开发度假休闲、康复疗养、会议节庆、工业参观、风光探险、生态体验、红色怀旧、科学考察、运动娱乐、访古探幽等能充分体现海南自然、文化特色和优势的各种旅游产品。

女性对温泉SPA、海岛休闲、美容瘦身类的高端保健旅游产品情有独钟，中医减肥与美容旅游产品、中医药膳调理旅游产品、医疗整形美容产品等对女性市场有着巨大的吸引力。

积极融入国家"一带一路"倡议，加快三亚和海口的国际邮轮母港建设，推出"21世纪海上丝绸之路"主题旅游线路，继续与周边国家和地区联合搭建"亚洲邮轮专案"合作平台，吸引世界邮轮公司开辟海南至东盟国家的海上邮轮旅游航线，大力发展环海南岛邮轮旅游、西沙邮轮旅游和中国—东盟邮轮旅游等。利用发起设立的亚洲邮轮合作基金、特色风情小镇和美丽乡村建设、冯小刚电影公社、海棠湾购物中心、奥特莱斯品牌折扣店等旅游项目，吸引境外游客。

针对境外游客，重点挖掘海南本土特色文化、海洋文化、时尚文化、养生文化的内涵，在开发观光度假游、民俗文化游、乡村游、自驾游和森林生态游等传统旅游产品的同时，开发潜水、冲浪、帆船帆板、游艇、水上飞机、海洋观光、海洋垂钓和休闲渔业等海洋旅游产品，高尔夫、低空飞行、会展、婚庆、美食、蜜月度假、生态度假等高端旅游产品，中医康复疗养、温泉疗养、雨林生态养生、宗教养生、滨海度假理疗等热带医疗休闲旅游产品；搞好一年一度的博鳌论坛会议旅游；拓展热带岛屿风光观光旅游；发展民俗文化游、乡村游、自驾游和森林生态游、探险游，以及针对境外青少年的夏令营、冬令营旅游产品；等等。还可以发展竞猜型体育彩票和大型国际赛事即开彩票，吸引境外游客。

对于海南医疗旅游的主要境外客源市场，重点推介"中国南方热带风情民俗博物馆""热带滨海休闲度假天堂"和"中医医疗养生天堂"的旅游形象。区域内各地政府和旅游企业应该充分利用海南开放第三、第四、第五、第七航权的机遇，联合海内外旅游企业和航空机构，积极拓展国际医疗旅游市场。依托高尔夫休闲度假文化旅游、历史文化旅游、黎苗风情文化旅游、民俗文化旅游、会议商务文化旅游及滨海度假休闲文化旅游等加上温泉养生和中医医疗旅游的组合产品吸引北美洲、欧洲、大洋洲等地西方发达国家客源。

二、针对性医疗旅游产品开发

海南旅游国外基本市场大多处于纬度较高地区，因此，海南可以发展避寒养老国际医疗旅游产品。老年人群将是海南国际医疗旅游一个稳定的客源群体。海南可适时推出"保健旅游""夕阳红之旅"之类的特色医疗保健旅游。俄罗斯、韩国、日本、德国等国家都是位于高纬度、冬天寒冷的地区，海南可以利用自身位于热带气候地区的优势开发针对这些高纬度国家的避寒越冬度假旅游、医疗旅游项目。针对这部分市场，推出以中医中药为主题的医疗保健旅游产品和相关的修学产品。

（一）俄罗斯

俄罗斯地处严寒地带，常年寒冷，户外活动条件缺乏，因此，俄罗斯游客偏爱滨海度假，亲水需求强烈，海南需要多推出一些滨海度假旅游产品。针对俄罗斯经济衰退现状，可推出适合大众游客的经济实惠的旅游产品。针对俄罗斯公务人员前往欧美国家度假受限和偏爱家庭集体出游等旅游消费特点，可推出户外运动、探险活动、医疗养生、房车露营等适合家庭度假的旅游产品。另外，可推出通过中医渗透疗法治疗酒精依赖的"戒酒之旅""养生之旅"等以满足俄罗斯特殊人群的度假需求。与北京、上海的海外旅游者主要来自欧美等国家不同，针对俄罗斯医疗旅游者的特点，海南在提高中国强项的医疗服务（如干细胞治疗、器官移植、心血管手术）的同时，应发展特色医疗服务以吸引更多的俄罗斯医疗旅游者。重点推介高尔夫休闲度假文化旅游、历史文化旅游、黎苗风情文化旅游、民俗文化旅游、会议商务文化旅游及滨海度假休闲文化旅游等加上温泉养生和中医医疗旅游的组合产品。

（二）韩日

韩日市场重点推介高尔夫休闲度假文化旅游、黎苗风情文化旅游、历史文化旅游、民俗文化旅游及滨海度假休闲文化旅游等加上避寒温泉中医养生旅游的组合产品。建议海南东部与广东沿海、广西南部、香港、澳门和台湾等地协同发展。

可推出如高尔夫游、亲子游、研学游和会奖旅游这类深受韩日游客喜爱的度假产品，推动相关市场的恢复增长。针对韩国、日本游客热衷于高尔夫运动的特点，利用优美的自然环境和良好的高尔夫球场开发高尔夫旅游产品，并与海南的中医理疗、热带岛屿观光和滨海度假等特色旅游产品结合起来。

（三）中国港台地区

针对我国台湾地区游客习惯使用网络、年轻人喜欢创意文化、对海南旅游产品缺乏了解等特点，可以举办一些文化交流活动、文化创意展示活动、旅游网络营销活动等，推出海上运动游、森林探险游等新的旅游产品和线路。针对我国香港地区游客喜欢美食、偏爱文化旅游等消费习惯，可在香港举办海南美食节，以及开发海南历史文化和民俗文化体验游产品，并与医疗旅游产品结合起来。

（四）东南亚

东南亚华人众多，可选择重点地区作为促销的对象，如新加坡、吉隆坡、曼谷、马尼拉，在促销人群的选择上以海外华人及青少年学生为主。重点推介商贸文化旅游、会议商务文化旅游、民俗文化旅游、历史文化旅游、探亲访友文化旅游（探亲游、故乡游、寻根游等）等加上温泉养生和中医医疗旅游的组合产品。

另外，欧洲国家游学传统盛行，可推出"热带风情体验之旅""热带海洋体验之旅""汉语学习之旅"等系列游学产品，丰富欧洲年轻一族的游学旅游需求。针对中东国家游客，可推出治疗风湿、痛风、酒精依赖等的医疗旅游产品。

第六节　其他类型医疗旅游产品开发

一、黎苗医药特色医疗养生产品开发

独特的地理位置和气候条件赋予海南丰富而独特的热带药用植物资源，使其素有"天然药库"之称，药用植物种类繁多。海南除了拥有丰富的中医医疗资源，还拥有特色鲜明的黎苗医药资源，其中槟榔、砂仁、益智、巴戟等四大南药更是闻名遐迩。如今海南正充分发挥资源优势，积极推进南药和黎药产业化发展。黎苗医药同中药、藏药等一样，都是祖国医药宝库中的一朵奇葩。黎苗医药是海南黎族、苗族人民世代相传的传统医药，是黎族、苗族同胞在漫长的生息繁衍中积累的民间用药经验和独特的用药方式，对于毒蛇咬伤、跌打损伤、风湿、接骨、疟疾等常见病、多发病治疗效果突出，对于一些疑难杂症也有着较好的临床效果，在黎族、苗族村寨中发挥着重要作用。黎苗医药资源可以开发成为海南极具特色的医疗旅游服务项目，对于境内外游客将会有着很强的吸引力。

二、运动保健养生旅游产品开发

中华传统养生思想为中华传统体育养生的萌生、发展提供了肥沃的养料。宇宙生成论和天人论、阴阳五行论和八卦九宫说以及中华传统医学思想，是中华传统体育养生的哲学和科学基础。《吕氏春秋》率先提倡动形养生，认为经常运动身体，可强身健体。东汉名医华佗模仿虎、鹿、熊、猿、鸟的动作，创编了"五禽戏体操"，作为练身强体之功法。在诸多现代休闲方式中，体育运动日益成为减轻压力、保养和增进健康，并获得一种乐观向上的精神姿态的主要途径，成为大众所普遍钟情的一项养生休闲活动。在当代，随着运动休闲的普及和人们对休闲形式多样化的追求，越来越多的人参与到体育运动中去，从中愉悦身心、强身健体、延年益寿，也能享受中华民族悠久灿烂的传统养生文化。被誉为"亘古无双胜境，天下第一仙山"的道家圣地武当山就发展了以登圣山祈福，赏瑰丽山景，观武术表演，修养生动功、静功，听养生讲座等旅游项目为主的体育养生旅游。

登山、划船、游泳、潜水、冲浪、海钓等活动，可以强壮肌体，增强抗病能力。结合本章前文所述，海南可充分开发运动保健养生旅游产品。

三、宗教医疗旅游产品开发

被列为中国四大道教名山之一的安徽省黄山市休宁县齐云山以神奇秀美的卓越身姿和底蕴深厚的道教文化，吸引着众多的香客及游人纷至沓来。

海南是一个多种宗教并存的省份，宗教养生资源较为丰富，通过深入挖掘传统宗教养生文化，并与旅游结合起来，具体可开发提供长期或短期游玩的度假山庄。以道家为主题的能开设太极拳、道法吐纳等健体养生项目，以佛教为主题的可开设禅修、静坐念经、绿色斋饭等健体养性项目，依靠特色宗教养生文化吸引境外游客。利用海南很多宗教场所（如南山佛教文化园、道教文化风景区大小洞天、永庆寺和博鳌禅寺）都地处海滨，开发"宗教养生＋海洋旅游"的特色海洋医疗旅游产品。

四、科普观光购物体验类医疗旅游产品开发

科普观光购物体验类医疗旅游主要包括药材认识与品尝、药材购买、药材交易市场观光与采购、医药文化寻根、特色治疗方式与手法的观赏体验等旅游方式。例如，在广州旅行社推出的省内首条医疗旅游线路中，可到中药制剂中心参观，目睹中药的炮制、加工、合成过程；世界中医骨科联合会国际培训基

地之一的佛山中医院，利用中医优势专科骨伤科，让游客观看正骨绝活——骨伤"驳骨手法"，即按照人体经脉将错位的骨骼还原的方法。有些医院还现场表演火罐、针灸等特色中医技术，客人可以现场体验①。

五、优势医疗项目医疗旅游产品开发

对于境外需求较大的整形美容、牙科、慢性病治疗等海南能够提供的医疗资源项目，可与旅游业相结合发展。对于心脏科、硅肺病治疗、骨科、神经内科和干细胞治疗等中国优势医疗项目，海南可以把它们作为国际医疗旅游项目进行开发。另外，中国在显微外科、心脑血管、器官移植、口腔治疗和免疫治疗等方面与世界先进国家相比毫不逊色，可为国外游客提供价廉质优的医疗服务，这也可以是海南发展国际医疗旅游考虑的开发项目。海南还可以发展那些不符合某些国家政策、法律或道德限制但我国尚未禁止的医疗旅游项目，如中东绝对禁止活体肝脏移植手术，巴基斯坦和德国则成了中东地区的"肝制造中心"，海南可以开发此类医疗旅游产品，成为中东游客肝移植医疗旅游目的地；也可以开展干细胞或胚细胞等特色治疗，作为海南入境医疗旅游发展过程中的特色项目和优势项目。另外，可以针对国内外游客提供中医针灸推广服务、中医传统推拿按摩保健产品和服务等个性化定制服务。医美旅游产业是海南未来重点发展的产业，可以借鉴韩国以"整形美容支援中心"形式打造整形美容特色医疗旅游品牌经验，打造海南高端医美旅游特色医疗旅游品牌，成立医学创新基地和医美旅游产业发展示范基地。

俗话说："治病不如防病，药疗不如食疗。"中国传统食疗养生文化认为食疗对人体具有调和阴阳、滋养脏腑、补益气血、调节情感等作用，为养生之本。唐代名医孙思邈是食疗养生宗师，注重节制饮食，以食疗病，延年益寿。中国传统饮食文化认为，饮食宜清、淡、软、简；忌腻、厚、生冷、杂。亳州作为中华药都、神医华佗的诞生地，出炉"中华药都·养生亳州"行动计划，

---

① 吕观盛，张文菊.广西医疗旅游产品定位及产品设计研究［J］.南宁职业技术学院学报，2011，16（1）：82-85.

加快构建中药产业、养生文化旅游产业和中医医疗保健服务体系，积极发展饮食养生旅游，把中药作为烹饪的辅料，做出的菜肴不仅味道鲜美，而且滋补养颜、健康养生，吸引了来自四面八方的游客纷至沓来。

海南物产丰饶，拥有十分丰富的膳食旅游资源，各种海鲜河鲜、本地生态菜蔬、热带水果以及山野菜和山林植物等，很多都可以用来开发饮食养生旅游产品，具有非常广阔的发展前景。因此，应深度挖掘海南本土优势医疗养生资源，开发优势和特色医疗旅游产品。

六、浴疗保健旅游产品开发

利用海南丰富而优质的日光、海水、空气、海沙、海泥和矿泥等自然资源，可开发浴疗康复疗养旅游产品（见表10-2）。

表10-2　各种浴疗保健旅游产品一览

类型	适合病症	不适合病症
日光浴	体弱、营养不良、高血压、糖尿病、骨关节结核、关节外伤、肥胖症、神经症、贫血、佝偻病、手术后恢复期、疖、湿疹、足癣等	心动过速、心脏病、结核性腹膜炎、胸膜炎、浸润性肺结核、动脉硬化、甲状腺功能亢进、发热等
海水浴	高血压、哮喘、胃肠病、贫血、慢性呼吸疾病、神经衰弱、体弱、肥胖、痛风、硅肺、荨麻疹等	年老体弱、发热、肝炎、肝硬化、脑血管意外、肾炎、肾结石、妊娠期等
空气浴	鼻炎、咽炎、支气管炎、体弱、贫血、轻度心脏病、肺结核、神经功能性疾病等	1. 温暖空气浴：发热、严重虚弱；2. 凉爽与寒冷空气浴：发热、肾疾病、出血倾向，严重的气管、肺部或心脏疾病等
沙浴	佝偻病、肥胖病、神经痛、盆腔炎、慢性胃炎、扭伤、骨折、关节炎等	虚弱、发热、肺结核、肿瘤、急性炎症、心力衰竭等
泥疗	慢性风湿性关节炎、慢性胃炎、慢性肝炎、腹腔粘连、慢性中耳炎、盆腔炎、骨髓炎、骨鞘炎、神经痛、静脉曲张、静脉炎等	糖尿病、甲亢、白血病、恶性贫血、结核病、心力衰竭、脑动脉硬化、肿瘤、高血压、严重哮喘等

续表

类型	适合病症	不适合病症
矿泉浴	消化内科疾病、血脂高、内分泌失调、免疫功能紊乱、高血压、神经虚弱等	急性发热性疾病、急性传染病、活动性结核病、恶性肿瘤、出血性疾病、严重心肾疾患、高血压、动脉硬化者，以及妇女在经期、孕产期

　　总之，以中医院、中药材基地、中医药博物馆、疗养度假地、旅游饭店、景区、旅游地产等为基础的医疗旅游基地，将医疗旅游和常规旅游紧密结合起来，开发富有海南特色和优势的医疗旅游产品，打造海南医疗旅游品牌，推出内容丰富、形式多样、类型齐全、特色鲜明、品质上乘的规范医疗旅游线路。充分利用海南的阳光、海滩、森林、温泉等优势资源，结合中医药、海南南药、黎苗医药等特色优势，大力发展中医医疗、中医体质辨识、中医康复疗养、中医药膳保健、中医美容、健康管理、田园疗养、日光浴、温泉泡浴、药浴等中医疗养康复保健旅游[①]。针对医疗旅游市场的不同消费群体，今后海南可以开发将医疗体检与温泉体验游、海洋观光游、休闲农业游、高尔夫之旅等特色游结合的具有针对性的产品，形成一系列的产品体系，满足不同游客的不同需求。将医疗旅游产品链向上下游不断拓展，开展心理咨询、健康评估、健康追踪、运动养生及高级护理等服务和业务，并不失时机地承接来自周边及其他国家的医疗旅游服务外包业务。

---

　　①段勇兵.以"康复疗养"为突破口 培育我省特色医疗旅游［J］.今日海南，2015（8）：19-21.

第十一章　海南国际医疗旅游市场开拓

第一节　国际医疗旅游的先进营销经验总结

一些全球医疗旅游发达的国家由于起步较早，产业发展相对成熟和完善，结合自身的特色和优势，依赖尖端的医疗技术、卓越的医疗服务、完善的配套设施或特色的医疗项目、低廉的医疗价格、丰富的旅游资源等各自确立了在全球竞争市场的领先地位和品牌优势，如印度的器官移植、泰国的变性手术、日本的基因检测、新加坡的高端体检、韩国的整形美容、匈牙利的牙科、美国的癌症治疗、瑞士的羊胎素抗衰老、以色列的体外受精、土耳其的毛发移植。一个国家和地区作为全球医疗旅游者目的地的吸引力水平是由若干因素综合决定的。虽然影响国际医疗旅游产业发展的因素众多而且较为复杂，但国际医疗旅游发展最核心的影响要素还是被多数医疗旅游者所认可的性价比高的医疗服务。因此，发展国际医疗旅游，除了需要注重医疗技术水平的提高、医疗服务质量的增强、医疗旅游环境的优化、医疗服务费用的低廉、医疗旅游品牌的打造、医疗配套服务的完善、医疗特色项目的开发外，还需要加强国际医疗旅游市场的营销，通过科学有效的宣传营销可以更好地把本国的医疗旅游产品推向世界，打造和树立本国际医疗旅游产业的品牌和形象。

一、实施特色品牌战略

国际医疗旅游产业发达国家大多实施特色品牌发展战略，以特色医疗旅游服务积极参与国际竞争，如美国依赖发达的医疗技术提供肿瘤治疗、试管婴儿等尖端品牌医疗服务；日本打造肿瘤治疗、基因检测、温泉疗养等品牌医疗项目；瑞士以"优质医院联盟"形式提供心血管手术、羊胎素抗衰老、美容整形、人工关节、运动康复、干细胞治疗等世界领先的医疗服务；匈牙利以极富竞争力的特色牙科医疗服务加入全球竞争行列；新加坡以"亚洲最佳医疗系统"为入境医疗旅游者提供健康体检、肿瘤治疗、外科手术等精密医疗服务；韩国以"整形美容支援中心"形式打造整形美容特色医疗旅游品牌；印度以独具特色的医疗和旅游资源打造骨髓移植、心脏搭桥、瑜伽、静修等医疗旅游项目参与国际竞争；墨西哥在心脏搭桥、膝关节置换、胃旁路等方面树立了自己的竞争品牌；阿联酋将入境医疗旅游产业视为实现经济多元化发展的重要支点，其中牙科、皮肤科和整形外科最受欢迎。

二、重视产业形象打造

纵观全球国际医疗旅游发达国家的先进经验，可以看出国际医疗旅游发达国家大多高度重视医疗与旅游两大产业的深度交融、协作发展和合作共赢，形成举国一致的协调机制，共同推动本国国际医疗旅游产业健康、快速发展。

国际医疗旅游产业发展需要在政府的扶持和监管下营造良好的产业发展空间和市场环境条件。纵观当前世界医疗旅游发达国家，无不得益于政府对于本国国际医疗旅游产业发展的扶持和监管，以行政力量推动本国国际医疗旅游产业发展。政府扶持产业的健康运行，统筹协调政府部门、旅游企业、医疗机构及其他相关利益群体密切协作，共同推动本国国际医疗旅游产业发展。

这些国家大多高度重视本国国际医疗旅游的形象打造和品牌塑造，维护其良好的国际声誉。泰国、印度、日本等国制定相对完善的法规、政策等规范本国国际医疗旅游产业发展；德国、美国、英国等国政府加强市场监管，维护竞争秩序，实施品牌战略，树立产业形象等；韩国出台《旅游振兴法》等多部旅游法规，规范和扶持本国国际医疗旅游产业发展，以此确立和打造本国国际医疗旅游产业的品牌和形象。

三、明确相关营销机构

国际医疗旅游发达国家纷纷设立相关营销机构，加强对国际医疗旅游产业的宣传和营销。韩国成立首尔美丽医疗旅游综合支援中心，以整形美容业为卖点，在全世界范围推介宣传本国医疗旅游特色项目，积极为整容外科医院联系国外游客；泰国部门之间注重统筹协调和分工负责，其中卫生部负责医院及健康食品品质管控，外交部负责提供旅游签证，交通部负责交通运输问题，观光局和商业部负责医疗旅游的对外推广；新加坡在旅游局设立专门负责宣传推广医疗旅游服务业务的国际医疗组，主要将目光瞄准中国、印度和中东地区的富裕人群，并在印度、中东地区等地设立国际导医机构分部；瑞士成立负责医疗旅游海外推广的瑞士医疗协会，锁定俄罗斯和中东海湾各国的富裕阶层，定期推出阿拉伯语和俄语版的杂志并举办推介会。

四、注重境外宣传营销

国际医疗旅游发达国家十分重视对于国际医疗旅游产业的宣传营销：印度利用一年一度的医疗博览会推广本国医疗旅游产品；新加坡开设专门网站以便境外游客查阅、咨询和预订，派遣专家团奔赴海外宣传等，并且经常前往中东诸国、中国、印度等地推介医疗旅游业务，曾在印度尼西亚的8个城市举行路演，沿途推广医疗旅游产品；韩国政府倾力支援医疗旅游海外市场营销，通过电视、报纸、期刊、网络、自媒体、说明会等多种渠道推介医疗旅游业，颁布了《支持海外扩展卫生保健体系和吸引国际病人法案》，印制和散发英、中、日等国文字的医疗旅游服务宣传材料，在主要医疗旅游客源国家或地区大多拥有代理人，釜山还建有专为提供各种有关医疗旅游方面的信息服务的医疗旅游服务咨询中心和医疗旅游信息中心；泰国观光局成立医疗旅游服务专门网站，并对相关医疗机构和医生信息进行标示；日本锁定中国富裕人群为主要对象，积极拓耕中国市场；德国国家旅游局积极搭建平台加强医疗旅游的宣传推广，重点向相关出境游旅行社提供丰富及时的医疗旅游相关资讯，推出用德语、英语、法语等7个语种出版发行的《健康之旅》宣传手册，印制《医疗旅游——在德国感受妙手仁心》宣传册推介德国诊疗机构的医疗服务和各大旅游景点的相关信息，在其官方网站上增添"医疗之旅"主题新栏目，并在国际博览会上设立医疗旅游展台；阿联酋迪拜卫生局专门开设"迪拜健康体验"网站，通过阿拉伯语、英语、汉语、俄语等多语种，及时为海外游客提供医疗旅游服务相关信息；为了宣传推广本国的医疗旅游，匈牙利曾将2003年的旅游主题定为"健康旅游年"。

第二节　加强海南国际医疗旅游宣传与营销

　　海南发展国际医疗旅游区位优势明显。海南地处中国最南端，是中国唯一的热带海岛省份，这一地域优势使海南每年吸引大量国外较高纬度地区的人前来越冬或度假。针对国外客源市场，主要凭借海南独特的气候优势和生态环境优势吸引国外中高端医疗旅游客源。

　　当前，海南国际医疗旅游市场缺乏足够而有效的宣传促销，在某种程度上仍然停留在"等客上门"阶段。海南医疗旅游行业的海外营销是短板，缺乏专业团队进行海外推广，从而导致海南医疗旅游品牌和形象均未有效树立。相比之下，为了开拓境外市场，新加坡旅游局在印度尼西亚一些城市举行路演，沿途推广新加坡的医疗旅游产品，在印度尼西亚游客心目中建立首选度假目的地和高质量医疗城市的形象；博览会则是印度推广医疗旅游的重要途径；韩国在各个国家大多拥有代理人，以整形美容业为卖点，在全世界推介宣传医疗旅游，树立品牌；等等。

　　从地域上看，目前海南的国外游客主要来自亚洲和欧洲，亚洲以韩国、日本、新加坡和马来西亚为主，欧洲游客主要来自俄罗斯。海南医疗旅游营销规划应针对不同层次的目标市场进行重点营销和推介，重点推介特色医疗旅游产品。当前，应该坚持对外"学习印马泰、巩固韩日俄、拓展欧美澳"和对内"提升港澳台"的国际医疗旅游市场促销格局，积极开拓境外客源市场。

　　由于全球经济的复杂性和多变性，海南境外客源市场开拓工作面临诸多困难和问题。鉴于目前旅游市场竞争激烈的状况，海南医疗旅游发展有必要提升竞争层次，跳出简单价格竞争的桎梏，开拓新的经营领域，以质量竞争、产品和服务的差异竞争、附加值竞争等全方位的竞争取代以往那种单一的低层次的价格竞争。面对境外客源市场不振的不良局面，海南要实现保证入境旅游客源市场有序、健康、持续发展，应该从以下几个方面努力。

一、调整目标市场

当前，海南需要重审境外客源市场开拓战略，并在全球入境旅游市场中重新布局，立足大中国，坚持对外"面向东南亚、巩固韩日俄、拓展欧美澳"和对内"提升港澳台"的境外旅游市场促销格局。今后，海南境外客源市场拓展应该重点瞄准俄罗斯、韩国、日本、澳大利亚以及东南亚国家，遏制俄罗斯游客数量下滑态势、尽力恢复俄罗斯市场，提振韩日市场，稳定东南亚市场。同时，应以美国和德国为切入点，拓展美洲和欧洲市场。海南医疗旅游产业发展可以考虑就近扩大目标市场，将业务扩展到医疗旅游产业较为薄弱的柬埔寨、老挝、缅甸和越南等周边亚洲国家，在吸引这些国家的游客的同时，可以合资、投资、收购或接管医疗养生服务机构，可将医疗旅游服务对象定位于高端市场。

西欧、北美、北欧、中东以及澳大利亚等地是世界上高档次旅游的重点市场，由于与海南文化差异大、空间距离远、旅游成本高等，根据空间距离衰减规律，海南对于这些地方的游客吸引力相对较小，在海南总体境外客源市场中所占比重较低。但是，这些区域经济繁荣、社会发达，民众的闲暇时间、出游意愿、出游规模、出游频率和消费水平在全球都极具竞争力，因而，应该成为海南未来重点开拓对象。哈萨克斯坦等俄罗斯周边的俄语系国家市场依然值得海南高度重视，需要采取有效措施使得这些来琼俄语系国家客源数量稳步回升。新兴经济体如其他金砖国家（巴西、俄罗斯、印度和南非），在不久的将来可能成为全球旅游产业发展和旅游消费的重要动力，值得海南高度重视并提前布局。

二、加强国际营销

充分利用海南第三、第四、第五、第七航权开放的优惠政策，积极融入国家"一带一路"倡议，加强与"21世纪海上丝绸之路"经济带沿线国家和地区的旅游合作。推动设立海南省旅游宣传推广中心，联合海内外旅游企业和航空机构，进行差异化、针对性的宣传推广，拓展境外旅游市场。

（一）实施"走出去"的境外营销策略

统筹促销资金，扩大对境外游客的广告宣传，组织有影响力的大型专项促销活动，参加境外国际旅游展、旅游专项推介会、旅游业联谊会，举办旅游文化节、海南旅游摄影图展、海南旅游路演等活动。深化与境外客源地旅游部门的交流合作，深入其一、二线城市进行细分市场开拓。增强与文化和旅游部主要驻外办事处联系，在各大境外客源地设立海南旅游联络处，借力加强与客源市场旅行商、航空公司和包机公司以及当地旅游部门的联系与合作。重新启动停滞多时的对日宣传促销，积极开通日本到海南的直航航班。东南亚华人众多，可选择重要城市作为促销的对象，如新加坡、吉隆坡、曼谷、马尼拉，在促销人群的选择上以海外华人及青少年学生为主。针对医疗旅游企业赴境外参展、旅游促销给予资金支持和市场开拓业绩奖励。借鉴匈牙利经验，设立"医疗旅游年"或者在每年的旅游旺季设立海南医疗旅游活动日或活动月，集中推出系列本土特色医疗旅游项目。

海南国际医疗旅游产业发展，离不开相关的宣传营销机构。设立海南国际医疗旅游宣传推广中心，联合海内外医疗机构、旅游企业和航空机构，对海南医疗旅游进行差异化、针对性的宣传推广；借鉴瑞士经验，成立负责医疗旅游海内外推广营销的国际医疗旅游协会；借鉴泰国、新加坡、印度、韩国等国的经验，成立相关的海南国际医疗旅游宣传部门或者指派海南省旅游和文化广电体育厅、商务厅等相关部门负责国际医疗旅游的对外推广，建立国际医疗旅游服务专门网站，并对从事国际医疗旅游相关医疗机构和医生信息进行标示，设立专门负责宣传推广国际医疗旅游服务业务的"国际医疗办公室"；借鉴泰国经验，可以专门在海南主要旅游客源地设立跨境医疗办事处，为境外游客赴琼就医提供前期医疗准备信息和远程问诊服务。

（二）实施"请进来"的体验营销策略

邀请境外媒体记者、旅游企业和政府主管旅游官员等来琼进行医疗旅游体验和宣传报道。针对在华外籍人士，主要在北京、上海、广州、深圳等大城市组织开展海南医疗旅游专项宣传活动。利用每年一度的博鳌亚洲论坛，不失时机地向境外宣传海南医疗旅游。积极争取"台、港、澳、琼自由行"的政策支持，开放港澳台地区游客游三沙政策。加强与广东、广西、云南等国内其他有着共同境外客源市场的旅游地的合作，实现境外游客互送共享，互利共赢。同时，推进"智慧旅游"建设，注重利用硬广告投放、新媒体推广等营销手段。在一些主要入境客源地的国际机场、电影院线、知名媒体投放海南旅游广告。印制海南国际医疗旅游的宣传册，在政府官方网站上开设"医疗之旅"栏目。通过微信、微博等新兴网络平台和微电影、数字旅游、影视植入等新媒体向境外开展营销推介，推广海南医疗旅游品牌。加强"健康岛""长寿岛""无霾岛"的宣传攻势，吸引境外游客将注意力转向海南。

同时，实施国际互动营销策略，联合公关大众传媒推广、社交媒体传播、国际合作促销、本地外籍人士互动等方式组合开展促销，利用境外国家的主流媒体合作，采用电视、网络、微网等多种媒体方式进行广告投放。

新疆的经验也许值得海南学习和借鉴。面对中亚庞大的市场需求和新疆特殊的地缘优势，2013年12月24日，新疆旅游协会与新疆医科大学第一附属医院共同签署《建立独联体游客在新疆开展医疗旅游活动的联系制度》，达成多项合作协议，共同开发新疆医疗旅游资源。2015年10月，"丝绸之路医疗旅游联盟"成立，着力整合丝绸之路沿线各国现有医疗旅游资源，发展新疆医疗旅游新业态。目前已有中国、俄罗斯、吉尔吉斯斯坦、乌兹别克斯坦等国家50余家旅游企业、医疗机构响应"丝绸之路医疗旅游联盟"的倡议，其中俄罗斯托木斯克旅行社等5家国外旅行社已着手组团运作。

医疗旅游服务外包将是一种发展趋势，并且实施这类外包服务的主体往往是跨国企业甚至是政府部门，此类业务具有大宗、需求稳定、常态化特征。同时，此类外包具有产业认同指示器的作用，将极大地影响媒体舆论及医疗旅游者的后续选择[1]。海南作为医疗旅游发展相对滞后的地区，应紧密跟踪国际企业医疗服务外包动态与趋势，积极获得医疗旅游服务外包。如果能获得类似业

---

[1]高静，刘春济.国际医疗旅游产业发展及其对我国的启示 [J].旅游学刊，2010，25（7）：88-94.

务，将迅速提高海南在该领域的国际声誉，并树立自己的竞争优势。海南可以推行"一程多站"旅游模式，加强与珠三角城市、港澳台地区以及"21世纪海上丝绸之路"沿线国家的区域旅游合作。

实施国际医疗旅游体验营销时，可以采用价格隐性化策略，突出价值、淡化价格，提高产品的个性化程度和服务质量，从而提高产品的使用价值和游客体验过程中的服务价值，提升游客满意度。同时，国际医疗旅游服务提供者在制定价格策略时，要充分利用经验曲线分析不同成本的变动趋势，考虑价格弹性的影响，参考和借鉴竞争者的定价，构建合理的价格梯度以满足不同收入群体的需求[1]。

三、改进营销方式

塑造以生态休闲、滨海度假为特色的医疗旅游形象，不断提高海南医疗旅游的知名度和美誉度。

制定出科学性、系统性、实效性强的医疗旅游营销方案，不断开展系列宣传促销活动；改变单打独斗的宣传状况，营造整体联动的宣传声势。网络、朋友家人推荐和国内医生、相关专业人士推荐是目前人们了解境外医疗旅游信息的3种主要渠道，排在第4位的是医疗旅游服务机构[2]。因此，可以采用电视、报纸、展会、广告牌、产品宣传、网络宣传、人文宣传等方式，全方位、多层次、多角度、立体化加大医疗旅游资源和产业的宣传力度，增加海南医疗旅游产业的影响力；通过举办广泛而高层的论坛、研讨等活动，为海南的医疗旅游发展谋篇布局，营造声势；充分利用《中国旅游报》、《海口晚报》、《海南日报》、旅游卫视、南海网、天涯社区等媒体的舆论导向和影响，定期发布海南特色医疗旅游产品信息；巩固户外平面广告宣传阵地，做好在车站、机场、高速公路竖立大型医疗旅游形象宣传广告画面的更新和设置；依托商品交易会、

---

①候胜田，刘娜娜，杨思秋.不同消费群体出境医疗旅游需求差异与营销策略启示［J］.中国医院，2019，23（9）：37-41.

②候胜田，刘娜娜，杨思秋.不同消费群体出境医疗旅游需求差异与营销策略启示［J］.中国医院，2019，23（9）：37-41.

文艺演出、体育摄影赛事、文学艺术采风、科技交流、商务旅游活动等宣传促销；充分利用国际社交平台开展互动营销，在脸书、推特等境外主流社交媒体上建立海南医疗旅游英文官方账号和页面，整理传播外文版攻略、旅游指南；与BBC（英国广播公司）及俄、韩当地主流媒体合作，采用电视、网络、微网等多种媒体方式，传递海南医疗旅游信息，提高海南医疗旅游形象的曝光度、认知度和美誉度；积极参加各种国际医疗旅游会议，广泛宣传海南医疗机构的医疗水平、服务质量、医疗旅游景点等以吸引境外消费者，并借助国际展会契机，重点沟通合作商、媒体。

四、破解交通障碍

海南拓展境外市场一直遭遇通达便捷性的障碍。因此，破解海南境外客源市场开拓的交通障碍变得尤为重要和十分迫切。应逐渐改变只有包机航线而缺乏定期航线的不良局面，采取增开、加密、重启、经停、联程等多种方式拓展国际航线，破解入境医疗旅游发展的空中交通"瓶颈"。创新航空奖励和支持政策，加大航空补贴力度，优化航空补贴方式。对于重点培育的市场航线加大专项补贴力度。对于那些创立国际品牌、经营业绩良好、吸引境外市场客源成效显著的旅游企业和个人给予一定奖励。调整完善国际航线补贴奖励政策，加大对入境航线航班的奖励力度，对于航班增量、定期航线航班、经停航线航班、新开航线航班、使用大型飞机执飞航班等，给予额外奖励。同时，加大对境外客源市场直达包机、淡季航空的补贴力度，降低境外游客到海南的交通成本和时间成本。充分利用国家建设"21世纪海上丝绸之路"的契机，推动海南—东盟旅游合作区的建立。大力拓展海口、三亚等地联系主要境外客源地的国际航线，巩固和加密现有中国香港、中国台湾、新加坡、韩国至海南的入境航线航班，同时开辟新航线，新增俄罗斯至海南定期航线，推动海南旅游包机企业加密与新加坡、马来西亚、泰国等已经开通航线的国家的直航航班，开通泰国曼谷、越南岘港、印度尼西亚雅加达、老挝至海南的直达航线和德国经停北京至海口的国际航线，重点打通旅行商补贴渠道。积极推动新开国际航线，深化与境外包机公司、航空公司、旅行社在输送游客方面的合作，联手开通、恢复开通和增加开通海南往返境外客源地的定期直达航线，搭建境外游客进入海南的便捷空中桥梁，为海南带来稳定的境外客源。鼓励国内航空公司开通各大境外客源市场直达海南或者经停国内大中城市到达海南的航线、航班，为境外游客提供便捷的国际交通条件，构建"4小时、8小时、12小时"的近程、中程和远程市场，形成"以境外带境内、以高端带低端、以散客带团队"的良好局面。

五、优化旅游环境

加快景区景点和度假酒店等旅游项目建设，完善旅游服务基础设施建设，推进旅游要素国际化升级和本土化改造，提升旅游服务与管理水平。改革旅游管理体制机制，打破市场分割壁垒，推进旅游交通零距离换乘和无缝对接，实现海南各个市县无障碍旅游。

学习借鉴土耳其、泰国等国家的成功经验，制定出更有针对性、更为宽松的扶持医疗旅游业发展的优惠政策和鼓励措施。境外游客十分看重旅游目的地的知名度和美誉度，因此，加强旅游市场环境治理，改善海南旅游环境和形象，是当前海南境外客源市场开拓的重要而迫切的任务。贯彻实施《旅游法》，加强海南旅游市场监管和执法力度，重拳整治旅游市场违法违规经营行为，整顿和规范旅游市场秩序，扶持实力强、信誉好的旅游企业，整顿、取缔不具备条件的旅游企业，遏制无序竞争局面，采取有效措施切实保障境外游客合法权益。严格做好服务质量监管工作，为入境旅游发展营造良好的市场环境，打造海南旅游品牌和形象，有效促进海南入境旅游产业的健康发展。同时，加大对旅游从业人员的教育培训的投入力度，加强旅游从业人员的培训与管理，改善旅游软环境。不断加强基础设施建设和配套设施建设，提升综合配套服务水平，努力提高旅游服务质量，切实改进接待服务水平。

当前，海南签证政策与其他国际竞争对手相比还有一定差距。2004年海啸灾害之后马尔代夫开始对所有国家和地区实行免签证入境；韩国济州岛对除阿富汗、伊朗、伊拉克等11个国家外的其他国家和地区实行免签证；等等。

因此，海南除了要用足用好59个国家和地区游客来琼免签证的政策优势外，还应争取更为优惠便利的签证政策，通过争取便利签证政策激活海南入境游市场。如争取国家给予广州等地的144小时旅游团队免签政策同样能够落户海南，同时，鉴于海南岛的独特地理优势可以争取放宽范围到个人旅游。另外，还要用足用好海南免税购物优惠政策，实施更加开放便利的离岛免税、离境退税购物政策，积极争取在免税店建设、免税商品品种、免税购物离岛次数、免税购物金额和数量、免税商品提取等方面获得更多的优惠政策和购物便利，努力建设成为亚洲乃至国际购物中心，打造世界一流免税区品牌。

在境外主要客源地发行银联卡，解决境外游客来琼消费支付手段受限制的问题，提供安全、便捷的支付条件，方便境外游客消费。同时，积极发展为境外游客家庭自助游提供便利条件的公寓式酒店、户外露营和自驾租车行业等产业。适当放开医疗旅游企业引进外籍人员的相关限制，为其工作、生活等提供便利，解决其签证、住房和子女入学等方面的困难，使其运用本地思维体系确保产品开发和市场营销的科学性和针对性。创新入境医疗旅游海关监管模式，优化海关监管和服务。加快审批速度，建立医疗器械和药品进口的特殊通道。适当降低或免除部分医疗器械和药品的进口关税，以此降低经营入境医疗旅游服务的医疗机构的经营成本和游客的医疗费用，也吸引国际先进的医疗机构进驻海南。将博鳌乐城国际医疗旅游先行区享有的逐步取消合资或合作医疗机构的境外资本股权比例限制，逐步放开境外资本独资医疗机构和土地优惠、投融资优惠、对外开放等国家给予的优惠政策逐步适用到海南全境。积极争取国家给予海南关于医疗技术临床应用与研究方面、关于医疗设备审批方面、关于引进人才方面、关于医疗服务价格方面、关于外资举办医疗机构方面、关于引入与创建国际组织方面、关于进口药品和医疗器械审批方面等的优惠政策，助力海南入境医疗旅游产业发展。建立健全公平竞争机制，给予外资和民营医疗机构在行政审批、土地供给、人才晋升等方面的公平待遇。建立具有竞争性和活力而不是公立医院垄断的医疗服务市场，倒逼公立医院提高服务效率和质量。

六、注重市场培育

在以产品魅力招徕顾客时，要注重自身的市场培育，不能让市场推着走，而要拉着市场走。一些地方做了有益的尝试，如2015年的保亭雨林温泉养生旅游主题年活动[①]。保亭确定了打造"雨林温泉谧境，国际养生家园"的发展目标，以热带雨林温泉养生为主线，整合雨林、温泉、山地养生美食、黎族文化等特色养生旅游产品资源，境内景区、酒店等相关单位纷纷推出系列养生旅游产品，让前来旅游观光、养生度假的游客有多样化的选择，谋求为保亭旅游发展注入新的活力。开展全年系列宣传促销活动，塑造热带雨林温泉养生旅游目的地品牌形象，内容涵盖生态养生、运动养生、文化养生、浪漫养生等活动，进一步提升了保亭的知名度和美誉度。活动通过邀请省内外微博大V、旅游达人等来保亭体验养生旅游产品，带动粉丝关注保亭旅游，提高保亭旅游知名度。活动现场有三丰太极与陈氏太极巅峰聚会、荟萃七仙精华之春茶品茗养生、五行温泉养生等养生产品体验活动，与此同时，旅行商、旅游达人及媒体代表就打造保亭雨林温泉养生旅游目的地建言献策，寻找合作商机。为积极配合养生旅游主题年活动，七仙岭君澜度假酒店等雨林温泉酒店推出了"山野文化、雨林文化以及温泉美食文化"，游客可以在山寮房体验黎族人生活，磨豆腐、打糍粑、酿山兰酒，还可以在七仙岭温泉养生度假区内的雨林酒店开展雨林探险、野溪鱼塘传统捕鱼、捉泥鳅、雨林寻宝等雨林户外原始野趣的体验活动。布隆赛农乐乐等乡村旅游区推出原生态乡村养生旅游产品，游客可以入住乡村民宿稻香房，品尝野生水库鱼、散养鸡鸭鹅、散养五脚猪、散养黑山羊、山野小黄牛和黎家美味椰子饭、竹筒饭等，闲暇之余，还可到田间插秧，到水库垂钓，去菜地采摘。

七、实施品牌战略

纵观全球国际医疗旅游发达国家，都是各自依赖尖端的医疗技术、卓越的医疗服务、特色的医疗项目、低廉的医疗价格、丰富的旅游资源等参与国际竞

[①]李祥，李豪.海南保亭雨林温泉养生旅游主题年活动正式启动［EB/OL］.［2015-03-31］.http：//www.zgswcn.com.

争，打造属于自己的特色项目和品牌形象，海南也应如此。

海南国际医疗旅游产业发展实施品牌战略，可以以"中医药"为卖点，主打中医诊疗和中药、黎苗医药康复保健为特色医疗项目，以博鳌乐城国际医疗旅游先行区、"世界长寿岛"为宣传切入点，整合滨海风光、热带雨林、温泉度假、黎苗风情等特色养生资源，塑造以生态休闲、滨海度假为特色的医疗旅游形象，打造"中国国际医疗旅游中心"的品牌，让"健康岛""世界长寿岛"成为海南发展国际医疗旅游产业的金字招牌。同时，加强旅游市场环境治理，改善海南旅游环境和形象，树立海南作为国际医疗旅游目的地的知名度和美誉度。

海南需要实施产业发展品牌战略，主打中医和黎苗医药品牌，加强集医疗康复、养生保健、休闲旅游等为一体的医疗旅游项目的建设，打造特色医疗旅游品牌，使其成为全世界的度假村、中国内陆的后花园和理想的第二居住地。积极发展医疗康复保健服务产业，让"要想身体好，常来海南岛"成为海南发展国际医疗旅游的宣传口号。

海南作为我国唯一的热带岛屿省份和国际旅游岛、国际消费中心、自由贸易港，自然环境优越，气候优势显著，政策优势明显，具有发展国际医疗旅游得天独厚的环境和条件。在国际医疗旅游产业发展过程中，海南省相关政府管理部门应该明确职能定位，扮演好宏观政策调控者、产业发展扶持者、市场秩序监督者、公共服务提供者和利益各方协调者等角色，积极学习借鉴国际医疗旅游产业发达国家和地区的先进经验，不断提升海南国际医疗旅游产业的知名度、美誉度和吸引力、竞争力，打造国际医疗旅游目的地的品牌和形象，让更多的海内外游客认识到，海南不仅具有优美的热带岛屿风光、良好的自然生态环境、优越的气候空气条件、深厚的历史文化底蕴和浓郁的黎苗民族风情，还具有丰富的、优质的、特色的医疗旅游项目，大力拓展海外医疗旅游市场，吸引更多的境内外高端客源，从而促进海南国际医疗旅游产业发展。

第十二章　海南国际
医疗旅游发展保障措施

第一节　组织保障

　　建立部门协调机制是确保国际医疗旅游发展的组织保障。海南发展国际医疗旅游产业，需要在相关组织机构的引导规范和监督管理下推动医疗养生机构和旅游机构的彼此融合和相互交流。

　　我国台湾地区自从将国际医疗旅游产业列为十大重点服务业后，为此专门成立了医疗服务国际化专案办公室，用以推动和协调市场推广、医疗标准化作业、国际化医疗保险和签证延期等一揽子与国际医疗旅游有关的事宜，其具体的组织构建（见图12-1）值得海南参考借鉴。

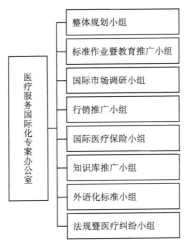

图12-1　台湾地区医疗服务国际化专案办公室组织分工

一、成立国际医疗旅游行业协会组织

泰国、印度、中国台湾地区等国际医疗旅游产业发达的国家和地区，大多具有总揽全局的合作和协调机制，用以解决医疗旅游资源整合、医疗机构对外开放、入境签证发放以及相关法律保险问题。海南应尽快成立行业自律的医疗旅游协会组织，加强对医疗旅游行业的发展指导与规范管理。可借鉴成立医疗旅游产业管理办公室或在卫生行政部门成立医疗旅游办公室、在旅游部门设立医疗旅游协调处，实现医疗旅游产业资源的有效整合与行业的高效联动。

加强海南国际医疗旅游机构监督管理和服务指导，组建国际医疗旅游产业智库和产品研发中心，在医疗卫生部门设立国际医疗旅游研究中心，成立国际医疗旅游协会，建立健全行业管理运作体系。

医疗旅游协会组织主要负责制定行业管理规范，协助政府出台相关产业扶持政策；为行业发展做好政策引导和协调服务；增进国际医疗旅游相关行业之间相互了解和信息交流；建立进入和退出机制，制定有约束力的《行业共建规则》，优胜劣汰；建立技术专家与伦理道德委员会，遵循"安全第一"原则和符合社会伦理道德的标准；等等，指导国际医疗旅游系统的健康发展。

二、设立国际医疗旅游服务办公室

建立相关协调领导小组，加强医疗部门与旅游部门的联系与合作。借鉴我国台湾地区的办法，在海南设立旅游管理部门与卫生管理部门之间的互动协调机构——国际医疗旅游办公室，尽快建立协调机制，促进医疗机构、养生机构和旅游机构相互融合。国际医疗旅游办公室负责研究制定并指导实施国际医疗旅游发展战略和国际医疗旅游产业发展政策，确立国际医疗旅游产业定位和发展目标，加强国际医疗旅游产业发展的战略规划，组织实施医疗旅游整体形象的策划、宣传。借鉴印度经验，设立海南省国际医疗保健旅游局，保障入境游客医疗服务质量。

三、设立跨境医疗办事处

借鉴泰国经验，可以专门在海南的主要旅游客源地设立跨境医疗办事处，为境外游客赴琼就医提供前期医疗准备信息和远程问诊服务。

四、设立国际医疗旅游理事会

借鉴马来西亚、印度等国经验，成立医疗旅游理事会，并在海南美兰、凤凰等国际机场设立国际医疗旅游专柜，专门接待赴琼参与医疗旅游的境外游客。

第二节　监管保障

调查显示，有61%的游客会在出游前选择有资质、相对成熟的海外旅游服务机构代为安排医疗旅游，他们认为有专人接洽会更放心，其中有约53%的游客认为医疗技术发达和就医环境好是吸引他们选择海外医疗旅游的主要原因，而有近77%的游客会担心海外医疗旅游安全问题和产生医疗纠纷后的处理机制是否到位[①]。当前海南旅游市场秩序和医疗市场秩序都较为混乱，行业运行规范缺乏。因此，海南需要通过建立健全医疗旅游产业的政策和法规，使得行业规范、标准更加科学完善，行业管理和监督更加有效，人民群众医疗保健意识和素养明显提高，形成全社会参与、支持医疗旅游产业发展的良好环境。

一、严格做好服务质量监管工作

购买医疗健康旅游产品的游客十分看重医疗旅游目的地的知名度和美誉度，医疗服务国际认证程度及医疗机构的服务形象是参加国际医疗旅游游客选择判断的重要标准[②]。因此，加强政府对医疗养生服务业的规范监管，需要严格做好服务质量监管工作，为医疗旅游发展营造良好的市场环境，打造海南医疗旅游品牌。扩大开放的前提是保证所提供医疗服务的质量。为此，海南政府

---

①孙倩茹.跨境医疗旅游开启"亚洲模式"[N].华东旅游报，2015-01-22（2）.
②国际医疗旅游发展的三大特点［EB/OL］.［2014-04-16］.http：//www.cntour2.com.

相关部门应在资质审查、卫生条件、服务环境、服务质量等方面制定严格规范的法律法规。从严把关规范医疗旅游从业人员的执业资格和各旅游点的服务标准、收费标准等，确保所提供服务的标准化。此外，还应鼓励和推动本地有条件的医疗机构参与国际资质（JCI、ISO9001）认证，获得更多参与国际竞争的条件。积极制定与国际接轨的医疗机构管理标准、健康服务业服务标准等国际医疗服务行业标准。建立强有力的医疗旅游安全预警系统，政府采取措施加强防范，设计一套完善的危机管理策略，并要求各相关部门掌握处理各种类型危机的方式，确保减少损失，将负面影响降到最小①。以制度集成创新为保障，确保医疗旅游消费中心建设的医疗安全。坚持以"强化监管与包容审慎有机结合"为原则，以"底线管住、中线管好、上线制度集成创新"为目标，准确把握监管与发展、安全与开放的关系，持续推进"卫生＋药监"二合一的监管体制改革，实现"业务协同、资源共享、形成合力"的监管模式，既避免多头监管，又避免留下监管空白②。

通过加强医疗旅游行业监管，有效促进海南医疗旅游产业的健康发展，全力把海南打造成为中国社会办医和健康服务业发展先行先试的示范平台。

二、整顿规范医疗旅游市场秩序

对于国际医疗旅游市场秩序的规范，田广增（2007）认为，必须从可持续发展的观念出发，对我国的国际医疗保健旅游市场进行规范。首先，要加强医务人员的技能培训和职业道德培训，强化服务意识，严格执业资格，防止假冒名老中医和按摩师；其次，加强对医疗机构和旅游机构的管理，为游客提供更好的医疗服务和旅游服务；最后，规范服务标准和价格，形成规范的服务标准和收费标准③。

当前，海南国际医疗旅游市场秩序比较混乱，行业运行规范缺乏，一些无

---

①刘庭芳，苏延芳，苏承馥.亚洲医疗旅游产业探悉及其对中国的启示［J］.中国医院，2009，13（1）：74-77.

②周长强.融入新发展格局 加快建设医疗旅游消费中心［J］.今日海南，2021（4）：5-8.

③田广增.我国医疗保健旅游的发展研究［J］.安阳师范学院学报，2007（5）：93-96.

资质的企业非法从事国际医疗旅游服务，对整个海南国际医疗旅游发展产生不良影响；许多民营医疗机构在长期经营中缺乏诚信，竞争无序，失去患者的信任，再加上民营医院往往不是医保定点医院，因此患者往往倾向于选择公立医疗机构，但一些公立大医院也存在环境差、态度差、过度服务、滥开抗生素等问题。海南国际医疗旅游市场缺乏规范有序的管理，既影响国际旅游岛的形象和建设，也影响到海南国际医疗旅游业的健康发展。因此，需要加强国际医疗旅游市场监管和执法力度，积极整顿和规范旅游市场秩序和医疗市场秩序，保障入境游客的合法权益。结合现有国情，可参考借鉴印度、美国、日本等入境医疗旅游先进国家的立法经验，在医疗旅游相关立法中兼顾各方利益，尤其是境外医疗游客的合法权益；借鉴泰国、印度、中国台湾地区等国际医疗旅游产业发达的国家和地区的经验，建立健全总揽全局的医疗旅游合作和协调机制，用以解决医疗旅游资源整合、医疗机构对外开放、入境签证发放以及相关法律保险问题。

医疗旅游市场不完善是制约海南国际医疗旅游健康有序发展的主要因素。应结合海南现有实际情况，积极参考国际医疗旅游先进国家的经验，通过制定法律、政策等形式规范国际医疗旅游市场。加快国际医疗旅游产业相关政策法规的制定，为海南国际医疗旅游产业发展保驾护航。医疗卫生行政部门加强规范管理，明确各级中医药养生保健机构准入、设置条件，制定行业规范和标准。加大国际医疗旅游产业发展方面的执法力度，严禁任何单位或个人以任何名义向在海南投资的各类国际医疗旅游主体乱收费、乱摊派、乱罚款，努力把国际医疗旅游产业发展纳入制度化法制化轨道。同时，打破部门和行业垄断，实行公平竞争。加强医务人员的技能培训和职业道德培训，强化服务意识，严格执业资格。加强对医疗机构和旅游机构的管理，规范服务标准和价格，形成规范的服务标准和收费标准。充分发挥行业专家在行业准入审定、标准制定等方面的作用。全面监管以避免医疗旅游争议，特别是当入境游客与当地居民在医疗需求方面发生冲突的时候，不应以商业利益而应以社会公平为原则优先满足当地民众的需求，从而营造友善和谐的国际医疗旅游社区发展环境。

三、加强生态环境保护

坚持生态环境保护优先，建立环境保护与旅游开发的良性发展机制，强化生态意识和环保意识，强调对医疗养生资源与环境的保护和生态的改善，严格控制旅游开发利用强度，严格产业准入环境标准，严格遵循国家重点生态功能区的开发管制原则，树立"保护第一，合理利用"的发展理念，因地制宜发展生态旅游、低碳旅游、绿色旅游，推进循环经济发展，实现国际医疗旅游产业可持续发展，力争把海南建设成为中国乃至世界生态医疗旅游目的地。

正确处理资源开发与环境保护的关系，搞好环境污染综合防治，加强水环境和大气环境的保护、生活污染防治以及生态建设，发展生态经济和低碳经济，建设资源节约型、环境友好型的人与自然和谐发展的低碳旅游先导区，努力把海南建设成为国家生态旅游示范区。生态旅游资源是海南国际旅游岛旅游发展的核心资源，加强生态旅游资源和生态环境保护是实现海南旅游产业可持续发展的根本。加强对南渡江、万泉河、昌化江、南丽湖、松涛水库等生态山水资源的保护，划定生态环境保护范围，保护范围内严禁毁林开山、采石、采矿等改变地形地貌的活动，严格限制开发强度和建设与周边环境不相协调的设施设备。加强水土保护生态建设，制定各种山水保护条例，编制保护与控制规划，建设污水处理系统，加大对水资源保护和水生生物资源养护的力度，严格水功能区监督管理，加强河道和湖岸的整治与管护。整治海南各大水域及周边生态环境，逐步减少乃至取消网箱养鱼，营造良好的水域生态和景观环境。在水域可视范围内及旅游风景区加强植树造林、封山育林，特别是加强水域两岸裸露山头植被的建设与恢复，从而营造良好的生态环境。加强对于生态环境的综合整治和风貌控制、生态景区各种建筑设施的规划建设管理，严格控制高度和体量，旅游基础设施、服务设施、旅游线路等设施建设必须避开核心保护资源，并与周边环境协调。加强旅游环境容量科学评估，合理规划景区旅游环境容量，在满足生态环境保护要求的基础上合理控制区域内的旅游接待总量，使其符合当地的实际接待能力，避免旅游景区超载造成对生态环境和景观环境的影响。加强对海南各级各类森林公园、地质公园、自然保护区、风景名胜区等森林生态环境和森林动植物资源的保护，依法禁止任何捕杀、采集、经营、食用珍稀濒危野生动植物的活动。

第三节　制度保障

政府部门应该优化发展环境，为国际医疗旅游产业发展提供必要的政策支持和制度保障，由卫生部门、旅游部门、土地部门、环境部门、文化部门、医疗企业等相关部门和企业联合进行研究和探讨，制定出适合海南国际医疗旅游产业发展的总体规划，从而结束国际医疗旅游行业多头管理的混乱局面，为国际医疗旅游产业发展提供必要的法律依据。加大对海南国际医疗旅游发展的政策支持力度，落实各项保障措施，编制《海南国际医疗旅游发展规划》，出台《海南国际医疗旅游行业规范与服务标准》。

一是全面落实相应的财税政策、转制政策、投融资政策、人才准入等方面发展国际医疗旅游的优惠政策。对于经过审核批准从事国际医疗旅游产业的企业，政府应该给予积极支持，在用地、用水、用海和融资等方面给予一定的优惠政策和高效服务。对于那些创立国际品牌、经营业绩良好的医疗旅游企业和个人给予奖励。

二是政府有关部门要积极争取国家相关优惠政策，争取扩大免签及落地签证国家范围，简化医疗旅游者出入境手续，率先推进康复医疗试验区试点，在国际医疗旅游项目开发、优惠政策、资金等方面率先规划和启动，将海南打造成中国医疗旅游服务开放的先行区。另外，还可实行针对私人企业的税收信贷优惠政策，建立医疗人才流动机制，通过医疗改革使海南与更多的地区实行异地医疗报销制度，推进高质量医疗服务的大众化；有专门的团队和部门去开发和研究国际医疗旅游，大力促进医疗技术的发展；加大国际医疗旅游的国外宣传力度，降低医疗机构的经营成本和病患者的医疗费用，吸引国际先进医疗机构进驻。

三是在引入医疗旅游服务主体上，研究制定境外医技人员、医护人员、养生从业人员在海南执业的相关政策；争取国家税务部门支持，减免医疗设备的进口税和消费税；简化医疗养生机构注册登记手续；签证手续以及其后的签证延期手续复杂、烦琐、费时，不利于国际医疗旅游的发展，需要简化医疗旅游签证手续，及时、快捷地决定签证以及是否延长签证；开辟医疗贷款便捷渠道。

四是建立高端医疗保险市场体系。积极与发达国家的保险组织合作，争取国家支持，尽快出台外籍人士在华参保的相关政策；加快国际医疗保险体系建设，建立保险理赔和国际结算的畅通渠道，尝试与主要客源地医疗保险支付系统的对接，积极推动境外客源地的医疗保险公司将海南医疗旅游列入其医疗保险范围内；与发达国家的保险组织合作，通过第三方认证资质加入保险公司承认的医疗服务机构；建立健全高端医疗保险市场体系，推动商业保险公司与医疗机构合作，风险共担、利益共享，推出一批面向高端消费人群的商业健康保险产品，搭建商业保险医疗服务网络，最大程度地保护入境医疗旅游者的合法权益。

五是支持私营企业制定自身市场战略，鼓励医院进行国际认证，设立跨国保健公司，推出丰富而又各具特色的医疗旅游产品体系。

六是建议凡在海南投资项目开发、兴办企业或个体经营从事国际医疗旅游产品开发的，有关证照和审批事项实行"一站式审批、一票制收费、一条龙服务"，集中审批督办，简化工作程序。对涉及国际医疗旅游的医疗机构、旅行社、国际医疗旅游运营商以及国际医疗旅游运输商的所有审批手续尽可能简化。

七是入境医疗旅游在中国还是一项新生事物，要大胆解放思想，先行先试，打破外资和社会资本进入限制，加快海南医疗开放，吸引国际大型医疗机构进驻海南，破除既有公立医院利益格局的掣肘，在行政审批、土地供给、人才晋升等方面给予外资和民营医疗机构以公平待遇。

八是由于公立医院同时还承担着过重的基本医疗和公共卫生任务，难有精力参与国际医疗旅游产业的发展，应尽可能释放其潜能，把国际医疗旅游相关资源释放到市场，尽快形成完整的医疗旅游产业链，从而通过社会的力量和市场的作用做大做强海南国际医疗旅游产业，提高海南国际医疗旅游品质，打造海南国际医疗旅游品牌。制定优惠政策，吸引社会资本进入健康咨询、美容整形、私人保健体检、老年健康护理等细分市场领域，投资建设一批能够适应消费者个性化需求、可以提供定制化服务的高端医疗养生服务机构。

九是积极探索海南国际医疗旅游建设用地征地制度改革。明确国际医疗旅游产业用地政策，在遵循严格的耕地保护政策的前提下，制定各类国际医疗旅游设施建设用地的保障政策，对于那些对居民就业增收带动作用大、经济社会效益高、发展前景好的医疗旅游项目用地，可以将其列入土地利用总体规划和年度计划进行优先安排；建立完善的医疗旅游土地利用评估体系和环境保护制度；建立国际医疗旅游用地保障监管机制，保障旅游开发用地和解决重点旅游区的土地利用问题。

十是鼓励海南各地加大对国际医疗旅游产业创业发展和基础设施建设的支持力度，扶持本地国际医疗旅游产业做大做强。

同时，加强对海南博鳌乐城国际医疗旅游先行区的跟踪观察和发展指导，充分用足用好国务院给予的各项特殊优惠扶持政策，在药品和医疗器械进口注册审批、大型医用设备配置、医疗服务价格、进口关税优惠、医疗技术准入、境外医师执业和资本办医、医疗技术人才引进等方面积极探索，形成可供推广的经验，并逐渐向海南全省进行推广。

第四节　资金保障

国际医疗旅游产业的发展特别需要得到资金支持，加快海南国际医疗旅游产业的发展，投资是关键。因此，需要改进创新国际医疗旅游产业的资金投入机制，加大财税支持力度，认真推动现有产业扶持政策的贯彻落实；多渠道筹集开发建设资金，建设国际医疗旅游投融资平台，完善投融资运营体系。

一是政府有关部门应该制定国际医疗旅游发展资金投入计划，逐步形成投资主体多元化、投资方式多样化、项目建设市场化的国际医疗旅游产业发展格局。制定优惠政策，鼓励、支持和引导各类市场主体进入国际医疗旅游产业发展领域，吸引社会资金发展海南国际医疗旅游产业，形成资金来源广泛、投融资方式多样、间接融资与直接融资并重的开放型多元化的投融资体系，以合作、合资、独资、租赁的形式联合开发医疗旅游产业重点项目，培育具有较强竞争力和影响力的国际医疗旅游企业。

二是海南医疗旅游产业主管部门要深入开展与金融机构的合作，利用现有旅游投融资平台，积极构建医疗旅游发展的信用担保体系，为国际医疗旅游企业争取银行资金支持搭建平台，以积极的财政政策对国际医疗旅游规划、开发、宣传、管理、培训和研究等提供保障。加强同银行部门的合作，建立新型银企合作关系，进行金融和服务产品创新。鼓励各类创业投资机构和融资担保机构对健康服务领域创新型新业态、小微企业开展业务。鼓励符合条件的国际医疗旅游企业上市。

三是明确企业的投资主体地位，创新投融资体系，拓宽融资渠道，鼓励担保机构加大对国际医疗旅游产业的服务力度，搭建银企对接平台，帮助产业经营主体解决融资难题。

四是积极探索新型投融资方式和模式，鼓励采用"互联网＋"模式、PPP（政府和社会资本合作）模式、众筹模式、发行私募债券等方式，加强对国际医疗旅游产业发展的金融支持。引导和鼓励金融机构对海南国际医疗旅游企业予以信贷支持。

五是设立海南国际医疗旅游发展专项资金，用于医疗旅游人才的教育培训、医疗旅游资源的开发与保护和城市形象建设等。

六是加大对生命科学、生物技术以及临床医学领域的投入，加快投资建设一批健康服务业的重大项目，积极推动健康服务产业集聚化发展。

七是优化投融资引导政策，考虑设计由金融和产业资本共同筹资的海南医疗健康产业投资基金等。创新金融产品和服务方式，鼓励各类创业投资机构和融资担保机构积极开展国际医疗旅游业务。

八是积极支持各相关单位申报国家及省内的相关专项资金，争取国家和省市有关专项资金和项目以及各类引导资金对海南国际医疗旅游业重点项目的支持；积极支持符合条件的医疗健康服务企业上市融资和发行债券。

九是采取市场化运作机制，引入公司制开发模式，通过融资加快旅游项目建设进度。

十是积极支持海南国际医疗旅游资源保护与利用、生态环境建设等方面的项目纳入西部大开发和省会经济协作区开发范畴。

第五节　交通保障

海南国际医疗旅游产业发展还需要发达的立体交通网络提供基础保障，以国际门户机场和国际邮轮母港通道建设为重点，加快互联互通基础设施建设，加快主干道延伸到景区（点）公路连接线建设，围绕重点旅游景区（点）构建方便快捷的航空、铁路、公路、水运等旅游立体大交通网络，强化城市各种交通方式的无缝衔接，构建联通顺畅、安全便捷、绿色低碳的海陆空综合立体交通走廊，从而提高医疗旅游者进入目的地的便利性、快捷性和舒适性，以交通大发展促进旅游大发展。经过这么些年的发展，尤其是海南建省办经济特区以来，海南交通网络建设成就令人瞩目。当前，海南初步实现了岛内外有机连接，区域有机对接，各类交通工具零距离换乘无缝对接，即将打造海口、三亚城乡"1小时生活圈"和全岛"2小时交通圈"，形成公路、铁路、港口、航空衔接快捷、分工合理的综合交通体系，也为国际医疗旅游发展创造良好条件。

2015年6月，海南投资规模最大的基础设施建设项目——西环铁路全线铺轨正式完成，与东环铁路完成闭环，海南环岛高铁正式贯通，形成海岛"3小时经济圈"。海南环岛高铁是全球首条环岛高铁，人们乘快速便捷的动车环游海南岛成为现实。这为海南国际医疗旅游提供了更加便利快捷的交通条件。

海口、三亚作为中心城市要想发挥辐射带动周边发展，当务之急是要做强自己，健全完善基础设施配套，打通与周边市县的交通要道，形成以海口、三亚为中心，覆盖全岛、畅通便捷的立体交通网，进一步增强中心城市的聚集、辐射、带动能力，初步构建起以海口、三亚为中心，琼海、儋州为副中心的旅游圈交通网络。加快推进相关旅游基础设施建设，如推进琼州海峡跨海工程、铺前大桥、海屯高速、定海大桥项目建设，策划北岸跨市县的滨海路，建设区域高速路网，推进海口、三亚、琼海、儋州等中心城市至周边市县的快速干道建设，加快主城区国道、省道的市政化改造，极大提升海南医疗旅游的可进入性和区域通达性，形成琼北快捷高效的交通网络；充分发挥海口省会中心城市的极核作用，沿东线高速、西线高速、海口—文昌、海口—屯昌、海口—洋浦等5条轴线，构建"一核五轴，扇面辐射"的省会旅游圈交通网络；加强与周边市县的合作，建设"一横六纵"的海口周边交通体系（"一横"既绕城高速公路，"六纵"既西线高速公路、东线高速公路、海文高速公路、海榆东线公路、海榆西线公路、海榆中线公路），打造琼北地区1小时交通圈和生活圈；推动公共交通的互联互通，发挥同城的作用，构建安全、方便、快捷的综合交通运输体系；尽快启动海口到周边县市的快速通道建设，改善海口与周边卫星城镇的交通条件，着手开通海口和周边市县城镇间的公共交通网络；加快连接岛内外交通枢纽建设，完善城市出口路和市内主干路网；完善进出岛大通道，加快美兰机场、凤凰机场的扩建，完成海口港、三亚港的功能布局调整，促进琼州海峡跨海工程前期工作，构建进出岛的快速立体交通体系；加快推进琼海、儋州支线机场的建设，创新航空奖励和支持政策，大力拓展海口、三亚等地联系主要海外客源地的国际航线，大幅度增加海口、三亚等地联系北京、上海、广州等地的国内航班的密度，积极发展区域内支线航空运输业，打造海南航空"南北＋两翼"的新格局。另外，加快建设一些通往偏僻医疗养生地的通道建设，增强医疗旅游发展的可进入性，提高游客接受医疗养生的舒适度、便捷度、安全度。

为了吸引更多的境外客源，海南需要巩固和加密现有新加坡、韩国、中国香港、中国台湾至海南的入境航线航班，同时开辟新航线，新增俄罗斯至海南定期航线，开通德国经停北京至海口的国际航线，以及泰国曼谷、越南岘港、印度尼西亚雅加达、老挝至海南的直达航线。

第六节　人才保障

高端医疗技术人才是国际医疗旅游业发展的核心资源，因此，需要尽快建设出一支能够适应海南国际医疗旅游产业发展需要的从业人员队伍。国际医疗旅游是一种新兴的旅游形式，是一个特殊的行业，是一个需要具备高素质、高能力、高技术和高专业素养人才的职业。发展国际医疗旅游，不仅需要提供一流的医疗技术，而且还要有高水平的配套服务，这就要求具有精湛医术的医学人才、技术熟练的护理人才和经验丰富的旅游专业人才这三方面的医疗旅游人才。

医疗旅游包含了医疗卫生和旅游服务两个专业性很强的行业。医疗卫生从业人员的检查、诊断、治疗、康复等专业工作是任何没有受过长期相关教育的旅游服务行业从业人员都无法胜任和替代的。同样，旅游服务涵盖了旅游过程中的吃、住、行、游、购、娱六大要素的多方面资源，考察、整合、开发、销售以及服务等专业工作内容也不是医疗卫生行业从业人员轻易能够取代的。因此，要做好医疗旅游就必须从医疗机构和旅游团队中分别组建各自的专业团队进行分工合作，共同开发①。

鉴于国际医疗旅游自身特性，它要求从业者不仅要具备高水平的专业素养、同国际医疗技术服务接轨，还要具备基本的语言交流能力；不仅要求他们要有国际化的视野，通晓国际旅游的基本规则和惯例，熟识国际礼节礼俗、国际医学伦理与相关法律常识，同时还要求具备医疗、康复、养生、保健方面的知识和中医药基本知识，以及具有旅游服务等方面的知识和技能。国际医疗旅游需要的是复合型人才资源，医术精湛的医学人才、经验丰富且服务娴熟的护理人才和综合性的旅游专业人才三者缺一不可。

---

①杨梅，徐芝兰.“医疗机构+旅游团队”的新型医疗旅游跨行业合作发展模式探析[J].广西师范学院学报（哲学社会科学版），2013，34（1）：139-141.

当前，相对于国际旅游岛、国际旅游消费中心、自由贸易港建设和发展国际医疗旅游业的需求来说，海南既懂医学又懂旅游的旅游保健类人才、高端医学专业技术人才和高层次医务管理人员非常缺乏，从事国际医疗旅游所需专业人力资源不足，尤其是通晓国际语言的医护与行政人员十分紧缺。今后，随着国际患者增多，还需要大量懂外语、能够与外国患者交流的高级医学专业人才。缺少从事高端医疗服务的专业技术人才是海南国际医疗旅游发展面临的一大瓶颈。海南国际医疗旅游发展，离不开医疗和旅游等方面的专业人才的培养与引进，需要全面提高海南医疗技术和服务水平。

因此，需要建立健全医疗人才流动机制，加快建设统一规范的旅游人才市场，培养和打造一支门类齐全、结构合理、素质优良的医疗旅游队伍，克服语言沟通和文化差异的障碍，提高海南国际医疗旅游产业的专业经营管理水平。

一、招才引智，建设高端专业人才队伍

由于我国对于医生多点执业的政策细节尚不明朗，高端医疗人才的充分有效利用依然受到限制。因此，需要调整和优化相关政策法规，在逐步实现医生多点执业的基础上，应当通过各种政策优惠等方式吸引国内外优秀的国际医疗旅游方面的高端专业人才，来提高海南国际医疗旅游业的服务水平和美誉度、吸引力、竞争力。

加强高端医疗人才引进工作，制定落实吸引医疗技术人才的落户、住房、职称、子女教育、学术科研保障等政策，特别是重点引进国外高端人才和充分利用国内医疗领域知名离退休人才资源；有针对性地大量引进在国内外受过专门训练、熟悉国际医疗旅游行业标准并具有丰富实践经验的高级管理人才和专业技术人才，引进高端领军人物，培养国际医疗旅游服务、管理、营销和开发等方面的创新型高级专业人才；除医护人员之外，所有需要与外籍患者沟通的岗位均需精通该国语言和熟悉西方沟通方式的人员担任，严格医疗翻译招聘，除了需要拥有中医或者西医学术背景之外，还需精通某门语言，并在后期继续进行针对性培训；重点引进一流的医疗机构和医疗服务团队，打造特许医疗平台；积极引进理念先进、专业精湛、经验丰富的医疗产业领军人才和优秀管理团队；深入实施医药卫生领域人才项目，吸引高层次医疗卫生人才回国到海南

服务；出台人才吸引政策，积极创造条件，吸引和鼓励优秀的国际医疗旅游相关人员到海南就业和创业；制定《海南引进高层次医疗旅游产业创新创业人才办法（试行）》，完善人才考核评价体系，激发人才的创新创业活力；邀请和招标国内外知名专家开展海南国际医疗旅游领域的课题研究，提高海南在全国乃至全世界医疗旅游行业的知名度、美誉度和影响力；借鉴"国际旅游岛讲坛"模式，举办国际医疗旅游讲坛活动，定期邀请国内外知名专业学者和行业精英在海南开办医疗养生方面的讲座，宣讲国际医疗旅游。另外，聘请一批具有较高学术造诣的高校专家学者和行业内具有一定知名度的企业高级管理人员作为行业发展顾问，积极发挥专家学者和企业家的智囊参谋作用，设立海南国际医疗旅游发展咨询委员会和专家顾问机制。以这批高端人才为基础，带动整个行业各方面人才的引进和培育。

二、培养挖掘，促进现有人才有效利用

实施严格的国际医疗旅游从业人员培养制度，通过建立国际医疗旅游研究所、国际医疗旅游培训机构，举办各种国际医疗旅游培训班，培养国际医疗旅游行业所需的各种复合型人才；从医疗机构和旅游从业人员中培训出国际医疗保健旅游人才；加强省内外大专院校、职业技术学校和劳动就业培训机构合作，依托海南大学、海南医学院、海南省人民医院等高校及医疗机构的教育、教学和科研资源加强医疗旅游方面人才的培养，为海南国际医疗旅游发展提供有力的人才储备和后备支持；支持省内高等院校和中等职业学校开设医疗养生等相关学科专业，引导相关院校合理确定相关专业人才培养规模；大力发展医疗旅游相关的高等职业教育，鼓励社会资本举办有关医疗旅游业的职业院校，培养一批术有专攻、业有专长、既熟悉本地旅游环境又具有国际化视野的国际医疗旅游专业人才；依靠省内外高等院校、科研机构的智力资源，创办校企共享的实验和实训基地，建立产、学、研紧密结合的创新机制，促使高等院校、科研机构、重点实验室、研发中心等的医疗养生等科技成果在海南落脚、转化；针对海南国际医疗旅游发展的特点，积极构建人才技术支撑平台，在引进专业技术人才、管理人才的同时，大力发展技术职业培训，形成一批专业培训基地，源源不断向企业输送高素质的专业技术人员；建立健全医疗养生服务业

从业人员继续教育制度，加强国际医疗旅游从业人员的医疗服务、养生文化和旅游专业知识以及主要客源国语言交流方面的培训；适应国际医疗旅游产业发展对于相关人才的需求，引导海南本地高校和医学机构将临床医学、康复学和护理学等医科与旅游管理、市场营销等学科进行交叉融合，探索培养复合型、专业型、国际化的医疗旅游高级人才的新模式；注重人才分类培养方式，高校主要培养中高级管理人员，中等职业院校主要培养一线服务人员，社会培训机构注重短期强化，在岗培训外语语种可以根据海南国际医疗旅游的主要目标客户语言进行，如俄语、韩语、日语、英语、阿拉伯语；对参加相关职业培训和职业技能鉴定的专业技术人员和服务人员，符合相关条件的可以按照规定给予相应补贴；委托国内医疗和教育发达地区，特别是广州等毗邻海南的中心城市院校进行定向培养；选派优秀的医疗卫生管理人员到国外学习进修，尽快学习和掌握外国先进医院国际医疗旅游发展的管理和运营经验；落实在养生机构服务的具有执业资格的医护人员，在专业技术培训、职称评定和继续医学教育等方面，享有与医疗机构医护人员同等待遇；探索建立公立与非公立医疗机构在技术、资金、管理、营销和人才等方面的合作机制，对非公立医疗机构的人才培养、培训和进修等给予一定的支持；加快推进和加强规范名优医师多点执业，探索建立海南医疗卫生人才充分有序流动的机制。

另外，海南应利用国家给予的优惠政策，加大国际合作与交流的力度，从教育培训入手，充分利用全球人力资源与教育资源，有规划、有步骤地推进临床与咨询心理学的学科发展和专业学位培养。美国的临床与咨询心理学最为发达，心理健康服务产业也最为成熟，教育培训资源与人力资源丰富，且供大于需。而对海南乃至全国来说，美国临床心理学的人力资源危机却是海南发展心理健康医疗旅游的契机。比如，可允许美国从业者来海南联合开业甚至独立开业，海南高校可与美国高校联合办学，海南相关医院可聘请具有职业执照的美国临床心理学家。当然，如考虑文化差异和语言障碍两个因素，最有效、最为长远的途径当属通过联合办学来培养临床与咨询心理领域的从业人员[1]。

---

[1]申自力，崔建华，刘丽琼，等.海南发展心理健康医疗旅游的思考［J].河北旅游职业学院学报，2014，19（1）：36-39.

参考文献

［1］ Kumar S, Breuing R, Chahal R. Globalization of healthcare delivery in the United States through medical touris ［J］. Journal of Health Communication, 2012, 17 （2）: 177-198.

［2］ Srivastava R. Indian society for apheresis and apheresis tourism in India is there a future? ［J］. Transfusion and Apheresis Scinence, 2006, 34 （2）: 139-144.

［3］ Moghimehfar F, Nasr-Esfahani M H. Decisive factors in medical tourism destination choice: a case study of Isfahan, Iran and fertility treatments ［J］. Tourism Management, 2011, 5 （1）: 1-4.

［4］ Monica. The business and ethics of surrogacy ［J］. Economic & Political Weekly, 2009 （2）: 10-12.

［5］ Musa G, Thirumoorthi T, Doshi D. Travel behaviour among inbound medical tourist sin Kuala Lumpur ［J］. Current Issues in Tourism, 2012, 15 （6）: 525-543.

［6］ Goodrich J N, Goodrich G E. Health-care tourism: an exploratory study ［J］. Tourism Management, 2007, 8 （3）: 217-222.

［7］ Sarwar A A, Manaf N A, Omar A. Medical tourist's perception in selecting their destination: a global perspective ［J］. Iranian Journal of Public Health, 2012, 41 （8）: 1-7.

［8］ Crooks V A, Turner L, Cohen I G, et al. Ethical and legal implications of the risks of medical tourism for patients: a qualitative study of Canadian health and safety representatives' perspective ［J］. BMJ Open,

2013, 3 (2): 1-9.

[9] Sayili M, Akca H, Duman T, et al. Psoriasis treatment via doctor fishes as part of health tourism: a case study of Kangal Fish Spring, Turkey [J]. Tourism Management, 2007 (28): 625-629.

[10] Lunt N, Carrera P. Medical tourism: assessing the evidence on treatment abroad [J]. Maturitas, 2010 (66): 27-32.

[11] Lawrence D, Brown. Academic medical centers and the fallacy of misplaced concreteness [J]. Journal of Health Politics, Policy and Law, 2018, 43 (5): 33-37.

[12] Katz Sophie E, Spencer Hillary, Zhang Jim, et al. 1345. Impact of the COVID-19 pandemic on pediatric ambulatory antibiotic use in an academic health system [J]. Open Forum Infectious Diseases, 2020, 34 (2): 139-144.

[13] Merlin, Chowkwanyun. Rethinking private-public partnership in the health care sector: the case of municipal hospital affiliation [J]. Bulletin of the History of Medicine, 2019, 93 (4): 78-82.

[14] Donovan Anna K, Spagnoletti Carla, Rothenberger Scott, et al. The impact of residents sitting at the bedside on patient satisfaction during team rounds [J]. Patient Education and Counseling, 2020 (36): 1093-1100.

[15] Rokni Ladan, Avci Turgay, Park Sam Hun. Barriers of developing medical tourism in a destination: a case of South Korea [J]. Iranian Journal of Public Health, 2017 (7): 121-128.

[16] Seo Byung Ro, Park Sam Hun. Policies to promote medical tourism in Korea: a narrative review [J]. Iranian Journal of Public Health, 2018 (8): 123-129.

[17] Clark-Kennedy, James, Cohen M. Indulgence or therapy? exploring the characteristics, motivations and experiences of hot springs bathers in Victoria, Australia [J]. Asia Pacific Journal of Tourism Research, 2017

（22）：501-511.

［18］Hassan N A, Hemdi M A. The influence of destination image on medical tourist's intention for future destination choice ［J］. Environment-Behaviour Proceedings Journal, 2016, 1（1）：178-185.

［19］Stoney Rhett J, Kozarsky Phyllis E, Walker Allison T, et al. Population-based surveillance of medical tourism among US residents from 11 states and territories：findings from the Behavioral Risk Factor Surveillance System ［J］. Infection Control & Hospital Epidemiology, 2021（7）：1-6.

［20］Vinaytosh Mishra, Mohita G Sharma. Framework for promotion of medical tourism：a case of India ［J］. International Journal of Global Business and Competitiveness, 2021（6）：1-9.

［21］Choi Yongrok, Ashurova Zamira, Lee Hyoungsuk. Sustainable governance on the intention of medical tourism in Uzbekistan ［J］. Sustainability, 2021, 13（12）：6915.

［22］Stackpole Irving, Ziemba Elizabeth, Johnson Tricia. Looking around the corner：COVID-19 shocks and market dynamics in US medical tourism ［J］. The International Journal of Health Planning and Management, 2021（6）：112-116.

［23］Tonga Faruk, Caglar Yusuf Sukru, Aktan Eray Serhat. Possible early examples of medical tourism ［J］. The American Journal of the Medical Sciences, 2021（5）：72-85.

［24］Jeong Won Ha, Cheon Yu, Yun Seop Hwang. Analyzing the impact of relative push and pull factors on inbound medical tourism in South Korea： focused on BCG matrix applied segment group characteristics ［J］. Asia Pacific Journal of Tourism Research, 2021, 26（7）：768-779.

［25］Pitakdumrongkit Kaewkamo, Lim Guanie. Neo-liberalism, the rise of the unelected and policymaking in Thailand：the case of the medical tourism industry ［J］. Journal of Contemporary Asia, 2021, 23（5）：447-468.

［26］Nelwan Erni J, Andayani Dewi, Clarissa Gabriella, et al. Vancomycin-resistant staphylococcus aureus infection post-liposuction in South Korea ［J］.Cureus Journal of Medical Science, 2021, 13（4）: 14357-14388.

［27］Xu Qing, Purushothaman Vidya, Cuomo Raphael E, et al. A bilingual systematic review of South Korean medical tourism: a need to rethink policy and priorities for public health? ［J］.BMC Public Health, 2021, 21（1）: 658.

［28］Cham Tat Huei, Lim Yet Mee, Sia Bee Chuan, et al. Medical tourism destination image and its relationship with the intention to revisit: a study of Chinese medical tourists in Malaysia ［J］. Journal of China Tourism Research, 2021, 17（2）: 163-191.

［29］Hadian Marziye, Jabbari Alireza, Mousavi Seyed Hossein, et al. Medical tourism development: a systematic review of economic aspects ［J］. International Journal of Healthcare Management, 2021, 14（2）: 576-582.

［30］Chaulagain Suja, Pizam A, Wang Youcheng. An itegrated behavioral model for medical tourism: an American perspective ［J］. Journal of Travel Research, 2021, 60（4）: 761-778.

［31］Ananchenkova P I. The impact of COVID-19 pandemic on medical tourism development ［J］.Problemy Sotsial'noĭ Gigieny, Zdravookhraneniia I Istorii Meditsiny, 2021, 29（2）: 203-205.

［32］Mohammad Afzal Siddiqui.Post COVID-19: medical tourism strategy for business revival ［J］.Journal of Tourism & Hospitality, 2021, 10（2）: 1-2.

［33］Bulatovic Iva, Iankova Katia.Barriers to medical tourism development in the United Arab Emirates（UAE）［J］. International Journal of Environmental Research and Public Health, 2021, 18（3）: 1365.

［34］Ghasemi Peiman, Mehdiabadi Amir, Spulbar Cristi, et al. Ranking of sustainable medical tourism destinations in Iran: an integrated approach using fuzzy SWARA-PROMETHEE [J].Sustainability, 2021, 13 (2): 683.

[35] Parmar Chetan D, et al.A global survey by the International Federation for the Surgery of Obesity and Metabolic Disorders (IFSO) on perceptions of Bariatric Medical Tourism (BMT) by health professionals: guidelines from IFSO for BMT [J].Obesity Surgery, 2021, 13 (1): 168-169.

[36] Radovcic Z, Nola I A.Medical tourism globe-trotting: features, impacts, and risks [J].International Journal of Healthcare Management, 2020, 13 (1): 94-100.

[37] Enas Gewaily.Tropical medicine and infectious diseases 2019: measures to control infections spread associated medical tourism [J]. Malaria Control & Elimination, 2020, 9 (3): 5.

[38] Karadayi Usta Saliha, Bozdag Cafer Erhan, Kahraman Cengiz.Healthcare service provider type selection of the medical tourists by using neutrosophic sets [J]. Journal of Intelligent & Fuzzy Systems, 2020, 39 (5): 6475-6485.

[39] Ghasemi Matina. Knowledge management orientation and operational performance relationship in medical tourism (overview of the model performance in the COVID-19 pandemic and post-pandemic era) [J]. Health Services Management Research, 2020 (11): 951484820971438-951484820971442.

[40] Elaine T Jurkowski, Anthony O Agbeh. Medical tourism: an emerging terrain with COVID-19 [J].Journal of Tourism & Hospitality, 2020, 9 (7): 1-10.

[41] Pavli Androula, Maltezou Helena C.Infectious complications related to medical tourism [J].Journal of Travel Medicine, 2020 (11): 123-129.

[42] Shen Xince, Qu Yunfeng, Wu Qiuzi. Assessing the risks of China's medical tourism from the legal perspective [J]. Risk Management and Healthcare Policy, 2020 (13): 2291-2299.

[43] Pagan Ricardo, Horsfall Daniel. Medical tourism markets: models of

sustainability. the case of Spain and the Costa del Sol （Malaga）［J］. Sustainability, 2020, 12 （21）: 8818.

［44］ Ayuningtyas Dumilah, Ariwibowo D A. The strategic role of information communication technology in succeeding medical tourism ［J］. Enfermería Clínica, 2020, 30 （6）: 170-173.

［45］ Aksenova E I, Petrova G D, Chernyshev E V, et al. Recreational potential of medical tourism of Russia ［J］. Problemy Sotsial'noĭ Gigieny, Zdravookhraneniia I Istorii Meditsin, 2020 （28）: 1180-1185.

［46］ Rudrarup Guptaa. Medical tourism is ever exemplary for the resilience of distinguished human ［J］. Journal of Tourism & Hospitality, 2020, 9 （6）: 1-4.

［47］ Daykhes Arkady N, Jakovljevic Mihajlo, Reshetnikov Vladimir A, et al. Promises and hurdles of medical tourism development in the Russian Federation ［J］. Frontiers in Psychology, 2020 （6）: 11-14.

［48］ Tat Huei Cham, Boon Liat Cheng, Mei Peng Low, et al. Brand image as the competitive edge for hospitals in medical tourism ［J］. European Business Review, 2020, 33 （1）: 128-141.

［49］ Xu Tuzhen, Wang Wanyi, Du Jinlan. An integrative review of patients' experience in the medical tourism ［J］. Inquiry: A Journal of Medical Care Organization, Provisionand Financing, 2020 （57）: 0046958020926762.

［50］ Jay Parekh, Azain Jaffer, Urvi Bhanushali, et al. Disintermediation in medical tourism through blockchain technology: an analysis using value-focused thinking approach ［J］. Information Technology & Tourism, 2020 （5）: 1-28.

［51］ Dang Hoang-Sa, Nguyen Thuy-Mai-Trinh, Wang Chia-Nan, et al. Grey system theory in the study of medical tourism industry and its economic impact ［J］. International Journal of Environmental Research and Public Health, 2020, 17 （3）: 123-128.

［52］ Ahmed Kamass, Noor Hazilah Abdul Manaf, Azura Omar. The need of international Islamic standards for medical tourism providers: a Malaysian experience [J].Journal of Islamic Marketing, 2020, 12 (1): 113-123.

[53] Ricardo Pagán, Daniel Horsfall. Medical tourism trends in the United Kingdom 2000-2016: global economic crisis, migration and UK expats under consideration [J]. Journal of Tourism Analysis, 2019, 27 (1): 20-40.

[54] Piotr K Kowalewski, Tomasz G Rogula, Ariel Ortiz Lagardere, et al. Current practice of global bariatric tourism-survey-based study [J]. Obesity Surgery, 2019, 29 (11): 3553-3559.

[55] Ilhan Sag, Ferhat Devrim Zengul.Why medical tourists choose Turkey as a medical tourism destination? [J]. Journal of Hospitality and Tourism Insights, 2019, 2 (3): 296-306.

[56] Ebrahim Ahmed Husain, Ganguli Subhadra. A comparative analysis of medical tourism competitiveness of India, Thailand and Singapore [J]. Tourism: An International Interdisciplinary Journal, 2019, 6 (7): 276-288.

[57] Peručić Doris.Limitations and development opportunities of dental tourism: the case of Croatia [J]. Econviews: Review of Contemporary Entrepreneurship, Business and Economic Issues, 2019, 16 (7): 113-128.

[58] Akmal S Hyder, Michelle Rydback, Erik Borg, et al. Medical tourism in emerging markets: the role of trust, networks, and word-of-mouth [J].Health Marketing Quarterly, 2019, 36 (3): 203-209.

[59] Muhammad Khalilur Rahman. Medical tourism: tourists' perceived services and satisfaction lessons from Malaysian hospitals [J]. Tourism Review, 2019, 74 (3): 739-758.

[60] Ayse Collins, Anita Medhekar, Ho Yin Wong, et al.Factors influencing outbound medical travel from the USA [J].Tourism Review, 2019, 74

（3）：463-479.

[61] Xuelan Sun. Research on the model of cross-border medical tourism decision-making under the background of globalization [J].Open Journal of Social Sciences, 2018, 6 (9)：230-240.

[62] Kai Ruggeri, et al.An evidence-based policy for managing global health access through medical travel [J]. Health Policy, 2018, 112 (10)：130-143.

[63] Zolfagharian, Rajamma, Naderi, et al.Determinants of medical tourism destination selection process [J]. Journal of Hospitality Marketing & Management, 2018, 27 (7)：775-794.

[64] Jana Rosenbusch, Ida Rosnita Ismail, Christian Marc Ringle.The agony of choice for medical tourists： a patient satisfaction index model [J]. Journal of Hospitality and Tourism Technology, 2018, 9 (3)：267-279.

[65] 오선숙, 윤영집.The study on causal relationship among service quality, relationship quality, and behavioral intention of Korean restaurant perceived by Chinese tourists [J].FoodService Industry Journal, 2018, 14 (3)：23-29.

[66] Young Ju Kim, Jooheon Kim.Effects of expected medical service and country image on medical tourism intention [J]. International Business Review, 2018, 22 (3)：187-214.

[67] Eun Joo Lee, Taeksoo Shin, Ki Nam Jin.The effect of destination image and attitude toward medical tourism on the Mongolian's intention to use Korean medical tourism service [J]. Health Policy and Management, 2014, 24 (4)：367-379.

[68] Diya G R, Srabanti M, Sujoy B.Empirical research on CBBE scale for medical touris [J].International Journal of Pharmaceutical and Healthcare Marketing, 2018, 12 (3)：348-370.

[69] Antonina Avanzi, Kristin Bierbauer, Guillermo Vales Kennedy, et al. Nontuberculous mycobacteria infection risk in medical tourism [J].

Journal of the American Academy of Physicians Assistant, 2018, 31 (8): 45-47.

[70] Seo Byung Ro, Park Sam Hun. Policies to promote medical tourism in Korea: a narrative review [J]. Iranian Journal of Public Health, 2018, 47 (8): 1077-1083.

[71] Glenn Cohen. Circumvention medical tourism and cutting edge medicine: the case of mitochondrial replacement therapy [J]. Indiana Journal of Global Legal Studies, 2018, 25 (1): 439-462.

[72] Al-Halabi Becher, Viezel-Mathieu Alex, Shulman Zachary, et al. Breast implant mycobacterial infections: an epidemi ological review and outcome analysis [J]. Plastic & Reconstructive Surgery, 2018, 25 (1): 139-146.

[73] Brent Lovelock, Kirsten Lovelock, Karl Lyons. The impact of outbound medical (dental) tourism on the generating region: New Zealand dental professionals' perspectives [J]. Tourism Management, 2018 (67): 399-410.

[74] Jackson Carly, Snyder Jeremy, Crooks Valorie A, et al. "I didn't have to prove to anybody that I was a good candidate": a case study framing international bariatric tourism by Canadians as circumvention tourism [J]. BMC Health Services Research, 2018, 18 (1): 573.

[75] Vineet Jain, Puneeta Ajmera. Modelling the factors affecting Indian medical tourism sector using interpretive structural modelin [J]. Benchmarking: An International Journal, 2018, 25 (5): 1461-1479.

[76] Subhrojyoti Bhowmick, Ashok Shenoy. Evolving role of clinical pharmacologists in Indian accredited hospitals [J]. Journal of Pharma-cology & Pharmacotherapeutics, 2018, 9 (3): 121-125.

[77] Gopalan Nishakanth, et al. The pro-medical tourism stance of Malaysia and how it affects stem cell tourism industry [J]. SAGE Open, 2021, 11 (2): 837.

[78] Kemppainen Laura, et al. Health and wellness-related travel: a scoping study of the literature in 2010-2018 [J]. SAGE Open, 2021, 11

（2）：792.

［79］McCrossan Susan, Martin Serena, Hill Christopher. Medical tourism in aesthetic breast surgery: a systematic review ［J］. Aesthetic Plastic Surgery, 2021（4）: 1-15.

［80］Olya Hossein, et al.The medical tourism index and behavioral responses of medical travelers: a mixed-method study ［J］. Journal of Travel Research, 2021, 60（4）: 779-798.

［81］Pessot Elena, Spoladore Daniele, Zangiacomi Andrea, et al. Natural resources in health tourism: a systematic literature review ［J］. Sustainability, 2021, 13（5）: 2661.

［82］Vivien Runnels, P M Carrera. Why do patients engage in medical tourism? ［J］.Maturitas, 2012, 73（4）: 300-304.

［83］Momeni Khalil, Janati Ali, Imani Ali, et al.Barriers to the development of medical tourism in East Azerbaijan province, Iran: a qualitative study ［J］.International Journal of Tourism Management, 2017（69）: 307-316.

［84］Rokni Ladan, Avci Turgay, Park Sam Hun. Barriers of developing medical tourism in a destination: a case of South Korea ［J］. Iranian Journal of Public Health, 2017, 46（7）: 930-937.

［85］王秀峰.发展国际医疗旅游的意义、经验及建议［J］.中国卫生政策研究, 2015（2）: 66-70.

［86］罗丽娟.关于海南医疗旅游市场的调查报告［J］.中国市场, 2012（5）: 5-7.

［87］刘建国, 张永敬.医疗旅游: 国内外文献的回顾与研究展望［J］.旅游学刊, 2016（6）: 113-126.

［88］刘庭芳, 焦雅辉, 董四平, 等.国际医疗旅游产业探悉及其对中国的启示［J］.中国医院, 2016（5）: 1-6+16.

［89］闫玮.我国医疗旅游发展现状与提升策略研究［J］.开发研究, 2015（2）: 153-155.

［90］刘娜娜, 侯胜田, 杨思秋, 等.医疗旅游协助机构网站知情同意内容分析

[J].中国医学伦理学，2019，32（6）：774-777.

[91] 崔汪汪，杨善发，桂成.印度医疗旅游及其对我国健康服务业发展的启示
[J].中国农村卫生事业管理，2015，35（4）：452-454.

[92] 周璞，李薇，徐崇勇，等.非公立医疗机构助力入境医疗旅游发展：基于
对上海市外籍住院患者的分析 [J].中国卫生资源，2020，23（6）：
614-618.

[93] 雷铭.基于计划行为理论的我国大陆居民医疗旅游意向研究 [J].旅游导
刊，2019，3（2）：54-71.

[94] 叶洋洋，唐代剑.产业融合视角下医疗旅游融合发展研究 [J].经济体制
改革，2021（2）：116-123.

[95] 李永安，朱中奇，刘倩.发展医疗旅游与破解过度医疗问题作用探究：基
于制度经济学的分析 [J].武汉商学院学报，2020，34（5）：68-72.

[96] 王婷，吴奇飞.客源国发展医疗旅游业的弊端及对策 [J].医学与社会，
2017，30（4）：68-70.

[97] 曹洋.亚洲国家医疗旅游业的发展与启示 [J].三峡大学学报（人文社会
科学版），2020，42（5）：46-49.

[98] 刘德浩，庞夏兰.海南医疗旅游产业发展策略研究：基于泰国、印度经验
的分析 [J].中国卫生事业管理，2018，35（12）：955-960.

[99] 董志文，王向宇，王莹.日本医疗保健旅游的发展及对我国的启示
[J].浙江工商职业技术学院学报，2018，17（2）：75-78.

[100] 张馨心，杨逢柱，刘宁，等.中医药国际健康旅游发展的法律问题探讨
[J].世界中医药，2020，15（1）：120-124.

[101] 李享，侯胜田，郑方琳，等.日本、韩国医疗旅游发展经验与对中国的
启示 [J].中国医院，2021，25（6）：85-87.

[102] 刘海汀.国际养生旅游的发展经验及启示 [J].中州学刊，2020（9）：
75-79.

[103] 杨璇，叶贝珠.我国健康旅游产业发展的PEST分析及策略选择 [J].中
国卫生事业管理，2018，35（12）：942-945.

[104] 卢飞，颜文静.基于耦合协调模型的我国医疗旅游开发潜力研究 [J].中

国卫生事业管理，2021，38（7）：556-560.

[105] 刘华云，候胜田.北京实施中医医疗旅游发展战略存在的问题及对策[J].医学与社会，2014（2）：40-43.

[106] 王红芳.医疗旅游发展与国际经验研究[J].调研世界，2012（1）：61-64.

[107] 梁湘萍，甘巧林.国际医疗旅游的兴起及其对我国的启示[J].华南师范大学学报，2008（1）：133-139.

[108] 候胜田，刘娜娜，杨思秋.不同消费群体出境医疗旅游需求差异与营销策略启示[J].中国医院，2019，23（9）：37-41.

[109] 程丽，杜鹏程，赵捷.国际医疗旅游的发展现状与启示[J].阴山学刊，2008（4）：57-58.

[110] 刘静，曾渝，李果果，等.海南省健康产业发展的可行性分析及发展策略探讨[J].中国卫生产业，2014（4）：67-72.

[111] 梁江川，潘玲.韩国国际医疗旅游发展：现状、问题与经验启示[J].韩国研究论丛，2019（2）：221-235.

[112] 刘佳，王娟.国外医疗旅游研究综述与启示[J].中国海洋大学学报（社会科学版），2016（6）：50-58.

[113] 衡敬之.国际医疗旅游研究概览：以国际医疗旅游的风险及其规制研究为重点[J].医学与法学，2018，10（2）：76-81.

[114] 刘思鸿，张华敏，吕诚，等.中医药健康旅游的概念界定及类型探析[J].中医药导报，2019，25（19）：9-12.

[115] 杨威，马丽平，李娜，等.亚太地区部分医疗机构国际医疗服务开展情况调查[J].中国医院管理，2019，39（6）：78-80.

[116] 王燕.国内外养生旅游基础理论的比较[J].技术经济与管理研究，2008（3）：109-110+114.

[117] 田广增.中国医疗保健旅游的发展研究[J].安阳师范学院学报，2007（5）：93-96.

[118] 章伟，吴奇飞.卫生体系视角下的中国与印度医疗旅游业比较研究[J].医学与社会，2020，33（5）：54-59.